ENT［耳鼻咽喉科］臨床フロンティア

Clinical Series of the Ear, Nose and Throat

Frontier

風邪症候群と関連疾患
—そのすべてを知ろう

専門編集　川内秀之　島根大学

編集委員　小林俊光　仙塩利府病院耳科手術センター
髙橋晴雄　長崎大学
浦野正美　浦野耳鼻咽喉科医院

中山書店

シリーズ刊行にあたって

この《ENT 臨床フロンティア》は，耳鼻咽喉科の日常診療に直結するテーマに絞った全10巻のユニークなシリーズです．従来の体系化された教科書よりも実践的で，多忙な臨床医でも読みやすく，日常診療の中で本当に必要と考えられる項目のみを，わかりやすく解説するという方針で編集しました．

各巻の内容を選択するにあたっては，実地医家の先生方からの意見や要望を参考にさせていただき，現場のニーズを反映し，それにきめ細かく応える内容を目指しました．その結果，もっとも関心が高かった「検査」，「処置・小手術」，「急性難聴」，「めまい」，「薬物療法」，「口腔・咽頭・歯牙疾患」，「風邪」，「のどの異常」，「子どもと高齢者」，「がんを見逃さない」の10テーマを選びました．

内容は臨床に直ぐに役立つような実践的なものとし，大病院のようなフル装備の診断機器を使わなくてもできる診断法，高価な機器を必要としない処置，小手術などに重点をおきました．また最新の診療技術や最近の疾患研究などの話題もコラムやトピックスの形で盛り込みました．記載にあたっては視覚的に理解しやすいように，写真，図表，フローチャートを多用するとともに，病診連携も視野に入れ，適宜，インフォームドコンセントや患者説明の際に役立つツールを加えました．

各巻の編成にあたっては，テーマごとにそれぞれのスペシャリストの先生方に専門的な編集をお願いし，企画案の検討を重ね，ようやくここに《ENT 臨床フロンティア》として刊行開始の運びとなりました．また，ご執筆をお願いした先生方も，なるべく「実戦重視」の方針を叶えていただくべく，第一線でご活躍の方々を中心に選定させていただきました．

このシリーズは，耳鼻咽喉科診療の第一線で直ぐに役立つことを最大のポイントとするものですが，実地医家や勤務医のみならず，耳鼻咽喉科専門医を目指す研修医の先生方にも広く活用していただけるものと大いに期待しております．

2012 年 5 月吉日

小林俊光，髙橋晴雄，浦野正美

序

風邪症候群を中心として関連疾患について耳鼻咽喉科医の日常診療に役立つ本を作りたいので編集を担当して下さいと，本シリーズ編集委員の先生方から小職に依頼を頂戴したものの，いつものカンピューターが瞬時に作動せず，何も閃かず，“果て困ったな”と頭を抱えてしまった．

風邪症候群は，気道における日常的なウイルス感染であり，免疫不全などの特殊な要因がなければ，数日から1週間程度気道における種々の症状を誘発するが，そのうち自然に終息するものと定義されている．

風邪症候群というと，1980年代に北米のオハイオ州立大学に留学していた頃，冬場になると決まって現地の職場の同僚が，common cold とか flu という言い方で，“This morning I have got a bad feeling, sore throat, coughing, and dizzy, so maybe I got flu?（朝から調子悪くてさ，のどが痛いし，咳も出るし，おまけにめまいしてさ，多分，風邪よね）”という口調で，いかにも仕事したくないと言わんばかりに話をしていたものである．生命を脅かすことはまずないが，一定の期間の気道症状の出現による作業効率の低下や生活の質の低下は個人にとって大きな損失である．

元来，ウイルスはその種の保存において高温多湿を好まず，日本のように四季のある国では，冬場の乾燥した時期を中心に季節の変わり目などに，風邪症候群やインフルエンザの罹患率が上がる．あまりに日常的な疾患であるが，上気道から下気道までの粘膜のどこかにウイルス感染が成立すると多彩な症状を呈し，他の種々の疾患との鑑別も必要となる．

風邪症候群にまつわる診断や治療に関する情報は，医学関係の本屋の棚やインターネットのサイトに山積している．そこで，せっかく一端の成書を作るなら，風邪症候群の事ならこの一冊で事足りるという編集ができたらいいですねと出版社の方に提案した．読者の皆様には本書をみていただければお分かりになると思うが，風邪症候群の定義から始まり，病態，診断，治療，鑑別疾患，さらに影響を受ける耳鼻咽喉科領域の疾患の解説まで，網羅することとした．しかし，気道のウイルス感染である風邪症候群の病態や治療を理解するためには，病原体であるウイルスの種類や増殖の仕方などの生物学的特徴やヒトの気道粘膜局所の生体防御機構の十分な知識が必要である．そのため，本書の前半に風邪症候群を引き起こすウイルスやその感染に関する基礎的な知識を理解すべく，ご専門の先生方に，玉稿を頂戴した．是非とも熟読していただきたい．また，風邪症候群の病態は，乳幼児から高齢者まで年齢により大きく異なり，そのため患者の年齢に応じた適切な対応が必要となる．一方，予防することを目的とした日常的な対策も重要なポイントであり，これらについても取り上げた．

専門編集という貴重な機会を頂戴し，発刊前にすべての原稿を拝読させていただいたが，執筆者のご努力により，耳鼻咽喉科の診療現場で十分に活用していただける“座右の書”になると確信した．耳鼻咽喉科の医師のみならず，他科の医師，研修医，医学生の皆さんにも重宝していただける内容と思う．これまで種々の本の編集に関わってきたが，本書はその中でも自信をもってお勧めできる日本語のstate of artの一つとなった．各所に，コーヒーブレークの時間に気楽にじっくりと読んでいただきたい19の話題を“Salon de Festina lente”として鏤めた．festina lenteとは，ラテン語で“ゆっくり急げ”という意味の格言である．最後に，ご多忙な先生方に熟読していただける本書になることを願って，執筆者や編集各位への感謝の言葉としたい．

2013年11月吉日

島根大学耳鼻咽喉科学講座
擱筆　川内秀之

ENT 臨床フロンティア

風邪症候群と関連疾患—そのすべてを知ろう

目次

第1章 いわゆる風邪症候群とは

風邪症候群の定義・症状 …… 鈴木賢二 2

定義 2／症状 2／診断 2／治療 4／予後 5

風邪症候群と関連のある耳鼻咽喉科疾患と病態 …… 平林秀樹 7

風邪とは 7／病原 7／症状・経過 7／診断 8／治療・予防 8／風邪との鑑別・関連疾患 8

第2章 風邪症候群を発症するウイルス

風邪症候群を引き起こすウイルス …… 西園 晃 16

主なウイルスの種類とその構造および特徴 16／増殖の仕方，遺伝子変異と病原性の変化 20／伝播様式，宿主との関係 23

第3章 ウイルスによる上気道感染症の病態

ウイルスに対する感染防御機構 …… 原田 守 28

ウイルスに対する防御機構の概要 28／ウイルスに対する自然免疫応答 29／ウイルスに対する獲得免疫応答 30

ウイルスの上気道粘膜への定着と増殖 …… 田村愼一 34

上気道粘膜に感染するウイルス 34／インフルエンザウイルス感染の特徴 34／ヒトでのインフルエンザウイルス感染後の上気道での増殖の動態 35／インフルエンザのモデルマウスを用いた感染ウイルスの動態 36

ウイルス感染による急性炎症の発症と宿主への長期的影響 …… 室野重之，吉崎智一 41

風邪症候群の病原微生物としてのウイルス 41／ウイルス自体による炎症 41／細菌感染が疑われ抗菌薬の使用が望まれるのは？ 42／ウイルス感染による上気道炎が上気道に及ぼす影響 42／ウイルス感染による上気道炎が下気道に及ぼす影響 43／急性上気道炎と鼻咽腔常在菌叢および中耳炎起炎菌 43／ウイルス感染の細菌感染への影響 45／細菌感染以外に及ぼす影響 46

風邪症候群を発症するウイルスの臨床的特徴 …… 小川浩司 48

風邪症候群のウイルス 48／それぞれのウイルスの特徴 48

第4章 風邪症候群の病型と特徴

風邪症候群の病型と特徴 ……… 川内秀之 56

風邪症候群の概要 56／病型とその特徴 56

インフルエンザウイルス感染症 ……… 菅谷憲夫 60

インフルエンザウイルス 60／疫学 60／感染経路 60／症状 61／診断 62／治療 62

第5章 風邪症候群と関連疾患

鼻咽頭炎 ……… 錦織朋之 68

急性ウイルス性鼻炎 68／上咽頭炎 68

急性咽喉頭炎—風邪症候群との微妙な関係 ……… 伊藤真人 75

急性咽喉頭炎とは 75／急性咽喉頭炎の診断手順 75／急性咽喉頭炎の鑑別診断 77／急性咽喉頭炎の治療 80

クループ症候群 ……… 増田佐和子 81

疾患の概念 81／急性喉頭気管気管支炎（狭義のクループ） 81／急性喉頭蓋炎 83

気管・気管支炎，肺炎 ……… 玉置 淳，八木理充，落合克律 86

気管・気管支炎 86／肺炎 86

急性鼻副鼻腔炎 ……… 竹内万彦 92

急性鼻副鼻腔炎とは 92／ウイルス感染と細菌感染および薬剤感受性 92／症状 94／診断 95／治療 96

急性中耳炎 ……… 杉田麟也 99

乳幼児急性中耳炎とは 99／急性中耳炎の病原微生物 100／細菌性中耳炎の起炎菌 102／薬剤感受性の特徴 102／治療 102／中耳炎合併症 106

結膜炎 ……… 山田直之，園田康平 108

結膜 108／結膜炎 108

内耳炎 ……… 鈴木正志 113

分類，病因 114／各種の内耳炎 115

髄膜炎，脳炎 ……… 西 順一郎 119

髄膜炎 119／脳炎・脳症 122

第6章 風邪症候群により増悪する疾患

急性中耳炎，急性鼻副鼻腔炎 ……… 保富宗城，山中 昇 126

ウイルスと細菌の複合感染 126／ウイルスと細菌の相互関係 127／風邪症候群に関連した急性中耳炎・急性鼻副鼻腔炎の診断と治療 129

アレルギー性鼻炎，気管支喘息 ……… 青井典明 135

アレルギー性鼻炎，気管支喘息の現状 135／アレルギー性鼻炎，気管支喘息の病態 135／風邪症候群でアレルギー性鼻炎，気管支喘息が増悪するメカニズム 136／風邪症候群で増悪したアレルギー性鼻炎に対する治療 139／喘息死を減少させるために 140

結膜炎 ……… 大平明弘 142

眼表面の常在菌と免疫機構 142／風邪症候群による結膜炎 142／アレルギー性結膜炎とは 143／風邪症候群でアレルギー性結膜炎が増悪するメカニズム 144／アレルギー性角結膜疾患の発症機序 145／アレルギー性結膜炎とプロスタグランジン 146／アレルギー性結膜炎の治療 146

第7章 風邪症候群の鑑別診断

他疾患の初期症状との鑑別

小児に多い風邪関連ウイルス性疾患との鑑別 ……… 細矢光亮 150

小児の風邪症候群に関与するウイルス 150／RS ウイルス感染症 151／突発性発疹 151／アデノウイルス感染症 152／エンテロウイルス感染症（手足口病，ヘルパンギーナ） 153／EB ウイルス感染症 154／麻疹 156／伝染性紅斑 157

インフルエンザ ……… 原田 保 159

疫学 159／診断の手順 160

アレルギー性鼻炎，スギ花粉症，急性細菌性鼻副鼻腔炎 ……… 荻野 敏 165

鑑別すべき疾患 165／風邪症候群の初期症状との鑑別 168

急性（口蓋）扁桃炎，扁桃周囲炎・扁桃周囲膿瘍，急性喉頭蓋炎，レミエール症候群 ……… 河田 了 170

急性（口蓋）扁桃炎 170／扁桃周囲炎・扁桃周囲膿瘍 171／急性喉頭蓋炎 171／Lemierre 症候群（レミエール症候群） 173

微熱をきたす他疾患の初期症状との鑑別 ……… 佐野千晶 174

発熱は鑑別診断の指標ではなく，参考所見 174／発熱しやすい悪性腫瘍 175／膠原病・血管炎 176／咽頭痛で受診する見逃したくない重篤疾患 176／風邪症候群では不明熱には至らない 177／依然として多い結核 178／風邪症候群の範疇に紛れ込んでしまっている特殊感染症 178

経過が長い場合の鑑別診断 …… 高木弘一，濵﨑哲郎，井上博雅 181
遷延する咳嗽の鑑別診断 181
血液学的所見，画像診断での特徴など …… 金城武士，藤田次郎 189
要約 189／鑑別に有用な血液検査 189／鑑別に有用な画像診断 192

第8章 風邪症候群の治療

風邪症候群の治療 …… 石戸谷淳一 196
概説 196／一般的な対症療法 196／薬物による対症療法 196／いわゆる感冒薬 199／小児例への薬物療法の注意 200／妊婦への対応 200／処方例（成人症例） 201
インフルエンザの治療 …… 高野賢一，氷見徹夫 203
抗インフルエンザ薬の作用機序 203／抗インフルエンザ薬の特徴と使い方 206／抗インフルエンザ薬の使い分け 207
風邪をこじらせるとどんな症状が出るか …… 立川隆治，平川勝洋 210
耳 210／鼻 212／咽頭・喉頭 213／頸部 215／下気道 215
風邪をこじらせた場合の対処法 …… 永谷群司，若杉哲郎，池嵜祥司，鈴木秀明 217
風邪症候群とは？ 217／原因 217／診断と検査 218／治療と予防（風邪に抗菌薬が必要か？） 218／風邪をこじらせた場合 220
漢方薬の処方の実際 …… 山際幹和 223
風邪症候群の基本的治療方針 223／漢方医学における患者の体格・体質分類，風邪症候群の病期分類と効果が期待できる汎用方剤 224／特記事項 227
薬物療法での注意点 …… 直良浩司 230
解熱鎮痛薬 230／鎮咳・去痰薬 231／抗ヒスタミン薬 232／漢方薬 233／その他 234

第9章 風邪症候群を予防する

日常においての予防対策 …… 橋口一弘 236
風邪症候群の定義，疫学 236／日常生活における風邪症候群に対する予防対策 236
有効な感染対策 …… 松根彰志 241
原因となるウイルスの伝播と生体への侵入を防ぐ 241／侵入してきたウイルスの生体（細胞）への生着を防ぐ 242／抵抗力を増す 243

第10章 患者の年齢に応じた対応

乳幼児 …… 増田佐和子 246
乳幼児の風邪 246／乳幼児の特性 247／症状と経過 248／診断 248／症状への対応 248／合併症への注意 251／精査を検討する場合 252

学童期 …… 平野 隆 253
風邪症候群の病態 253／小児～学童期における風邪症候群の病原体とその特徴 254／風邪症候群の病原診断 256／学童期における風邪症候群に対する治療 259

青年期，壮年期 …… 太田伸男 262
風邪症候群の病態 262／風邪症候群の対応とマネージメント 264

高齢者 …… 佐野啓介 266
高齢者における風邪症候群の特徴 266／注意すべき鑑別疾患 267／高齢者の治療についての留意点 269／施設・家庭での予防策 272

風邪症候群のハイリスクグループ …… 岡野光博 273
ライノウイルス 273／RS（respiratory syncytial）ウイルス 274／コロナウイルス 275

索引 …… 277

Salon de Festina lente

ウイルスはなぜ存在するのか？ …… 25
TLR と樹状細胞 …… 30
ヘルパーT 細胞のサブセット …… 31
memory T 細胞の誘導・死滅と免疫学的記憶 …… 32
SARS コロナウイルス …… 49
オセルタミビルと異常行動 …… 63
『ひづめの音が聞こえたら，シマウマでなく馬を捜せ』 …… 71
ジフテリア毒素産生 *Corynebacterium ulcerans* …… 73
急性鼻副鼻腔炎に対する鼻噴霧用ステロイド薬の有用性 …… 97
結膜炎の簡単な見分け方 …… 109
endemic と pandemic …… 159
全身性炎症反応症候群（systemic inflammatory response syndrome：SIRS） …… 178
2009 年新型インフルエンザの死亡率を最小にした NA 阻害薬 …… 208
わが国におけるインフルエンザ大流行の記録 …… 223
漢方医学における風邪症候群の病態分類—風邪（ふうじゃ）と生体の攻防からみた虚実 …… 224
漢方医学における風邪症候群の病期分類 …… 226
長井長義 …… 226
インペアード・パフォーマンス（impaired performance） …… 232
日本人はうがい！ …… 243

執筆者一覧（執筆順）

鈴木賢二	藤田保健衛生大学坂文種報德會病院 耳鼻咽喉科・頭頸部外科
平林秀樹	獨協医科大学耳鼻咽喉・頭頸部外科
西園　晃	大分大学医学部微生物学講座
原田　守	島根大学医学部免疫学
田村愼一	国立感染症研究所感染病理部
室野重之	金沢大学耳鼻咽喉科・頭頸部外科
吉崎智一	金沢大学耳鼻咽喉科・頭頸部外科
小川浩司	小川耳鼻咽喉科
川内秀之	島根大学耳鼻咽喉科
菅谷憲夫	けいゆう病院小児科
錦織朋之	にしこおり耳鼻咽喉科クリニック
伊藤真人	自治医科大学附属 とちぎ子ども医療センター
増田佐和子	国立病院機構三重病院耳鼻咽喉科
玉置　淳	東京女子医科大学第一内科
八木理充	東京女子医科大学第一内科
落合克律	東京女子医科大学第一内科
竹内万彦	三重大学耳鼻咽喉・頭頸部外科
杉田麟也	杉田耳鼻咽喉科
山田直之	山口大学眼科
園田康平	山口大学眼科
鈴木正志	大分大学耳鼻咽喉科
西　順一郎	鹿児島大学大学院医歯学総合研究科 微生物学分野
保富宗城	和歌山県立医科大学耳鼻咽喉科・頭頸部外科
山中　昇	和歌山県立医科大学耳鼻咽喉科・頭頸部外科
青井典明	島根大学耳鼻咽喉科
大平明弘	島根大学眼科
細矢光亮	福島県立医科大学小児科
原田　保	川崎医科大学耳鼻咽喉科
荻野　敏	大阪大学大学院医学系研究科保健学専攻
河田　了	大阪医科大学耳鼻咽喉科・頭頸部外科
佐野千晶	島根大学医学部微生物学
高木弘一	鹿児島大学呼吸器内科
濵﨑哲郎	鹿児島大学呼吸器内科
井上博雅	鹿児島大学呼吸器内科
金城武士	琉球大学感染症・呼吸器・消化器内科
藤田次郎	琉球大学感染症・呼吸器・消化器内科
石戸谷淳一	横浜市立大学附属市民総合医療センター 耳鼻咽喉科
高野賢一	札幌医科大学耳鼻咽喉科
氷見徹夫	札幌医科大学耳鼻咽喉科
立川隆治	広島大学耳鼻咽喉科・頭頸部外科
平川勝洋	広島大学耳鼻咽喉科・頭頸部外科
永谷群司	産業医科大学耳鼻咽喉科・頭頸部外科
若杉哲郎	産業医科大学耳鼻咽喉科・頭頸部外科
池嵜祥司	産業医科大学耳鼻咽喉科・頭頸部外科
鈴木秀明	産業医科大学耳鼻咽喉科・頭頸部外科
山際 幹和	介護老人保健施設 みずほの里
直良浩司	島根大学医学部附属病院薬剤部
橋口一弘	ふたばクリニック
松根彰志	日本医科大学武蔵小杉病院耳鼻咽喉科
平野　隆	大分大学耳鼻咽喉科
太田伸男	山形大学耳鼻咽喉・頭頸部外科
佐野啓介	雲南市立病院耳鼻咽喉科
岡野光博	岡山大学耳鼻咽喉・頭頸部外科

第1章 いわゆる風邪症候群とは

風邪症候群の定義・症状

定義

風邪症候群は感冒，急性上気道炎とほぼ同義語

- いわゆる風邪症候群は，われわれが日常診療で最も頻繁に遭遇する疾患の一つであり，感冒や急性上気道炎とほぼ同義語に用いられる．くしゃみ，鼻水，咽頭痛，咳嗽，喀痰などの上気道・呼吸器症状を示すとともに，発熱，関節痛などの全身症状を示し，一般的には，鼻腔から喉頭・気管・気管支までの気道粘膜における非特異的炎症を示す病態であり，悪心，嘔吐，下痢などの消化器症状を示すこともある．通常は1週間ほどの経過で治癒する予後良好な疾患である．アレルギー性鼻炎と鑑別困難なことも多い．

原因微生物はウイルスがほとんどである

- 原因微生物としてはウイルスがほとんどであり，冬季にはライノウイルス，コロナウイルス，RSウイルス，インフルエンザウイルスなどが多く，夏季であればエコーウイルス，コクサッキーウイルス，エンテロウイルスなどが，また春秋季にはアデノウイルスが問題となり，その他ではパラインフルエンザウイルスなどが重要である（❶）[1,2]．ウイルス以外では，わずかではあるがマイコプラズマやクラミドフィラなどの非定型菌あるいは百日咳菌などの細菌の場合もある．

症状

- 通常1〜3日間の潜伏期間を経て，くしゃみ，鼻水，咽頭痛，咳嗽，喀痰などの上気道・呼吸器局所の症状や発熱，倦怠感，関節痛などの全身症状を示し，悪心，嘔吐，下痢などの消化器症状を伴うこともある[3]．一般的に，これらの症状は数日から1週間程度で自然に治癒する．
- インフルエンザウイルスでは高熱，頭痛，全身倦怠感，関節痛などの全身症状を伴うことが多く，百日咳菌では小児は痙咳とよばれる特徴的な激しい乾性咳嗽を呈することもある．咳発作は比較的長期にわたる．さらにマイコプラズマやクラミドフィラなどでも咳嗽は強く，経過も長引くことが多い．

診断

診断で最も重要なのは問診

- 問診が最も大切である．発症時期や経過，周辺に同様の症状を示す患者がいないかなど流行状況を確認し，各種病原微生物，とくにウイルスの年間の流行状況も参考にする（❶）．

❶わが国におけるいわゆる風邪ウイルスの分離月

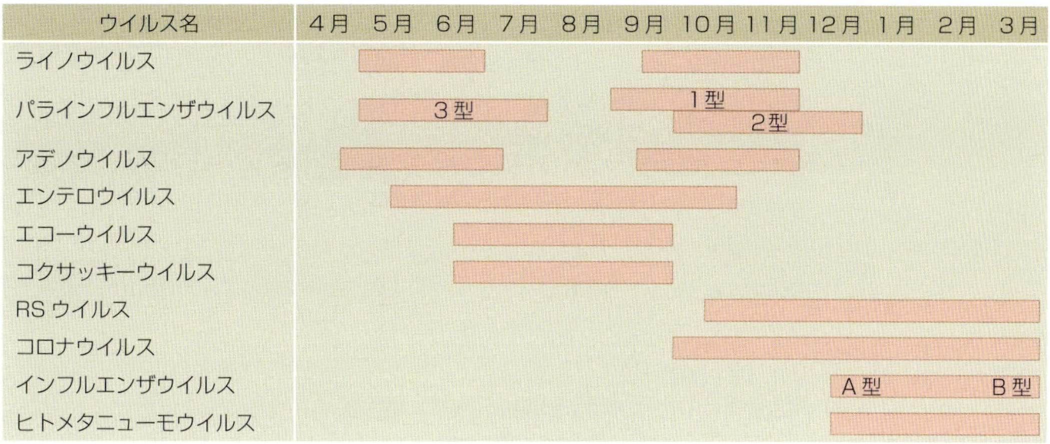

（日本小児呼吸器疾患学会・日本小児感染症学会．小児呼吸器感染症診療ガイドライン 2011．東京：協和企画；2011 その他より作成）

- 膿性鼻汁，喀痰，耳閉塞感の有無の聴取は急性副鼻腔炎，気管支炎，急性中耳炎などの合併症の診断に有用であり，鼻腔，咽喉頭，扁桃などの局所所見の観察や頸部リンパ節腫脹の有無の確認，あるいは胸部聴診も参考とする．鼻腔においては，粘膜は発赤・腫脹しており，早期には水溶性鼻汁であることが多い．膿性鼻汁は細菌感染が加わっていることを想定させる．
- とくにアレルギー性鼻炎との鑑別は重要であり，アレルギー性鼻炎において一般的には下鼻甲介粘膜は蒼白で腫脹することが多いが，時に発赤していることもある．すなわち下鼻甲介粘膜の発赤・腫脹，くしゃみ，鼻水，鼻閉，咽頭痛などはいわゆる風邪症候群でもアレルギー性鼻炎でも起こりうる症状であるので，下鼻甲介粘膜が蒼白・腫脹しているか，花粉症の時期かどうか，眼や鼻の瘙痒感を伴っているかどうか，鼻汁スメア検査で好酸球を証明したり，血中 IgE の高値などでアレルギー性鼻炎であることを鑑別する．その他，末梢白血球数や CRP も参考となり，グラム染色も参考になる．

アレルギー性鼻炎との鑑別が重要

- 診断は上記臨床症状から比較的容易になされるが，病原微生物，とくに原因ウイルスの同定はウイルスの分離が基本であるが，特別な施設以外では行われることは少なく，日数も要するので日常臨床には不向きである．また血清中の抗体価の上昇の確認はペア血清入手までに約 2 週間を要し，これも日常臨床には不向きである．
- しかし，近年，インフルエンザウイルス，RS ウイルス，アデノウイルス，A 群 β 溶連菌，肺炎球菌などには，イムノクロマトグラフィーによる迅速診断キットが準備されている．インフルエンザウイルスについては❷に，RS ウイルスについては❸に示すように多くの迅速診断キットがあり，アデノウイルスではイムノエースアデノ（タウンズ KK）やアデノテスト AD（三菱化学メディエンス KK）などもあり，A 群 β 溶連菌にはイムノカード® EX ストレップ A（TFBKK），ラピッドテスタストレップ A（積水メディカル KK），ストレップ A テストパック・プラス CBC（三和化学）などが準備

多くの迅速診断キットが準備されている

❷インフルエンザウイルス迅速診断キット

商品名	発売元
エスプライン　インフルエンザ A & B-N	富士レビオ
キャピリア　Flu A+B ディレクティジェン　Flu A+B BD Flu エグザマン	日本ベクトン・ディッキンソン
クイック S- インフル A・B	デンカ生研
クイックチェイサー　Flu A, B	ミズホメディー
QuickVue ラピッド SP influ	DS ファーマバイオメディカル
スタットマーク　インフルエンザ A/B	カイノス
チェック Flu A・B	アルフレッサファーマ
タミテスト　インフルエンザ AB	ロシュダイアグノスティック
ポクテム　インフルエンザ A/B	シスメックス

❸ RS ウイルス迅速診断キット

商品名	発売元
ディレクティジェン EZ RSV	日本ベクトン・ディッキンソン
BD RSV エグザマン	日本ベクトン・ディッキンソン
イムノカード ST RSV	テイエフビー
チェック RSV	アルフレッサファーマ
BinaxNOW RSV テスト	栄研化学
ポクテム S RSV	シスメックス
クイックチェイサーRSV	ミズホメディー

され，肺炎球菌にはラピラン肺炎球菌 HS（中耳炎・副鼻腔炎）（大塚製薬）があり，簡便に検査が可能となっているので，これらを十分に活用したい．

治療

インフルエンザ以外のウイルス性の風邪症候群は 1 週間ほどで自然治癒する

- 本疾患の大半を占めるウイルス性のいわゆる風邪症候群の治療は，基本的には安静，栄養補給，水分補給，そして対症療法である．最も大切なことは，「いわゆる風邪症候群は主にウイルスが原因であり，インフルエンザ以外のウイルスには治療薬はなく，むろん抗菌薬は無効であり，対症療法がすべてであり，1 週間ほどで自然治癒する」ことを十分説明することである．
- インフルエンザウイルスを同定した場合は，48 時間以内に限り，オセルタミビル（タミフル®），ザナミビル（リレンザ®），ペラミビル（ラピアクタ®），ラニナミビル（イナビル®）などを投与する．48 時間以上経過した症例には有効性が証明されていないので，投与は断念し，対症療法を選択する．またインフルエンザ患者には非ステロイド性抗炎症薬（NSAIDs）使用は，アセトアミノフェン（カロナール®）以外は禁忌である．
- すでに述べたように，ウイルス性の風邪症候群には抗菌薬の使用は控える．

ウイルスには細菌に対する抗菌薬は無効であり，いたずらな抗菌薬使用は耐性菌の出現・増加を招くこととなるので厳に慎むべきである．しかし，一般的には3～5日の自然経過で解熱し，症状も軽快するが，高熱が続いたり，膿性喀痰や膿性鼻汁がみられたり，口蓋扁桃に膿栓・白苔が付着したり，急性副鼻腔炎，急性中耳炎の合併が認められる場合は二次的細菌感染惹起が疑われるので，そういった場合のみ抗菌薬を使用する．また高齢者や糖尿病などの基礎疾患を有するいわゆるハイリスクグループでは，二次的細菌感染予防のため抗菌薬使用が必要な場合もある．

二次的細菌感染が疑われる場合や，ハイリスクグループのみ，抗菌薬を使用することがある

- また少数ではあるが，細菌や非定型菌の感染が主体の場合は，細菌ではA群β溶血性連鎖球菌，肺炎球菌，インフルエンザ菌が多く，非定型菌ではマイコプラズマやクラミドフィラが多いので，菌種の同定とともにエンペリックにこれらの菌に有効な抗菌薬を選択する．

予後

- すでに述べたように，インフルエンザウイルス以外のウイルス性の，いわゆる風邪症候群は予後良好であり，1週間ほどの経過で自然治癒する．インフルエンザウイルス感染症では，インフルエンザ脳炎・脳症が問題となる．
- 1999（平成11）年の厚生省班研究「インフルエンザ脳炎・脳症の臨床疫学的研究」によると，1999年1月1日から3月31日までに，小児で217例★1の脳症と考えられる症例が経験され，5歳以下が全体の82.5％で，平均的な年齢は3歳前後であった．この217例のうち，完全に回復したものが86例（39.6％），後遺症の残ったものが56例（25.8％），報告時経過観察中が17例（7.8％），死亡したものが58例（26.7％）であった．インフルエンザを発症してから脳症の症状を呈するまでの期間は，平均1.4日であった．インフルエンザワクチンの接種例はなかった．

★1
そのうちインフルエンザの確定診断がついている例が129例．

- インフルエンザ関連脳症のほとんどの症例が，A香港型インフルエンザウイルス感染に伴って発症していた．しかし，病因は不明であり，以下の説が考えられた．
  ①インフルエンザウイルスがウイルス血症を介して中枢神経系に侵入して脳症を起こす．
  ②インフルエンザウイルスがウイルス血症を介して中枢神経の血管内皮細胞に感染し，サイトカインが産生されて脳血管を障害し，脳症となる．
  ③インフルエンザの全身症状（高熱，頭痛，四肢痛，倦怠感）は呼吸器細胞や単核球，リンパ球から産生されるサイトカインによって生じるといわれ，インフルエンザウイルス感染によりサイトカインが異常に強く産生されて脳症を起こす．
  ④欧米では，日本で報告されているような，インフルエンザ脳症の多発はみられないので，インフルエンザ感染に加えて，HLA，人種，薬剤などの要因も考えられる．

❹インフルエンザへの解熱薬の影響

		生存（n=57）	死亡（n=15）
解熱薬使用 無		19（33.3%）	3（20.0%）
有		38（66.7%）	12（80.0%）
アセトアミノフェン	（n=36）	32（88.9%）	4（11.1%）
ジクロフェナクナトリウム	（n=12）	5（41.7%）	7（58.3%）
メフェナム酸	（n=8）	6（75.0%）	2（25.0%）
その他の解熱薬	（n=6）	3（50.0%）	3（50.0%）

（厚生省医薬安全局．医薬品・医療用具等安全性情報 Pharmaceuticals and Medical Devices Safety Information No.163．2000．[5] より）

- また，本研究ではインフルエンザの臨床経過中に発症した脳炎・脳症の重症化と解熱薬の使用についても検討されており，それによるとインフルエンザの臨床経過中に脳炎・脳症を発症した事例に対してアンケート調査を実施し，解析が行えた181例（うち小児170例）について解熱薬の使用の関連性について検討を行い，その結果，ジクロフェナクナトリウム（ボルタレン®の系統）またはメフェナム酸（ポンタール®の系統）が使用された症例では，使用していない症例に比較して死亡率が高いという結果が示された．
- さらに2000年度の調査では，91例のインフルエンザ脳炎・脳症発症例について検討が行われ，ジクロフェナクナトリウム使用群と他の解熱薬使用群とを比較した結果，使用群について前年より高い有意性をもって，死亡率が高い★2ことが報告された（❹）[5]．また，インフルエンザ脳炎・脳症においては発熱が高くなるほど死亡率が高くなることが知られており，42℃以上の発熱では100％の死亡率，41℃以上では42％の死亡率が示されている[5]．

★2
他の解熱薬使用群50例中9例に対し，ジクロフェナクナトリウム使用群12例中7例：58.3％

- ジクロフェナクナトリウムまたはメフェナム酸はこうした重症例の解熱に使用される傾向にあることをふまえ，さらに統計的な解析を行ったところ，これらの解熱薬とインフルエンザ脳炎・脳症による死亡について，わずかではあるが有意な結果が示され，インフルエンザウイルス感染時の解熱薬にはアセトアミノフェンのみが推奨されている．またインフルエンザ罹患時の異常行動発現の可能性を十分説明する．異常行動はインフルエンザ脳症によっても発現することがあり，インフルエンザ治療薬投与による特異的なものではないことを理解してもらわなければならない．
- その他の非定型菌や細菌感染では，適正な抗菌薬使用により，治癒までの症状と治療期間はやや長くなるが，後遺症などはほとんどなく，予後に対する不安はないといえよう．

（鈴木賢二）

引用文献

1）前田光一．急性上気道炎，急性気管支炎．三笠桂一，森田邦彦編．感染症のチーム医療．専門医の処方意図を探れ．東京：南江堂；2012．p.2-7．
2）関　雅文．ウイルス性気道感染症（感冒症状など）．山口　徹ほか編．今日の治療指針2007．東京：医学書院；2007．p.171-2．
3）加地正英．かぜ症候群．山口　徹ほか編．今日の治療指針2007．東京：医学書院；2007．p.200．
4）二木芳人．上気道炎，かぜ症候群．高久史麿総監修．外来診療のすべて．改訂第2版．東京：メジカルビュー社；1999．p.426-7．
5）厚生省医薬安全局．医薬品・医療用具等安全性情報 Pharmaceuticals and Medical Devices Safety Information No.163．平成12年（2000年）11月．

風邪症候群と関連のある耳鼻咽喉科疾患と病態

風邪とは

- 朝倉書店の『内科学』（第 6 版，1997）によれば，「風邪」は，身体を突然寒気に曝露したり，濡れたままに放置したりしたときに惹起する呼吸器系の炎症性，その他の疾患の総称である．その成因については，現在，意見が種々に分かれていて，伝染することからウイルス説を唱えるもの，抗ヒスタミン薬の効果からアレルギー説を唱えるもの，体温の分布の不均衡によって起こると説明しようとするものなどがあるが，決定的なものはなく，おそらくこれらすべてが含まれるものと解されている．
- さらに，近年最も引用の多いと考えられるウィキペディアによれば，「風邪」の語源は中国医学における風の邪気，すなわち「風邪（ふうじゃ）」によって引き起こされる，発熱や寒気などの症状をきたす病気の概念が日本に伝わり，日本ではそれを一般化して「風邪（かぜ）」とよぶようになったとされる．
- 本項では，耳鼻咽喉科医が風邪を診る際の鑑別および関連疾患につき述べる．

病原

- 風邪症候群は，ライノウイルス（rhinovirus），コロナウイルス（coronavirus）をはじめとして，アデノウイルス（adenovirus），コクサッキーウイルス（Coxsackie virus），エコーウイルス（echovirus）など，多くの呼吸器ウイルスがその病原となる．すなわち，「普通感冒」は異なった種々のウイルスによって起こる“症候群”であり，臨床的な疾患単位といえる．「普通感冒」はライノウイルス感染症として記述されることが多い．

「普通感冒」は臨床的疾患単位で，ライノウイルス感染症と記述されることが多い

症状・経過

- 潜伏期（1～3 日）の後に徐々に発病する．くしゃみ，鼻汁で始まるが，鼻汁の性状は水様から粘液性，粘液膿性となり，鼻閉が著明となる．鼻炎症状のほか，呼吸器症状として咽頭痛，咳などを認める．
- 時に 37.5℃ 程度の発熱をみる．また，全身倦怠感，頭痛などを認めることがあるが全身症状は軽度である．

- 通常は1週間の経過で治癒するが，時に中耳炎，副鼻腔炎，咽喉頭炎，気管・気管支炎，肺炎に移行することがある．

診断

- 特有な他覚所見はなく，血液検査でも特有なものはない．発病初期に普通感冒と似た病状を示す上気道疾患の除外が重要である．3日以上の発熱がある場合は全身の疾患を見逃さないための注意も必要である．全身の簡易スクリーニングを❶に示す．
- 病原診断には，鼻汁，鼻腔洗浄液，咽頭ぬぐい液からのウイルス分離，および急性期・回復期に採取したペア血清を用いて，血清学的検査を行う．

治療・予防

抗ヒスタミン薬と消炎酵素剤を中心に処方する

- 治療は対症的に行い，鼻汁分泌抑制薬を中心に処方する．

細菌を対象とした抗菌薬は効果がない

- 飛沫感染に対する一般的な予防対策のほかに，ライノウイルス感染では，ウイルス伝播の媒介の可能性をもつ手指をよく洗うことも重要である．抗生物質を処方される場合も多いが，多くの場合，風邪の原因はウイルスであるので，細菌を対象とした抗菌薬を飲んでも飲まなくても，風邪をひいている期間は同じだという調査結果もある．2003年6月に，日本呼吸器学会は，成人気道感染症の指針のなかに，「風邪への抗生物質はできるだけ控えるべき」と明記している．抗菌薬の適用について，「気道粘膜のウイルス感染に続いて細菌感染が引き続き起こる場合があり，咽頭炎の集団発生など明確な細菌感染を認める所見がある場合は抗菌薬を投与する」としているものもある．

風邪との鑑別・関連疾患

喉頭炎

- まさに字のごとく喉頭の炎症で，ウイルス感染や細菌感染により発症し，急性鼻炎や急性咽頭炎を合併することが多い．ウイルス感染ではパラインフルエンザウイルス（parainfluenza virus）1，2，3型が主因で，アデノウイルス，インフルエンザウイルス，RSウイルス，麻疹ウイルス（measles virus）であり，細菌感染では，A群溶血性連鎖球菌（hemolytic streptococcus），肺炎球菌（pneumococcus），ブドウ球菌（staphylococcus），インフルエンザ菌（*Haemophilus influenzae*）が関与する．音声酷使など物理的刺激，スモッグなど化学的刺激で起こる．

生命にとって問題になるのは急性喉頭蓋炎と急性声門下喉頭炎

▶「クループ症候群」の項（p.81）を参照．

- 生命に問題となるのが，急性喉頭蓋炎と急性声門下喉頭炎（仮性クループ）である．急性喉頭蓋炎の詳細は他項に譲る．嗄声が主症状で，炎症が高度になると失声になる．その他，咽喉頭違和感，乾燥感，瘙痒感，咳嗽で，全身感染を起こすと発熱，全身倦怠感などを伴う．

❶簡易全身スクリーニングのワンポイントアドバイス

頭部	頭痛があればそこを触診する．側頭動脈炎，副鼻腔炎は？
結膜	黄疸は？ 結膜炎は？
耳	耳痛があるとき，小児など症状が訴えられないとき耳鏡でみる．急性・慢性中耳炎
口腔	咽頭，扁桃のほか，発疹？ 潰瘍？ 歯肉炎？ 溶連菌感染？
喉頭	嗄声を訴えるときは声帯炎，吸気性喘鳴を伴えば声門下腔炎，犬吠（けんばい）様咳嗽はクループを疑う
甲状腺	リンパ腺を触れるとき，一緒に甲状腺の腫大 / 圧痛をみる
リンパ腺（頸部，腋下，鼠径）	若者で比較的多いリンパ節炎の原因は EB ウイルス /CMV/ 壊死性．発疹や潰瘍があれば HIV も疑う
耳下腺	リンパ腺と見分けにくいことがあるが，下顎角が消失していたら耳下腺の腫脹である
肺	呼吸器症状がなくても胸痛を訴えれば肺炎も考える．ほかに胸膜炎，心外膜炎，膿瘍など
気管・気管支	咳嗽時の胸痛，痰を伴うときは気管支炎を疑う
心臓	心内膜炎（infection endocarditis：IE）を疑えば座位でも心雑音を聞く．IE の心雑音の感度は 67〜90 %．古典的な変動性雑音は 20 %以下とまれである
肝臓	肝叩打痛は強く叩くと偽陽性になりやすい．最初は手指での percussion でよい．左右差をみる．急性肝炎の 90 %以上は肝腫大の触知，または圧痛の所見がある
胆嚢，膵臓	胆嚢炎の圧痛の感度は 77 %と完全ではない．急性膵炎の腹痛の感度は 95 %と高いので主訴だけで否定可能である
脾臓	Traube の三角を叩いて濁音なら脾腫の可能性がある．この手技の感度は 78 %，特異度は 82 %である
腸管	圧痛や腸音の亢進は？ 昨年多かったカンピロバクター腸炎は最初は熱だけの場合が多いが，その場合でも腹部の所見はあることが少なくない
腎臓	腎盂炎の患者は一見重症感があることが多い．患者はぐったり椅子に座り込んでいる．肋骨脊柱角（costovertebral angle：CVA）の叩打痛は拳で強く叩くと偽陽性となりやすい．最初は腎の上の圧痛，または手指での percussion でよい．左右差をみる．尿症状を欠くのはまれではない
子宮 / 卵巣	若い女性で下腹部の圧痛あれば骨盤内炎症性疾患（pelvic inflammatory disease：PID）をまず考える．妊娠の可能性も常に考える．帯下は聞かないと答えない．右側腹部痛は Fitz-Hugh-Curtis 症候群を考える
前立腺	男性で少しでも尿の症状あれば直腸診をする．検尿では所見のないことが多く，前立腺の圧痛が前立腺炎の診断の決め手となる
膣 / 陰嚢 / 陰茎	この部位の症状は積極的に聞かないと話さないことがある．ヘルペス初感染は高熱が出る
関節	すべての関節を触る．高齢者に多い偽通風は，本人が痛みを訴えないことがある．成人の伝染性紅斑では発疹が目立たず，高熱と関節痛が主訴のことがまれでない
血管	静脈炎や血栓症は？
骨	骨髄炎は？ 背骨は一つ一つ叩いてみる
筋肉	リウマチ性多発筋痛症（polymyalgia rheumatica：PMR）の圧痛は？
皮膚	高齢者は蜂窩織炎の痛みを訴えないことがある．発疹も本人が気づかないことがある．刺口や猫のひっかき傷は？
全身状態	悪いときは常に敗血症も考える

（中泉博幹．レジデントノート 2006[1] より）

急性声門下喉頭炎

- 急性声門下喉頭炎は仮性クループともよばれ，乳幼児の喘鳴で迅速な診断・治療を要する疾患である．発症は急激で呼吸困難，イヌの遠ぼえのような犬吠（けんばい）様喘鳴が特徴である．パラインフルエンザ，インフルエンザ，RSの各ウイルス感染に起因するといわれる．
- ❷のように，声門下の粘膜の発赤・腫張を認める．粘膜下組織が粗なため上気道炎症により容易に狭窄すると考えられている．診断には内視鏡検査が必須である．
- 治療はアドレナリン（ボスミン®）の吸入，ステロイド投与などの消炎治療が中心であるが，呼吸困難が重篤な際は気管挿管が必要となる．

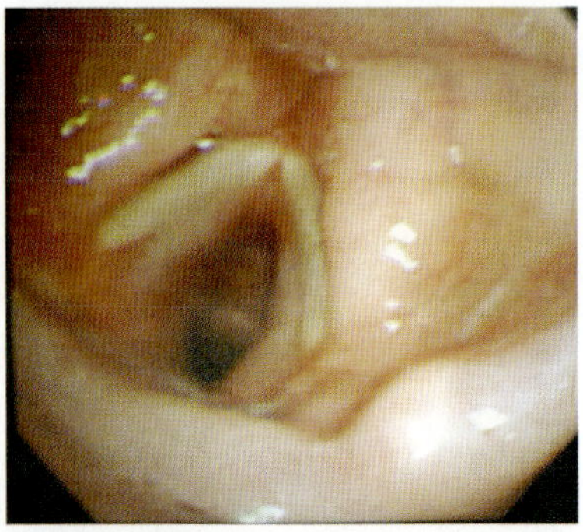

❷声門下腔炎

慢性喉頭炎

- 喉頭炎が慢性化したものと定義されるが，炎症の持続期間がどれくらい継続したものを慢性喉頭炎とするか，いかなる範囲の炎症を含めるか，など明確ではない．
- 病因は上気道，下気道からの炎症の波及，後鼻汁や鼻閉に伴う口呼吸，音声酷使，喫煙など物理的・化学的刺激が粘膜の慢性炎症を引き起こすと考えられる．症状は嗄声（気息性，粗糙性，努力性），違和感，咳嗽などである．
- 診断はやはり内視鏡検査により粘膜の発赤・浮腫，遷延すると❸のような咽頭粘膜の痂皮，さらに進むと喉頭粘膜の癒着，白帯形成を認め（❹，❺），悪性疾患との鑑別を要する．
- 慢性喉頭炎は原因や誘因が不明瞭であったり，回避が困難なことが多く，治療に難渋することが多い．治療は原因の除去，誘因の回避が第一である．上気道または下気道からの炎症の波及は原疾患の治療が優先される．

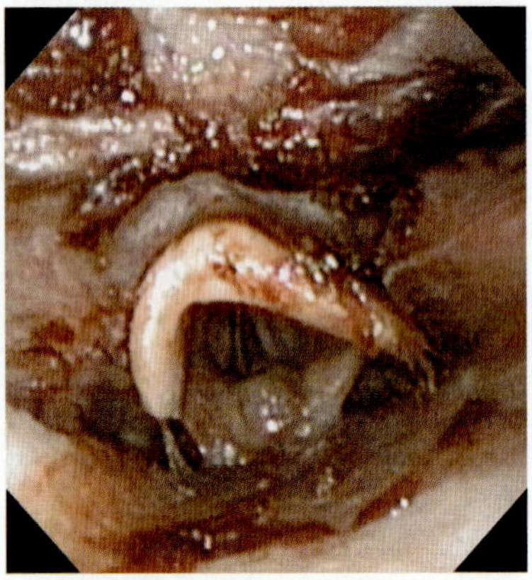

❸慢性喉頭炎

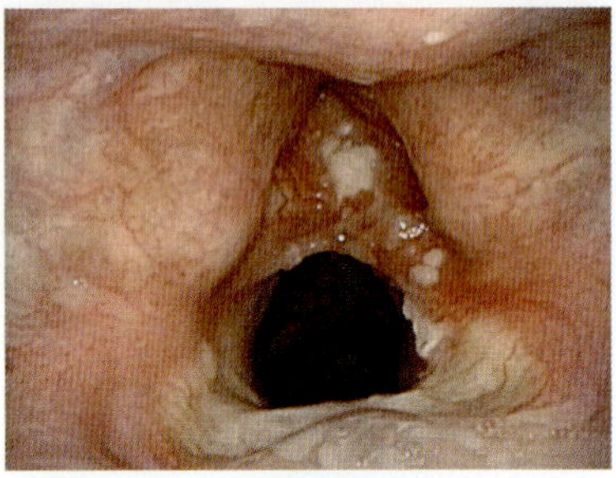

❹慢性喉頭炎　声帯癒着

逆流性喉頭炎

- 胃酸逆流が咽喉頭の異常感，慢性咳嗽，嗄声，嚥下困難の原因であることが知られている．喉頭内視鏡検査で，披裂部の浮腫・発赤，梨状窩の唾液貯留，喉頭の肉芽腫，披裂間粘膜の腫脹などを認める（❻）．逆流による喉頭の炎症のメカニズムは2つの仮説がある．胃酸の直接的影響と食道への逆流による咳嗽誘発による機械的刺激説である．
- 治療にはプロトンポンプインヒビター（PPI）と H_2 ブロッカーが有用で，女性で便秘を伴っている例では，蠕動亢進薬や粘膜保護薬も追加している．

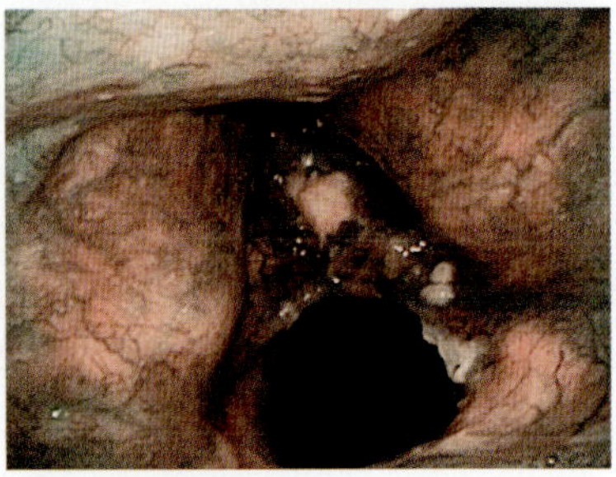

❺慢性喉頭炎のNBI

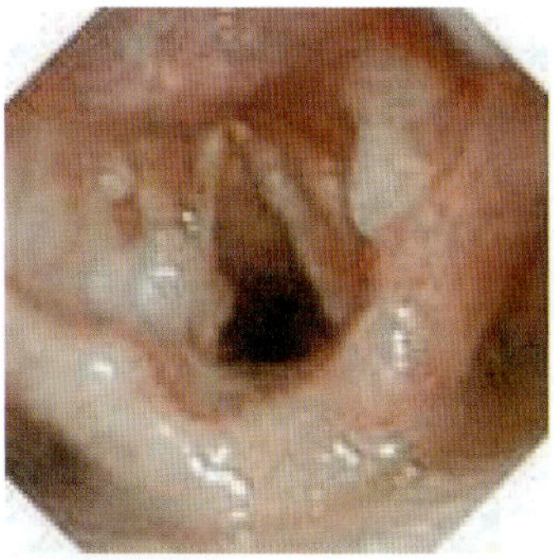

❻喉頭肉芽腫

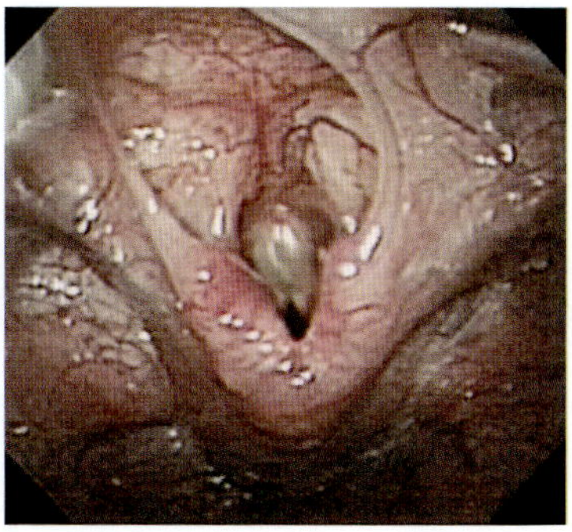

❼両側声帯麻痺

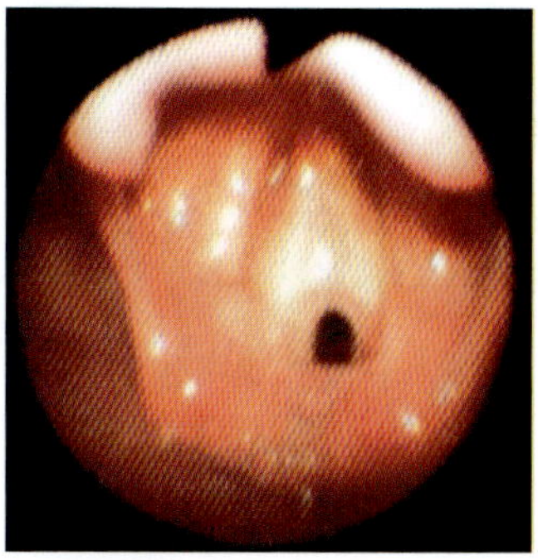

❽喉頭横隔膜症

両側声帯麻痺

- 新生児の声帯麻痺は両側性が多く，著明な吸気性喘鳴を認める（❼）．しばしば，声門下狭窄を合併するが，局所麻酔下の軟性喉頭内視鏡検査では頻回の喉頭反射や嚥下反射で，声門下の確認が困難なことが多く，ラリンジアルマスクなどを用いて全身麻酔下の観察が必要となる．
- 呼吸状態が不良の場合は気管挿管となり，気管切開を検討するが，多くは自然軽快する．

喉頭横隔膜症

- 両側の声帯間に，水かきを張ったように左右の声帯が癒着して出生する（❽）．
- 気管挿管が困難なときは，直ちにマスク換気下に気管切開を行う．喉頭截開術で癒着を切除し，再癒着予防にキールやシリコーンステント（T チューブ）を挿入する．

喉頭軟弱症

- 生後1か月ごろに好発し，新生児の吸気性喘鳴の最も多い原因である．喉頭蓋が吸気時に声門腔に吸引される病型と，披裂部が吸引される病型，その両方が起こる病型に分かれる（❾）．多くは発育とともに軽快するが，重症例では，披裂部の切除が行われる．

喉頭異物

- 小児の長引く喘鳴や，治療に抵抗する嗄声は異物も疑う必要がある．❿は1週間以上見逃された喉頭異物で，刺繍用のスパンコールであった．母親はそれがなくなったことはわかっていたが，患児が飲み込んだことには気がつかず，食事も摂っていた．
- これら喉頭炎との鑑別診断は，すみやかな喉頭内視鏡検査が必須である．とくに小児においては短時間に状態が変化するので注意が必要である．

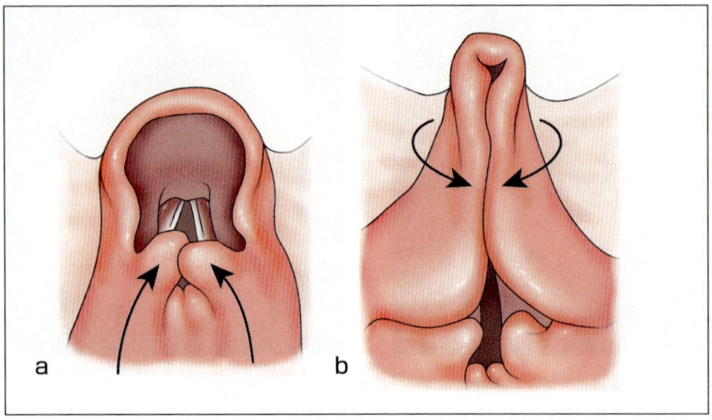

❾喉頭軟弱症

a：吸気時に披裂部が声門に吸引される病型.
b：吸気時に喉頭蓋がΩ型に吸引される病型.
(Lauren DH. Congenital laryngeal anomalies. In：Lauren DH, et al, eds. Pediatric Laryngology and Bronchoesophagology. Philadelphia, New York：Lippincott-Raven；1997. p140 より)

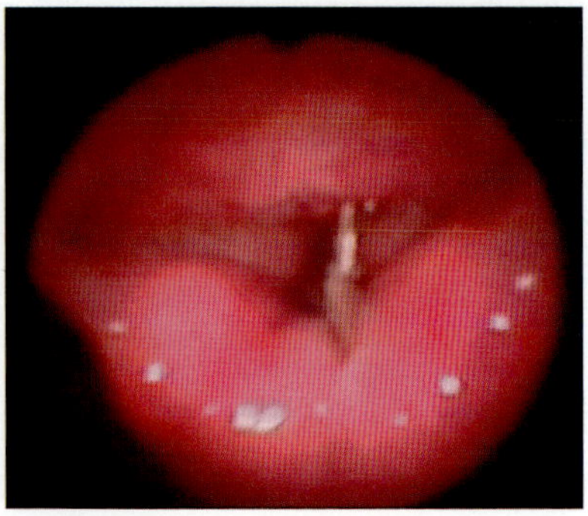

❿喉頭異物（スパンコール）

⓫ Centor らによる成人の溶連菌喉頭炎のストラテジー

- 37.7℃以上の発熱の既往
- 扁桃の滲出液の存在
- 圧痛を伴う前頭リンパ節の腫脹
- 咳がないこと

以上のポイントを合計する

ポイント数	溶連菌症である可能性（%）
0点	2
1点	3
2点	8
3点	19
4点	41
合計ポイント数	
0～1点	溶連菌症の可能性が低い →対症療法のみ
2～3点	溶連菌症かどうか不明→迅速検査施行→陽性なら抗生物質治療，陰性なら対症療法のみ
4点	溶連菌症の可能性が高い →検査せずに抗生物質治療を行う

溶連菌の普及率が 10％と仮定した場合.
(Centor RM, et al. Med Decis Making 1981[2] より)

急性喉頭気管気管支炎

- 急性喉頭炎が中心の上気道炎が下気道に波及した状態をいう．原因は上記のウイルス感染や細菌感染，刺激性ガスの吸引，腐食性液体の吸入でも起こる．また，麻疹，百日咳後に続発する．
- 症状は急性喉頭炎と同様であるが，咳嗽時の胸痛や痰などが多い．発熱は急性喉頭炎より重篤であり，呼吸困難，頻脈を伴う．
- 診断は内視鏡検査により，声帯，声門下，気管粘膜の発赤，浮腫，出血，痂皮の付着を認める．画像診断は胸部単純 X 線ではほとんど所見を認めない．急性喉頭蓋炎との鑑別に頸部側面 X 線は有効である．

溶連菌感染症

- 溶連菌性咽頭炎・扁桃炎は，発熱や咽頭痛，発疹などの症状経過，のどや舌の所見，発疹の性状から典型的な場合は診察だけで診断できる．成人の咽頭痛の特徴は痛みが強いことで，嚥下障害を伴うことが多い．
- 咽頭粘膜や扁桃の表面を綿棒でぬぐって細菌培養検査（咽頭培養）をするか，溶連菌抗原迅速検査を行う．溶連菌抗原迅速検査は 15 分くらいで結果がわかり，診察室で簡単にできるので，現在では溶連菌抗原迅速検査を使って診断することが多くなっている．咽頭培養か迅速検査により溶連菌が陽性や，Centor[2] らによる成人の溶連菌喉頭炎のス

⑫ EBVの抗体価検査

	未感染	伝染性単核球症	既感染
VCA-IgG	陰性	陽性	陽性
VCA-IgM	陰性	陽性	陰性
EBNA	陰性	陰性⇒陽性	陽性

VCA-IgG：発症時に出現し生涯残存する．
VCA-IgM：発症時に出現し3か月以内に消失する．
EBNA：発症時には陰性で，3〜4週後に出現し生涯残存する．

（原日壮平．レジデントノート 2006[3] より）

トラテジー（⑪）を参考に治療を開始する．

伝染性単核球症

- 伝染性単核球症は，「キス病（kissing disease）」ともよばれ，原因はEBウイルス（Ebstein-Barr virus：EBV）の感染で，主に唾液を介して感染する．感染する時期（年齢）によって症状の現れ方が異なる．乳幼児期では不顕性感染が多く，思春期以降では感染者の約半数に本症がみられる．
- 潜伏期間は30〜40日で，発熱，頸部リンパ節の腫脹，咽頭痛を示し，扁桃に白苔の付着を認める．
- 初期症状に頭痛，熱感，悪寒，発汗，食欲不振，倦怠感などが数日間続き，その後，38℃以上の高熱が1〜2週間続く．頸部リンパ節の腫脹は発症2週目ころから現れ，時に全身性のリンパ節腫脹も認める．
- 肝機能障害が高率に認められ，肝腫が10〜15％に，脾腫が約半数の患者に認められ，急激な腫脹のためにまれに脾臓の破裂を招くことがある．異形リンパ球の出現も特徴である．EBVの抗体価検査（⑫）は，病期ごとの推移があり，急性感染の鑑別になる．
- その他，サイトメガロウイルス（CMV），HIV（human immunodeficiency virus），トキソプラズマ感染症も鑑別が必要である．

- 以上，耳鼻咽喉科医として風邪および関連疾患の注意点を述べた．

（平林秀樹）

引用文献

1）中泉博幹．かぜへの見逃しのない合理的アプローチ．レジデントノート 2006；17（10）：1361-71.
2）Centor RM, et al. The diagnosis of strep throat in adults in the emergency room. Med Decis Making 1981；1（3）：239-46.
3）原日壮平．"かぜ" に検査は不要？ レジデントノート 2006；7（10）：1372-1376.

第2章 風邪症候群を発症するウイルス

風邪症候群を引き起こすウイルス

主なウイルスの種類とその構造および特徴

- 一般に風邪とは，「自然寛解するウイルス性，一部には細菌性の上気道感染症で，多くは咳，鼻汁，咽頭痛などの多症状を呈する感染症」のことである．ただし，一般に細菌感染症の場合は，単一の臓器に１種類の細菌の感染で症状が出る場合が多く（たとえば，気管支炎や肺炎），細菌感染による風邪症候群でこのような症状を呈する場合はむしろクラミジアやマイコプラズマ感染を念頭におく必要がある．一般にいわれる風邪の場合，咽頭痛，咳，鼻汁，発熱，倦怠感など複数の症状が同時に出現する場合が多く，これらはウイルスによる上気道感染が原因である場合がほとんどである．その原因ウイルスとしてあげられるのは，ライノウイルス，コロナウイルス，RS ウイルス，ヒトメタニューモウイルス，パラインフルエンザウイルス，アデノウイルスなどが代表的なものである（❶）．
- ウイルスは，細胞膜や細胞質，細胞小器官などの細胞構造をもたず，数少ない遺伝子を蛋白質の殻（カプシド〈capsid〉，ヌクレオカプシド〈nucleocapsid〉とも）や膜（エンベロープ〈envelope〉）で包まれただけの生物（非生物？）である．代謝系をほとんど保有せず，生きた細胞に寄生して，細胞の代謝機能を利用しなければ自身の増殖もできない．一部のウイルスでは，自身のゲノム情報ですら宿主の酵素類を利用しなければ複製の行えないものもある．
- ウイルスによる風邪症候群の発症機構や症状，予防・治療法，感染対策を理解するために，ウイルスについて基本的な事項を理解することが必要である．ヒトの病原ウイルスの直径は最小のパルボウイルスの 20 nm から最大のポックスウイルスの 300 nm までさまざまである．ウイルスは細菌を除去できる孔径 0.22～0.45 μm のメンブレンフィルターも通過でき，0.3 μm の粒子を 95 % 捕捉可能な N95 マスクでも完全に除去することは困難である[1]．
- 後述の消毒薬への抵抗性，耐性を理解するうえで，ウイルスの構造，そのなかでもエンベロープは重要な構造物である．ウイルスのエンベロープ（外被）は，ゲノム（RNA か DNA）とそれを包み込むヌクレオカプシド蛋白をさらに外側から包み込む構造物で，元来宿主細胞の細胞膜に由来するものである．このため，その基本構造は脂質の二重層であり，この膜に，それぞれのウイルスに独自のスパイク蛋白（多くの場合，糖蛋白）が刺さってお

エンベロープを有するウイルス

❶風邪症候群の原因微生物と主な原因ウイルスならびにその症状の差異

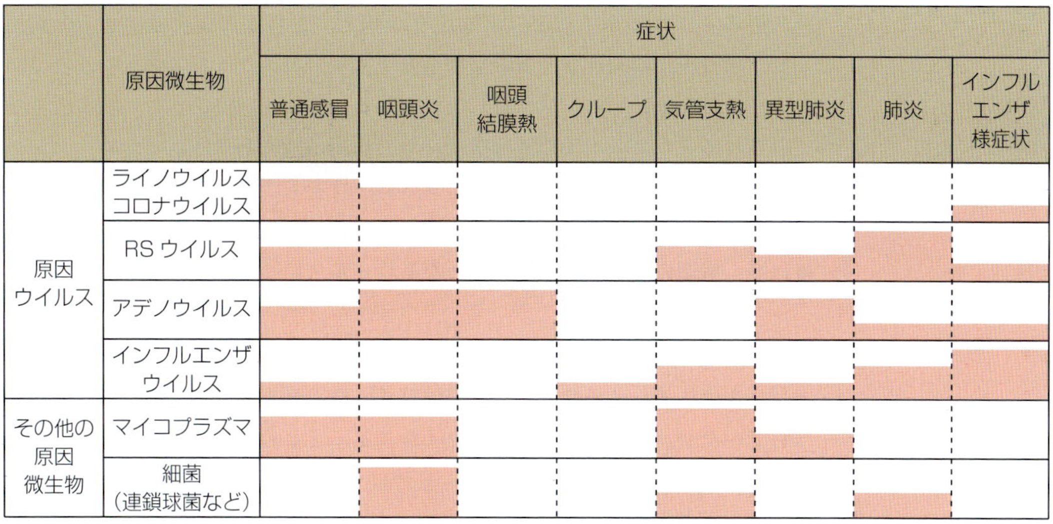
原因微生物
症状
普通感冒
咽頭炎
咽頭
結膜熱
クループ
気管支熱
異型肺炎
肺炎
インフル
エンザ
様症状
原因
ウイルス
ライノウイルス
コロナウイルス
RS ウイルス
アデノウイルス
インフルエンザ
ウイルス
その他の
原因
微生物
マイコプラズマ
細菌
（連鎖球菌など）

（Goering R, et al. カラー版ミムス微生物学．4 版．中込治 監訳．西村書店；2008．p191．図 18.1 より作成）

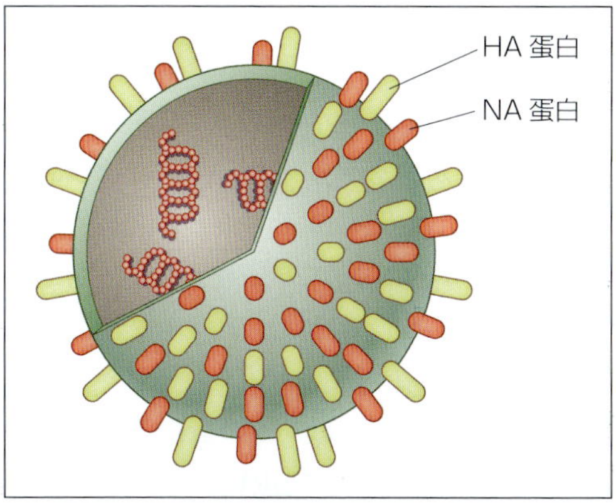

❷エンベロープを有するウイルスの模式図

代表的なエンベロープを有するウイルスである A 型インフルエンザウイルスの模式図．エンベロープにはスパイク蛋白である HA 蛋白と NA 蛋白が存在する．エンベロープの内部にはらせん形の 8 分節ゲノムが格納されている．

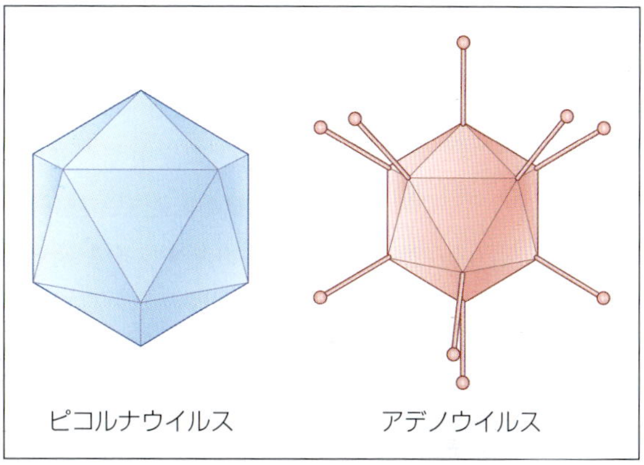

❸エンベロープを有しないウイルスの模式図

ピコルナウイルスとアデノウイルスの模式図．カプシドは正 20 面体構造をなし，アデノウイルスでは正 20 面体の頂点から 12 本のペントンファイバーが突き出している．

り，ウイルスが宿主細胞へ吸着する際に関与する（❷）．一方，ウイルスのなかにはこのエンベロープをもたず，ゲノムがヌクレオカプシド蛋白のみに囲まれたウイルスも多く存在する（non-envelope ウイルス）（❸）．

エンベロープを有しないウイルス

- 消化管内で腸管粘膜上皮に感染し，増殖するウイルスは，強酸性の胃酸や，脂肪を溶かす界面活性作用のある胆汁酸に曝されながらも，感染性を保ったまま感染部位である小腸にたどりつかなくてはならない．脂質がその主構成成分であるエンベロープを有するウイルスは，この環境下で破壊されるため，腸管で感染・増殖して病態を表すのはエンベロープを有しないウイルスで，ピコルナウイルス科のポリオウイルス，エンテロウイルス，ライノウイルス，A 型肝炎ウイルスやレオウイルス科のロタウイルス，カリシウイルス科のノロウイルスなどの下痢症ウイルス，さらに胃腸炎のほか，上気道炎，膀胱炎，結膜炎など多彩な病型を呈するアデノウイルスがその代表である．これらエンベロープを有しないウイルスには，病院などで一般に広く使用されるアルコール系の消毒薬は，その作用が脂質溶解作用のため，エンベロープウイルスには有効だが，エンベロープをもたないウイルスにはその効果は低い．

- 以下，個別の風邪症候群の原因となるウイルスについて解説する[1,2]．

ライノウイルス

- ピコルナウイルス科に属し，以前はライノウイルス属として独立して分類されていたが，現在ではエンテロウイルス属にまとめられ，ポリオウイルスやヒトエンテロウイルス（旧来のエンテロウイルスやコクサッキーウイルス）などと同格の種に分類されている．ピコルナウイルス（picorna virus）とは，小さい（pico）RNA をもつウイルスの意味で，ポリオウイルスをはじめとして多くの重要なウイルスを含み，多彩な臨床症状を示す．ピコルナウイルスのゲノムはプラス（+）極性の単鎖 RNA で，形態は直径約 30 nm の正 20 面体で，エンベロープを有しない．このため，酸性 pH や胆汁酸を含む消化管液中でも安定であるが，そのなかでもライノウイルスは比較的低 pH で不安定で，熱には安定である．一方，同じエンテロウイルス属のなかでもポリオウイルスやエンテロウイルスは酸に対して抵抗性が強い．至適増殖温度はエンテロウイルスでは 37℃であるが，ライノウイルスは 33℃とより外気温に近く，気道での感染に適していると考えられる[1]．
- ヒトライノウイルス（human rhinovirus：HRV）は，その遺伝子配列から HRV-A，HRV-B の遺伝子群に分類され，近年さらに HRV-C が報告された．ヒトライノウイルスは抗原性の違いにより多くの血清型に分けられ，HRV-A では 1～100 型，HRV-B では 1～99 型まで存在するため，交差免疫が十分に機能せず，何回にもわたって繰り返し再感染することになると考えられている[2]．風邪症候群の原因ウイルスのなかでライノウイルス感染が占める割合は最も高く，北半球の温帯地域で秋季から冬季の時期でみると約 40～60 %がライノウイルスによるものとされる[3]．Arruda らのアメリカでの報告によれば，ウイルス分離と RT-PCR 法の両者を用いることで，秋季の風邪症候群の約 80 %はライノウイルスが原因であるとも報告されている[4]．

秋季の風邪症候群の約 80 %はライノウイルスが原因

- ライノウイルス以外で風邪症候群の原因となるエンテロウイルスやコクサッキーウイルス，エコーウイルスは，以前は乳飲みマウスへの病原性などで分類がされてきたが，現在ではピコルナウイルス科ヒトエンテロウイルス種（A～D）でまとめられている．基本的には上述のライノウイルスで述べたウイルス構造と同様であるが，非常に多くの血清型に分類され臨床症状も多彩である．非特異的な発熱，上気道感染，消化器症状を起こし，引き続いて無菌性髄膜炎や脳炎を発症することもある．またポリオウイルスの場合と比べると軽度だが，弛緩性麻痺の報告もあり，発疹を伴う症状もみられることがある．コクサッキーウイルスやエコーウイルスを含むエンテロウイルス感染による上気道感染症状は，主に「夏風邪」として認識されていることが多い．

コロナウイルス

- コロナウイルスはコロナウイルス科コロナウイルス属に属し，I～IV の抗原性グループに分けられ，ヒトに病原性を示すのは抗原性グループ I ではヒトコロナウイルス 229E 株（主に上気道炎）と NL63 株（細気管支炎，肺炎），抗原性グループ II ではヒトコロナウイルス OC43 株（上気道炎）と HKU1 株（細気管支炎，肺炎），そして重症肺炎を引き起こす SARS コロナウイルスである．コロナウイルスのゲノムはプラス（+）極性の単鎖 RNA で，形態は特徴的なスパイク蛋白（S 蛋白）をもつエンベロープに覆われた 120～160 nm の球形粒子をなす．
- 上記のうち，ヒトコロナウイルス 229E 株と OC43 株がヒト呼吸器コロナウイルス（HRCV）として，ライノウイルスとともにヒトにおける風邪症候群の主要な原因ウイルスとなっている．ウイルス増殖の至適温度はライノウイルスと同じく，33～34℃とされ，鼻粘膜上皮細胞などで増殖する．SARS コロナウイルスは vero 細胞などで培養が可能であるが，ヒト呼吸器コロナウイルスの宿主域は狭く，ヒト気管上皮の器官培養などで初めて分離が成功できるものが多い．
- ヒト呼吸器コロナウイルス（human respiratory coronavirus：HRCV）による風邪は冬季から春季にかけて多発し，この時期の風邪の約 5～30 %程度を占めるとされるが，ウイルスの分離が困難なことや，ELISA 法やウイルスを用いた中和試験，免疫蛍光法など煩雑なものが多く，確定診断にまで至らない場合が多かった．近年では RT-PCR 法の普及によって，これまでよりは簡易にウイルスの検出が可能になったが，まだルーチン検査とまでは至っていない．

冬季から春季の風邪の約 5～30 %は HRCV による

- さらにコロナウイルスは呼吸器と消化器の上皮細胞に親和性があり，消化器症状を起こしたり，糞便中にウイルスが検出されることもある．乳幼児では上気道炎から下気道炎，さらには肺炎を引き起こしたり，慢性呼吸器疾患の患者では症状の増悪に関与したりもする[1,2]．

RS ウイルス

- RS ウイルスはヒトメタニューモウイルスとともにパラミクソウイルス科ニューモウイルス亜科に属するマイナス（−）極性の単鎖 RNA ウイルスで，A，B の異なる subgroup が存在する．直径 100～200 nm のほぼ球形を呈し，エンベロープを有するウイルスで，外被蛋白として G 蛋白と膜融合活性を示す F 蛋白を有している．

RS ウイルスとヒトメタニューモウイルスの感染では肺炎が主症状となる

- 乳幼児における RS ウイルス感染の場合，細気管支炎から呼吸困難を呈する下気道症状が主体になることが多いが，年長児になると感染しても軽症化し，咳や鼻汁などの上気道症状で重症化することは少ない[1,2]．

ヒトメタニューモウイルス

- 2001年に下気道感染症の小児より分離されたウイルスで，RSウイルス同様，パラミクソウイルス科ニューモウイルス亜科に属する．小児の呼吸器感染症の5〜10％，成人の2〜4％が本ウイルスの感染によるとされる．乳幼児ではRSウイルスと同様に肺炎が主体の下気道感染が前面に出ることが多いが，年長児や成人では上気道感染として表れることが多い[1,2]．

アデノウイルス

- アデノウイルス科に属する二本鎖DNAウイルスで，ヒトに感染して角結膜炎（8，19，37型），胃腸炎（40，41型），咽頭結膜炎（プール熱）（3，7，14型），アデノウイルス肺炎（3，4，7型），出血性膀胱炎（11，12，21型）など多彩な疾患を引き起こす．少なくとも51の血清型が存在し，一部の血清型では上気道炎が主たる症状となる．なかでも4型，7型は主に冬季に乳幼児を中心に急性上気道感染と肺炎を引き起こす．

アデノウイルスは飛沫や接触により感染

- アデノウイルスはエンベロープをもたないため，エーテルやクロロホルムなどの消毒薬に抵抗性で，pH安定性は6.0〜9.5であり，酸にも比較的安定である．加熱抵抗性に関しては，56℃でカプシド蛋白が破壊される．
- 飛沫や接触により上気道や眼に伝播し感染が成立する．また一部は嚥下されて小腸内でも増殖し，気道分泌物，眼分泌物，糞便中にもウイルスが排出され，ヒトからヒトへ伝播することになる[1,2]．

その他

- オルソミクソウイルス科のA型，B型インフルエンザウイルスも典型的な感染の場合は悪寒，発熱，筋肉痛や関節痛などのインフルエンザ症状を呈するが，宿主の免疫応答によりウイルスの増殖が顕著でない場合は比較的軽症なこともあり，このような場合は上気道感染として自覚されることも多い．
- また，パラインフルエンザウイルスはRSウイルスと同じパラミクソウイルス科に属し，典型的な場合は喉頭炎やクループなどを主な症状とするが，成人感染などで比較的軽症な場合は上気道症状にとどまることも多い．

増殖の仕方，遺伝子変異と病原性の変化

ウイルスの増殖過程

- ウイルスの増殖過程について，エンベロープを有しないウイルス（ライノウイルス）と有するウイルス（コロナウイルス）について模式図に従って解説する（❹〜❻）．

①**吸着**：ウイルスが感受性細胞の表面に特異的に付着するステップで，この

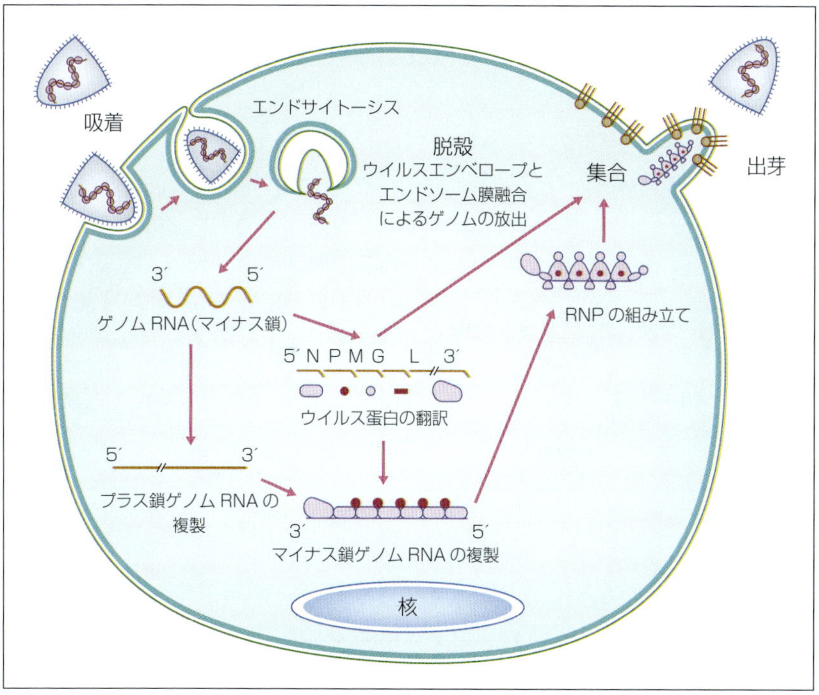

❹ウイルス複製の過程

マイナス（−）極性の単鎖RNAウイルスの代表例である狂犬病ウイルスのウイルス複製プロセス．感受性細胞のレセプターとウイルスエンベロープ蛋白が吸着して，エンドサイトーシスにより細胞質内に取り込まれる．その後，エンドソームの膜とウイルスエンベロープが融合して，脱殻が起きゲノムが細胞質内に放出され，その後のウイルス蛋白の合成とゲノム複製が進行する．
完成した仔ウイルスのパーツは組み立てられ，細胞膜から出芽し新たな仔ウイルスが放出される．

過程には細胞表面の特定の因子（ウイルスレセプター）とウイルス表面の特定の因子の結合によって引き起こされる．よく知られたものとしてインフルエンザウイルスの吸着過程では，ウイルス表面のエンベロープに突き刺さっている2種類のスパイク蛋白（HA蛋白，NA蛋白）のうちHA蛋白頭部と宿主細胞のシアル酸を含む糖鎖がレセプターとなり，ウイルス侵入の第1ステップが開始される（❺）．ライノウイルスの場合，ウイルスはエンベロープを有しておらず，ゲノムは正20面体のカプシド蛋白（VP1〜4）から成っており，VP1はその頂点に位置する蛋白である．この近傍にキャニオンとよばれるくぼみが存在し，ここに感受性細胞のICAM（intercellular adhesion molecule)-1がレセプターとして結合し，ウイルスは吸着することができる（❻）．

②その後，吸着したウイルスは細胞内に侵入し，カプシド蛋白が除かれて裸の核酸となる．この過程を脱殻とよぶ．

③脱殻したウイルスゲノムは細胞質内で，その後のウイルス複製の鋳型となるとともに，ウイルス構成蛋白を翻訳するためのmRNAとしても働く[★1]．この2つの過程はウイルスにもよるが，ほぼ同時に進行する場合と，アデノウイルスの場合のように初期蛋白群としてウイルス複製に必要な蛋白が合成され，その後にこれらも用いてウイルス遺伝子の複製，ウイルス構成蛋白など後期蛋白群の合成が行われる場合がある．

④こうして合成されたウイルスの素材（複製された仔ウイルスゲノム，カプシド蛋白などのパーツ）は細胞内で組み立てられる．この後，エンベロープを有するウイルスの場合は，ERからゴルジ装置を経由してスパイク

★1
ライノウイルスもコロナウイルスもゲノムはプラス（+）極性をもつため，ウイルスゲノムがそのままmRNAとして働く．

❺エンベロープを有するウイルスの感受性細胞への吸着過程

膜融合活性を有するF蛋白をもつパラミクソウイルス（上）の場合は，エンベロープと融合した細胞膜を介して脱殻が起こる．それ以外のエンベロープをもつウイルスは，エンドサイトーシスによる取り込みの後，エンドソーム内が酸性になることでエンベロープの構造変化が起き，細胞膜との融合が起こり脱殻する．

（Ball LA. Virus-host cell interaction. Mahy BWJ ed. Topley & Willson's Microbiology & Microbial Infections. 10th Edition. Wiley : 2007 p.213 より作成）

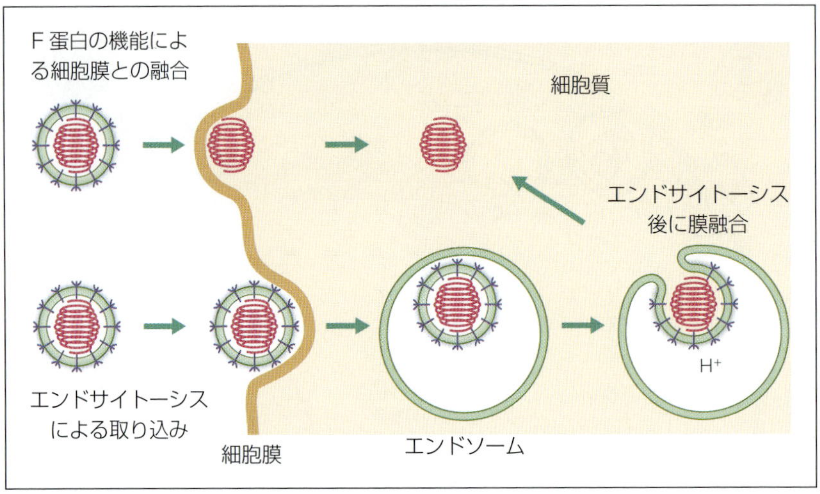

❻エンベロープを有しないウイルスの感受性細胞への吸着過程

レセプターを介して取り込まれたウイルスは，細胞膜に囲まれた被覆小胞を形成し，その後エンドサイトーシスされる．以降の過程は同じ．

（Ball LA. Virus-host cell interaction. Mahy BWJ ed. Topley & Willson's Microbiology & Microbial Infections. 10th Edition. Wiley : 2007 p.206 より作成）

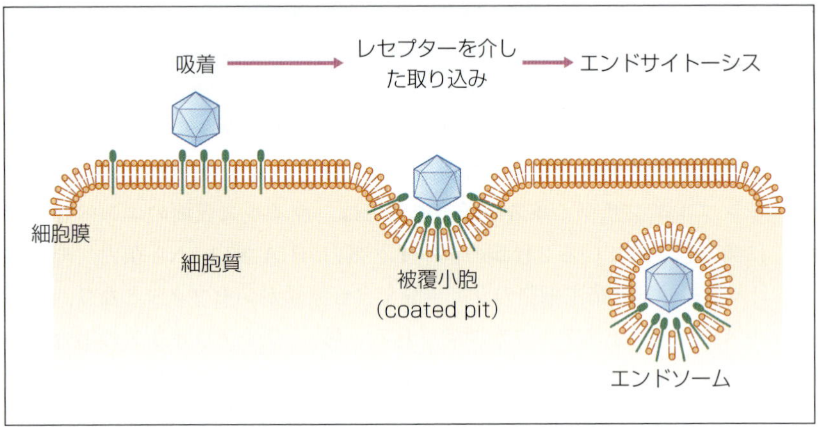

蛋白を有するエンベロープが被覆されたり糖鎖が付加されたりした後，細胞外へ仔ウイルス粒子となって放出される．

- 一方，コロナウイルスの場合は，ウイルスのスパイク蛋白と細胞のレセプター（アミノペプチダーゼなど）が吸着の端緒になり，その後ウイルスはエンドソームに取り込まれて，引き続き膜融合が起こり，ゲノムは細胞質内に放出される．また，RSウイルスなどのパラミクソウイルスではウイルスエンベロープに膜融合活性を有するF蛋白などが存在するために，吸着とともにウイルスのエンベロープと細胞膜が融合し脱殻が起こる（❺）．
- いずれの場合でも，このような増殖様式ではウイルスの細胞内での複製に伴って宿主細胞はいずれ死滅し，溶解することから，溶解感染（lytic infection）とよばれる．宿主細胞が神経細胞など再生機能の乏しい場合は，溶解感染自体により細胞が破壊され，その結果として破壊された細胞の機能不全が病原性となり，臨床症状として表れることになる．

環境温度との関係，消毒薬への抵抗性

- 前述のとおり，ライノウイルスはエンテロウイルス属のなかでもポリオウイルスやエンテロウイルスに比べて比較的酸抵抗性が弱く，増殖の至適温度が低い（33℃）ことが特徴である．コロナウイルスも同様に33～34℃が増殖の至適温度である．
- エンベロープを有するパラミクソウイルス（RSウイルス，ヒトメタニューモウイルス），コロナウイルスは消毒薬に対する抵抗性はあまり強くなく，200～1,000 ppmの次亜塩素酸ナトリウム，消毒用エタノール，70 v/v%イソプロパノールが使用される．コロナウイルスにはベンザルコニウム塩化物が効果を示すとの報告もある[5]．
- 一方，エンベロープのないライノウイルスやコクサッキーウイルス，エコーウイルスを含むエンテロウイルスは消毒薬に対する抵抗性が強く，98℃で15～20分の熱水処理，500～1,000 ppmの次亜塩素酸ナトリウムなどの処理が必要である．エンベロープのないウイルスでは，流水による十分な手洗いでウイルスを物理的に除去することが基本である．ライノウイルスに対しては低濃度のポビドンヨードが効果を示すことが報告されている[6]．消毒用エタノールやイソプロパノールはまったく無効というわけではなく，長時間の接触でなら有効性も認められるという報告がある[7]．アデノウイルスもエンベロープを有しないため，消毒薬への抵抗性は強いものの若干の親油性があるため，200 ppmの次亜塩素酸ナトリウム，1～5％ポビドンヨードのほか，消毒用エタノールやイソプロパノールも効果があるとされている[7]．

伝播様式，宿主との関係

伝播様式

- ほとんどの風邪症候群を引き起こすウイルスは接触感染と飛沫感染により伝播すると考えられている．ライノウイルス感染は初秋と晩春に多くみられ，伝播様式は飛沫感染★2が主であるが，患者の手指から40～90％の割合でウイルスが分離されることからも明らかなように，鼻分泌物に汚染された食器，ドアノブ，おもちゃなどを介した間接的感染が家族内でみられることもしばしばであり，2歳以下の乳児，就学前および低学年児童の感染率はとくに高い．
- ライノウイルスの場合，感染後約1～3日で鼻汁中にウイルスが検出できるようになり，その後，約2週間前後ウイルスの鼻汁中への排泄がみられる．
- RSウイルスに関しては，ヒト成人ボランティアを用いた感染経路に関する研究がある．ウイルス濃度を段階的に調整されたRSウイルスを眼，鼻腔，口腔内へ実験的に接種し，その後のウイルスの増殖の程度を比較したところ，接種ウイルス濃度を1/100に減少させても眼と鼻腔でのウイルス増殖と産生は認められ，口腔に比べ感受性が高かった．このことは，感染制御や予防に関しては，眼分泌物や鼻汁の扱いやこれらのルートからの感染を念頭に

★2
患者の咳やくしゃみを直接浴びてウイルスに曝露される，粒子径5 µm以上の大きさのしぶきがその媒体．

感染制御・予防には眼分泌物や鼻汁に注意

おく重要性を示唆している[8].

宿主との関係，とくに風邪ウイルスに対する免疫応答

- 風邪症候群ウイルスに対する免疫応答について，とくにライノウイルスとコロナウイルスに関して述べる．

ライノウイルス感染

- ライノウイルスの感染では約47〜77％の症例で液性免疫応答が惹起され，その程度は小児より成人で高い[9]．一つの血清型に感染すると血中には強い液性免疫応答が誘導され，そのような場合は同じ型の再感染に対しても有効な抵抗性を示す．家族内感染での検討では，血中IgG抗体を有している場合，52〜69％の例で再感染が阻止されていた．
- さらにライノウイルス感染では粘膜局所での分泌型IgAの産生も刺激される．しかし，上気道粘膜局所の分泌型IgAや血中のIgAのレベルが十分にあることが，再感染を阻止するか否かについては議論の多いところで，ライノウイルスの血清型が多岐にわたるため十分でないことも多い[10]．古くからライノウイルスに対するワクチン開発の試みもなされてきたが，成功に至っていないのはこのためである．
- しかし最近の研究では，ライノウイルスが感染・吸着する際に重要なVP1蛋白とアジュバント（CpG）を投与することで，血清型を広くカバーできるような血中での交差反応性IgGのレベルを高めることが，異なった血清型の感染抵抗に有効であるという報告もある[11]．
- また，ライノウイルス感染は喘息や他の呼吸器疾患の増悪因子としても注目され，アレルギー性喘息の重症化の機序を明らかにする点からも大切なテーマとなっており，アレルギー性喘息の患児では樹状細胞上の高親和性FcεRIの発現とクロスリンクが増強しており，ライノウイルスの感染に対し十分な自然免疫応答が作動せず，その結果，感染初期に十分なインターフェロンの誘導が起こらないことも明らかにされている[12]．

コロナウイルス感染

- 一方，コロナウイルスの場合は，エンベロープ表面にスパイク蛋白として存在するS蛋白が，感染における中和抗体を誘導する重要なものである．1シーズンで約10〜20％の人がコロナウイルスに対する血清中の免疫応答を獲得するといわれ，このためウイルスに対する抗体を有している場合や，年齢が上がるにつれて発症の程度は減少していく．感染後約1週間で血清抗体価の上昇を認め，その後，2週間をピークにして12〜18か月まで低力価で持続する．
- 細胞性免疫応答を含め，局所免疫での粘膜応答が感染制御をコントロールする重要なものであるが，同じ血清型でも通年の間に再感染が頻繁に起こり，異なった血清型の場合は2か月程度の間ですら再感染が起こることが知ら

Salon de Festina lente

ウイルスはなぜ存在するのか？

ウイルスといえば，誰しもインフルエンザや麻疹など，ヒトにさまざまな疾患を引き起こす原因として認識されている．ヒトのみならず脊椎動物，魚類，植物，さらには細菌に至るまで多くのウイルス（ファージ）が，それぞれ固有の宿主（細胞）を選んで感染・増殖する．

病原ウイルス学の見地からすれば，ウイルスの感染・増殖に伴い宿主細胞は破壊され，これが個体における病態と直結するという疾患の原因として「負あるいは悪」の側面をもつウイルスの存在が大きく浮かび上がるが，同じ微生物でも常在細菌の善玉菌のように宿主にとっての「正あるいは善」となるような有用なウイルスも存在するのか？という疑問は以前から提示されている．さらに根源的な疑問として，なぜウイルスは存在するのか？という疑問も存在する．

近年，ウイルスのなかには胎児を保護する役割をもつもの（内在性レトロウイルス）が見いだされ，宿主にとって有用なウイルスも存在するのではないかと思わせる報告もある．その結果，ウイルスを病気とは別の視点から眺め直すことも必要になってきた．なかでも注目されるのは，霊長類が誕生したときにレトロトランスポゾンの爆発的増加があったことである．トランスポゾンとは生物のあいだを自由に移動できる因子であり，これからレトロトランスポゾンすなわちウイルスの祖先が持ち込んだ遺伝因子により霊長類が生まれたこと（「正あるいは善」の側面）が推測され，ウイルスが生物の進化の推進に重要な役割を果たしてきた可能性について関心が高まってきている[14]．

ウイルスは生きた細胞に寄生して，細胞の代謝機能を利用しなければ自身の増殖もできない．しかし，ウイルスが増殖して，宿主細胞を破壊し，最終的に個体としての宿主が死滅してしまえば，ウイルスもその子孫を存続させることはできない．だから多くの場合，個体が死滅してウイルス増殖の場としての感受性細胞が供給できなくなる前に，ウイルスは新たな個体に感染し，そこで増殖が引き継がれるのである．このように感受性細胞（個体）あってのウイルスだが，宿主を死滅させずにウイルス自身の遺伝情報を連綿と受け継いでいく場合が存在する．

多くの場合，ウイルスが感染した細胞は，（高等生物の場合）より高度な宿主反応である免疫応答によって排除される場合が多いが，宿主細胞がなんらの（外見的）影響を受けずに，ウイルスゲノムが宿主ゲノム内に遺残した形で引き継がれる場合もある．2003年に発表されたヒトゲノム（ヒトの全遺伝情報）の研究の成果のなかで，ヒトゲノムの９％はヒト内在性レトロウイルス，34％がレトロトランスポゾン，３％がDNAトランスポゾンだったと報告された．レトロトランスポゾンは数千万年前に感染したレトロウイルスの祖先の断片とみなされている．

このようにウイルスのなかには，感染後，宿主のゲノムの中にウイルスゲノムが取り込まれる（インテグレーション）ことで，宿主を癌化させたり，排除免疫により感染細胞を死に至らしめるばかりでなく，「進化の推進力（driving force)」としての役割を果たしているとも考えられる．また，結果として宿主に何の影響も与えないような感染（不稔感染）のような場合でも，ウイルスのゲノムは細胞の中に取り込まれ，そのなかの一部が取り残され，さらには，それが進化のdriving forceとなることもありうるであろう．天然痘のように人間の英知で地球上から消滅したウイルスもあるが，長い時間の中で宿主や個体への適応という形で，「負あるいは悪」と「正あるいは善」の側面を変えていく場合もあるであろう．

分子進化が中立であるのと同様に，ウイルス感染により宿主細胞が負の影響を受けるのか，正の影響を受けるのか，何の影響も受けないのか，いずれにしても，そのいずれもが中立に存立し，われわれはその結果を現在みているにすぎないのである．

れ，免疫記憶や排除免疫応答が十分に誘導されないことがその原因であると考えられる[13]．

（西園　晃）

引用文献

1）平松啓一，中込　治編．標準微生物学．第11版．東京：医学書院；2012.
2）高田賢蔵編．医科ウイルス学．改訂第3版．東京：南江堂；2009.
3）Mäkelä MJ, et al. Viruses and bacteria in the etiology of the common cold. J Clin Microbiol 1998；36（2）：539-42.
4）Arruda E, et al. Frequency and natural history of rhinovirus infections in adults during autumn. J Clin Microbiol 1997；35（11）：2864-8.
5）Saknimit M, et al. Virucidal efficacy of physico-chemical treatments against coronaviruses and parvoviruses of laboratory animals. Jikken Dobutsu 1988；37(3)：341-5.
6）川名林治．ポピドンヨード（PVP-I）によるウイルスの不活化に関する研究—市販の消毒剤との比較．臨床とウイルス 1998；26：371-86.
7）野田伸司．アルコール類のウイルス不活化作用に関する研究—ウイルスに対する各種アルコールの不活化効果について．感染症学雑誌 1981；55：355-66.
8）Hall CB, et al. Infectivity of respiratory syncytial virus by various routes of inoculation. Infect Immun 1981；33（3）：779-83.
9）Fox JP, et al. The Seattle virus watch. V. Epidemiologic observations of rhinovirus infections, 1965-1969, in families with young children. Am J Epidemiol 1975；101：122-43.
10）Douglas RG, Couch RB. Proc Soc Exp Biol Med 1972；139：899-902.
11）McLean GR, et al. Rhinovirus infections and immunisation induce cross-serotype reactive antibodies to VP1. Antiviral Res 2012；95（3）：193-201.
12）Durrani SR, et al. Innate immune responses to rhinovirus are reduced by the high-affinity IgE receptor in allergic asthmatic children. J Allergy Clin Immunol 2012；130（2）：489-95.
13）Siddel SG, et al. Coronaviruses, toroviruses, and arteriviruses In：Mahy BWJ, Meulen VT, editors. Topley and Wilson's Microbiology and Microbial Infections. 10th ed. Edward Arnold；2005. p.823-6.
14）山内一也．ウイルスと地球生命．岩波科学ライブラリー．2012年

第3章 ウイルスによる上気道感染症の病態

ウイルスに対する感染防御機構

ウイルスに対する防御機構の概要

物理的防御，自然免疫，獲得免疫

- 特定のウイルスが初めて感染した場合，経時的・空間的に複数の防御機構が働く（❶）．第一の防御機構は，皮膚や粘膜の粘液による物理的防御である．しかし，このバリアを越えて体内にウイルス粒子が侵入すると第二の防御機構である自然免疫が働く．さらに，自然免疫で排除できない場合は，感染数日後から，第三の防御機構であるウイルス特異的に反応するＴ細胞や抗体などの獲得免疫が働き始める．
- 自然免疫は感染局所で，獲得免疫の誘導は局所リンパ節で生じ，誘導された抗体やＴ細胞はもう一度感染局所へ移動して抗ウイルス効果を発揮する．
- 本項では，ウイルス感染に対する第二，第三の防御機構である自然免疫と獲得免疫について概説する．

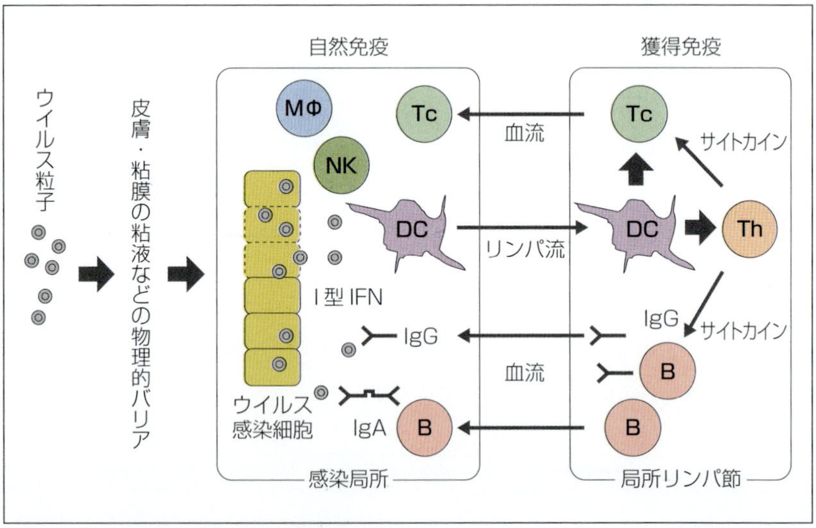

❶ウイルス感染に対する生体防御機構

ウイルスの初感染時に生じる物理的バリア，自然免疫，獲得免疫という連続的防御機構を示す．ウイルスが皮膚や粘膜の粘液などの物理的バリアを破り侵入すると，I型インターフェロン（IFN），ナチュラル・キラー（NK）細胞，マクロファージ（MΦ）が働く．それでもウイルスを排除できない場合は，局所リンパ節に移動した樹状細胞（DC）が獲得免疫を誘導し，抗原特異的なヘルパーＴ（Th）細胞と細胞傷害性Ｔ（Tc）細胞が誘導され，また，ウイルス抗原に反応できる抗体を産生するＢ細胞が活性化される．

ウイルスに対する自然免疫応答

- 自然免疫応答として，Ⅰ型インターフェロン（interferon：IFN）やナチュラル・キラー（natural killer：NK）細胞やマクロファージ（macrophage：MΦ）が感染早期に感染局所で働く．

インターフェロン（IFN）

- IFNには，ウイルス感染細胞で誘導産生され，ウイルス増殖を直接阻害するIFN-α，IFN-βと，ウイルス感染により免疫系の細胞から産生され，免疫細胞を活性化することにより間接的に抗ウイルス作用を示すIFN-γがある．前者はⅠ型IFN，後者はⅡ型IFNとよばれている．❷にそれぞれの特徴を示す．
- ウイルスが細胞に感染すると，細胞はウイルスの複製の過程で生成されるRNAやDNAなどを検出してⅠ型IFNを産生する．
- 二本鎖RNAの受容体として，エンドソームの膜に存在するtoll-like receptor（TLR）3や細胞質内に存在するretinoic acid inducible gene 1（RIG-1）やmelanoma-differentiation-associated gene 5（MDA5）などの自然免疫アジュバント受容体が知られている．これらは，IFN-regulatory factor（IRF）3を介してIFN-βの産生を誘導する．一方，エンドソームの膜に存在するTLR7やTLR9はそれぞれ一本鎖RNAと非メチル化CpG DNAを認識して，IRF7を介する経路を通じてIFN-α産生を誘導する．
- ウイルス感染細胞で産生されたⅠ型IFNは細胞外に分泌され，周りの細胞のIFN受容体に結合する．IFN-αとIFN-βは，共通のⅠ型IFN受容体に結合し，ウイルス増殖抑制作用，ウイルス感染細胞の主要組織適合抗原（major histocompatibility complex：MHC）分子★1の発現を増強し，NK細胞を活性化する．

IFN-α，β：ウイルス増殖を直接阻害

IFN-γ：免疫細胞を活性化する間接作用

★1
ヒトではhuman leukocyte antigen（HLA）分子．

❷インターフェロン（IFN）の特徴

種類		産生細胞	誘発因子	作用
Ⅰ型IFN	IFN-α	マクロファージや形質細胞様樹状細胞	一本鎖RNA 非メチル化CpG DNA	ウイルス増殖抑制 MHC分子の発現増強 NK細胞の活性化
	IFN-β	ほとんどすべての細胞，とくに線維芽細胞	二本鎖RNA	ウイルス増殖抑制 MHC分子の発現増強 NK細胞の活性化
Ⅱ型IFN	IFN-γ	主にNK細胞，T細胞	IL-2，IL-12， 抗原刺激	MHC分子の発現増強 NK細胞・マクロファージの活性化 Th1分化促進とTh2分化抑制

3種類のインターフェロン（IFN）の産生細胞，誘発因子と作用を示す．

NK 細胞：ウイルス感染細胞を傷害できる大型リンパ球

自然免疫を担う細胞群

NK 細胞

- 前もって刺激を受けなくても，ウイルス感染細胞を傷害できる大型リンパ球である．ウイルス感染細胞から産生されたI型 IFN により活性化される．
- ウイルス感染では MHC クラスI分子の発現が低下したり，また，発現が低下しなくても，MHC クラスI分子に提示される抗原ペプチドが正常蛋白由来ペプチドからウイルス抗原由来ペプチドに入れ替ってしまうと，NK 細胞がその違いに反応してウイルス感染細胞を傷害する．

樹状細胞（dendritic cell：DC）

- TLR でウイルスの RNA や DNA を認識することにより，I型 IFN や炎症性サイトカインを産生する．
- 後述するように，獲得免疫の誘導において重要な役割を担っており，局所リンパ節においてウイルス由来抗原ペプチドをT細胞に抗原提示し，ウイルス抗原特異的T細胞応答を誘導する．

マクロファージ（MΦ）

- 自然免疫においてウイルスを貪食し，処理する．また，Fc 受容体を発現しており，IgG 抗体と協力してウイルスの貪食処理も行う．
- 抗原提示細胞として樹状細胞のように，ウイルス抗原由来ペプチドをT細胞に抗原提示し，獲得免疫の誘導においても役割を担っている．

ウイルスに対する獲得免疫応答

- 自然免疫でウイルスを排除できないときには，ウイルス粒子やウイルスが感染した細胞に特異的に反応する獲得免疫が生じる（❶）．また，獲得免疫の誘導と抗ウイルス効果の作用機序の全体像を❸に示す．

Salon de Festina lente

TLR と樹状細胞

獲得免疫では，T細胞受容体や抗体の可変部が鍵と鍵穴の関係のように抗原の一部を厳密な特異性で認識（反応）するが，マクロファージや樹状細胞などの自然免疫を担う細胞も病原体特有のパターン分子を認識できる受容体を有していることが明らかになった．その代表的な受容体が TLR である．そして，TLR の発見や機能の解明に対して Bruce A. Beutler 博士と Jules A. Hoffmann 博士に，また，樹状細胞の発見とその獲得免疫誘導における役割の解明に対して Ralph M. Steinman 博士に 2011 年ノーベル医学生理学賞が与えられた．

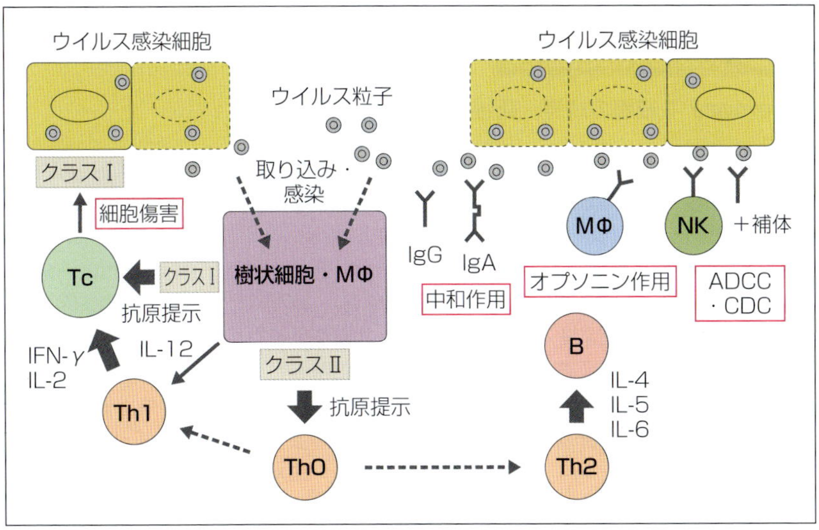

❸獲得免疫の抗ウイルス効果の作用機序

ウイルス粒子やウイルス感染細胞に対する獲得免疫の抗ウイルス効果の作用機序を示す．図の左側が細胞性免疫，図の右側が液性（抗体）免疫による抗ウイルス効果の機序である．

ウイルスに対する獲得免疫の誘導

- T細胞には，CD4を発現しているヘルパーT（Th）細胞と，CD8を発現している細胞傷害性T（Tc）細胞がある．
- 感染が生じた後の局所リンパ節では，ウイルス蛋白を取り込んだ樹状細胞やマクロファージのような抗原提示細胞が，エンドソームでウイルス蛋白をペプチドに断片化し，その断片はMHCクラスⅡ分子と結合して細胞表面に運ばれ，細胞表面に提示される．Th0細胞は，MHCクラスⅡ分子と抗原ペプチドの複合体をT細胞受容体により認識する．

Salon de Festina lente

ヘルパーT細胞のサブセット

CD4陽性のヘルパーT（Th）細胞は，どのようなサイトカインを産生するかによりサブセット（細胞亜群）に分けることができる．抗原未刺激で，特定のサイトカイン産生能を獲得していないものはTh0細胞と呼ばれる．抗原刺激で活性化され，IL-2やIFN-γを産生し，Tc細胞やマクロファージなどの細胞性免疫を活性化するものはTh1細胞と呼ばれる．抗原刺激で活性化されIL-4，IL-5，IL-13などの抗体産生を補助するサイトカインを産生するものはTh2細胞と呼ばれる．免疫抑制性サイトカインであるTGF-βのみを多く産生するものはTh3細胞と呼ばれる．これらのサブセットは，産生するサイトカインによって相互に制御し合っている．生体内でどのような免疫応答が生じるかは，これらのTh細胞サブセットによるサイトカインネットワークによって制御されているといえる．

Salon de Festina lente

memory T 細胞の誘導・死滅と免疫学的記憶

感作されたことのない naïve T 細胞は，リンパ節において抗原に反応し増殖する．そして，活性化された T 細胞はリンパ節を離れ，抗原侵入部で effector T 細胞として効果を発揮する．抗原と反応し増殖した T 細胞の大部分（90％以上）は効果を発揮した後に，活性化により誘導される細胞死 activation-induced cell death（AICD）により死滅する．AICD は，過剰な反応は避け，また，他の抗原に反応する T 細胞にスペースを与えるためにも必要なことである．死滅しなかった T 細胞は，より成熟した細胞へと分化し残存する．このような T 細胞が memory T 細胞である．memory T 細胞には，機能は低いが増殖能が高く，リンパ節などの二次リンパ組織内で長期免疫記憶を担う central memory T 細胞と，機能は高いが増殖能が低く，末梢組織で短期免疫記憶を担う effector memory T 細胞がある．

- その結果，Th0 細胞は，細胞性免疫を促進する IFN-γ や interleukin（IL）-2 などのサイトカインを産生する Th1 タイプか，B 細胞の抗体産生を助ける IL-4，IL-5，IL-6 などのサイトカインを産生する Th2 タイプのヘルパーT 細胞に機能分化する．
- 抗原提示細胞上に提示された MHC クラス II 分子と抗原ペプチドの複合体を認識し活性化した Th 細胞は CD40 リガンドを細胞表面に発現し，抗原提示細胞上の CD40 に結合してシグナルを伝え，サイトカイン IL-12 が産生される．
- IL-12 は，Th1 タイプの Th 細胞の機能分化に重要な働きを担っている．また，IL-12 は，NK 細胞を活性化し，IFN-γ の産生を促進する．
- また，ウイルス感染細胞から放出されたウイルス抗原蛋白は，樹状細胞やマクロファージのような抗原提示細胞に取り込まれて抗原ペプチドに断片化され，ウイルス抗原ペプチドは MHC クラス I 分子とともに提示され（この経路は，クロス・プレゼンテーションとよばれる），Tc 細胞はその複合体を T 細胞受容体で認識し活性化される．
- ウイルス抗原に特異性に反応（結合）できる IgM を発現している B 細胞は，Th2 タイプのヘルパーT 細胞からのサイトカインと活性化した Th 細胞に発現する CD40 リガンドによる活性化のシグナルを受け取り，IgG や IgA タイプの抗体産生細胞にクラススイッチ（アイソタイプスイッチ）する．

獲得免疫による抗ウイルス作用の機序

- 獲得免疫によるウイルス感染のコントロールは，Tc 細胞と抗体が担う．
- 局所リンパ節で誘導されたウイルス抗原特異的 Tc 細胞は，感染局所に移動して，細胞表面に MHC クラス I 分子とともにウイルス抗原由来ペプチドの複合体を提示しているウイルス感染細胞を認識して傷害する．

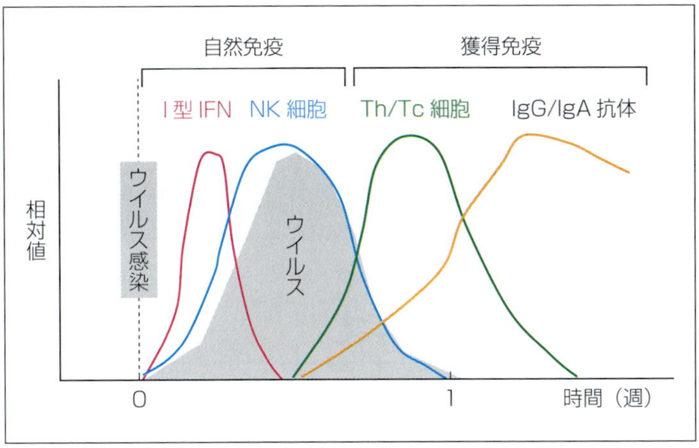

❹ウイルス感染後のウイルス量と防御機構の推移

ウイルスの初感染後に生じるI型IFNの産生とNK細胞による自然免疫系による防御と，感染数日後から生じるウイルス抗原特異的T細胞（Th/Tc細胞）とIgG/IgA抗体の経時的推移と生体内のウイルス量との関係を示す．

抗体が関与する抗ウイルス活性の３つの機序

- 抗体は３つの機序で抗ウイルス活性を示す．①ウイルス粒子に抗体が結合することによりウイルスの感染性を失わせる中和作用である．②ウイルスに抗体あるいは抗体と補体が結合することにより，Fc受容体あるいは補体受容体をもつ貪食細胞にウイルスが取り込まれやすくなるオプソニン作用である．③ウイルス感染細胞上のウイルス抗原にIgG抗体が結合し，Fcγ受容体を有するNK細胞やマクロファージによる細胞傷害（antibody-dependent cell-mediated cytotoxicity：ADCC）や，補体と協力して細胞膜を破壊する細胞傷害（complement-dependent cytotoxicity：CDC）である．
- ウイルスに対する抗体の役割は，初回感染よりも再感染の阻止においてより重要である．一方，多くのウイルス感染において抗ウイルス抗体が出現する前に，ウイルス特異的T細胞が検出されるのと時期を同じくして体内のウイルス量が減少する（❹）．このことから，感染後のウイルスの排除には抗体よりもT細胞による細胞性免疫が重要と考えられている．
- IgG抗体は血中のウイルスに対して作用し，ウイルスの感染部から全身への拡散の抑制に有効である．一方，分泌型IgAは鼻腔・気道や消化管などの粘膜から侵入するウイルスに対して局所的な防御に有効である．
- ウイルスに対するワクチンには不活化ワクチンと生ワクチンがあるが，不活化ワクチンは感染性を失ったウイルス蛋白をワクチンに使用するので，抗ウイルス抗体は誘導できるが，細胞によるMHCクラスI分子とウイルス抗原由来ペプチドの提示が不十分と考えられ，ウイルス特異的Tc細胞の誘導はあまり期待できない．

（原田　守）

引用文献

1）柳　雄介．ウイルスに対する宿主の防御機構．吉田眞一ほか編．戸田新細菌学．東京：南山堂；2007．p.262-70.
2）矢田純一．感染防御免疫機構．矢田純一編．医系免疫学．東京：中外医学社；2011．p.438-89.

ウイルスの上気道粘膜への定着と増殖

上気道粘膜に感染するウイルス

- 鼻，のど，気管支などの呼吸気道の粘膜が炎症を起こすことから始まる，いわゆる「風邪」症状を引き起こす多くの呼吸器感染症ウイルスが知られている．これら「風邪」症候群の病因ウイルスには，インフルエンザウイルス（A，B，C 型），パラインフルエンザウイルス，RS ウイルス，アデノウイルス，ライノウイルス，コロナウイルス，コクサッキーウイルス（A，B 群），エコーウイルス，レオウイルス★1 などがある．
- これらウイルスのなかで，冬季（11 月〜3 月）の「風邪」発症者のなかの 2〜3 割（流行状況によっても変わる）の罹患者の病因ウイルスがインフルエンザウイルスであると考えられる．インフルエンザは伝染性が高く，毎年流行し，多くの死者を発生させる公衆衛生上重要な感染症であり，ウイルスによる「風邪」症候群のなかで唯一，予防のための注射ワクチンが使用されている．
- 本項では，インフルエンザウイルスを中心に，感染に伴うウイルスの動態について述べる．

★1
REO ウイルス：respiratory enteric orphan virus.

インフルエンザは唯一，予防注射ワクチンが使用されている

インフルエンザウイルス感染の特徴

- インフルエンザウイルスは，気道の粘膜の上皮細胞に限局して感染・増殖し，急性の呼吸器感染症，インフルエンザを引き起こすウイルスである[1]．
- ウイルスは直径約 100 nm の球形で，マトリックス（M1）から成る外膜に，ヘマグルチニン（hemagglutinin：HA），ノイラミニダーゼ（neuraminidase：NA），マトリックス 2（M2）が埋め込まれた構造をしている．中核部分に，核蛋白質（nucleoprotein：NP）・3 種類のポリメラーゼ（PB1, PB2, PA）・マイナス鎖★2 の一本鎖 RNA から成るリボ核蛋白（RNP）が 8 組内包されており，RNA はそれぞれ 8 種の異なる蛋白質の遺伝子になっている．粒子中に非構造蛋白質（NS2）も含まれている．
- ウイルス表面のヘマグルチニン（HA）が，宿主の気道の粘膜上皮細胞のシアル酸受容体に結合して感染を開始させる．感染細胞内で増殖した子孫ウイルスは，ノイラミニダーゼ（NA）によって HA と宿主のシアル酸受容体との結合を切り，細胞から遊離される．
- HA によって認識される受容体であるシアル酸とガラクトースの結合が，ヒ

★2
蛋白質の鋳型になるプラス鎖 RNA に相補的な RNA 鎖．

トではα2→6結合であるが，トリではα2→3結合であり，それぞれのウイルスはヒトとトリのあいだで相互に感染し難い．一方，ブタは両方の受容体をもっている．

- ウイルスは，細胞の気道（内腔）側表面，すなわち，細胞の頂上側から遊離され，内腔に蓄積され，隣接する細胞に感染を拡大するばかりでなく，次の宿主に感染を伝播する準備状態になる．
- ウイルスの上皮細胞への感染開始後，その感染細胞からの子孫ウイルス遊離までの時間（世代時間）は約8時間であり，1個の感染細胞から一世代時間で約100個の子孫ウイルスが産生されると考えられる．初発症状は10万～100万個のウイルスにより発生すると考えられる（潜伏期1～3日）．

初発症状は10万～100万個のウイルスにより発生する

- ウイルスは一本鎖RNAの遺伝子をもち，変異しやすく，既存の免疫を回避する新しいHAやNAをもつ変異ウイルスを出現させ，毎年流行する．現在，ヒトのあいだで流行している季節性インフルエンザウイルスは，A型のソ連風邪（H1N1）と香港風邪（H3N2）ウイルス，およびB型ウイルスの2種類である．

ヒトでのインフルエンザウイルス感染後の上気道での増殖の動態

初感染後のウイルス増殖

- ウイルス抗原に対する血清抗体価が陰性の6人の成人志願者に，$10^{2.4}$ $TCID_{50}$★3のA/Hong Kong/68（H3N2）様野生ウイルス株を鼻腔内に投与すると，鼻咽頭洗浄液中のウイルス価（$TCID_{50}$）は，投与後およそ48時間に最大（10^3～10^7）になり，その後ゆっくり減少し，6～8日にはほとんどウイルスの放出が検出されなくなるという増殖パターンを示す．この場合，ウイルスが上気道に検出されている5日間は発熱があり，ウイルスの増殖と相関している．また，血清と鼻洗浄液の中和抗体が，5日目には出現し始め，14日目まで増加し続ける[1]．
- 子どもでは，自然感染による発症後，13日までもの間，ウイルスが気道上に検出される．また，ウイルス価が高いほど，ウイルス放出の期間は長くなる．

★3 $TCID_{50}$
50% tissue-infective doseの略．ウイルス液を階段希釈し，各希釈の一定量を数個ずつの単層細胞培養系に接種して一定時間後，50％の培養系に感染による細胞の形態的変化を起こさせる希釈をReed-Muench法で算定し，感染ウイルス量の指標とする．

再感染後のウイルス増殖

- あらかじめ弱毒生ウイルスワクチンを接種されていた子どもでは，1年後の同じ生ウイルスワクチンの再感染によって，上気道に放出されるウイルス量が劇的に減少するばかりでなく，ウイルス放出期間も短縮される[2]．
- 再感染ウイルスの加速排除には，あらかじめ接種された弱毒生ウイルスワクチン（H3N2）や自然感染（H3N2）によって誘導されたIgA抗体の応答の免疫記憶が関与していることが示唆されている．すなわち，経鼻ワクチンや感染によって準備された免疫記憶を保有している子どもでは，経鼻不活化ワクチン（H3N2）の再投与（初感染後 10〜18 か月）により，鼻洗浄液に加速増強された二次 IgA 抗体応答（初感染では 2 週以降に検出される抗体応答が再投与後は 1 週目に検出される）が誘導され，再感染ウイルスの加速排除に関与する[2].

インフルエンザのモデルマウスを用いた感染ウイルスの動態

マウスモデルの作製

- ウイルス感染に伴う上気道でのウイルスの動態の詳細を知るには，インフルエンザのモデル動物の使用が不可欠である．マウスは自然界ではインフルエンザウイルスの宿主ではない．そこで，ヒトで流行したウイルスを発育鶏卵で増やし，マウスに吸引させ，数日後の肺の洗浄液をウイルス源として新しいマウスに吸引させる．この肺洗浄液（ウイルス含有）の継代を十数代繰り返すことによって，マウス馴化インフルエンザウイルスを入手できる．これを発育鶏卵で増やして，その漿尿液をウイルス原液として保存し，使用する[1].
- マウス馴化ウイルスを含む漿尿液 20 μL を，麻酔条件下で BALB/c マウスに経鼻吸引させ，ウイルス性肺炎による致死量（LD_{50}★4）を決定する．その 40 LD_{50} のウイルス量をマウスの左右鼻孔に 1 μL ずつ滴下すると，上気道に限局した感染が起こり，ヒトと類似のウイルス増殖の経過を示すインフルエンザモデルを作ることができる[3].

★4 LD_{50}
50% lethal dose の略．ウイルス液を 10 倍階段希釈し，各希釈の一定量を一定数の動物（マウス）に接種し，一定期間（3 週間）後の死亡数を観察し，Reed-Muench 法で 50％致死を起こすウイルス希釈を求め，ウイルスによる致死量の指標にする．

★5 EID_{50}
50% egg-infective dose の略．ウイルス液を 10 倍階段希釈し，各希釈の 0.1 mL を 5 個の発育鶏卵に接種，2〜3 日後氷室に移して翌日，卵のウイルス増殖状況を血球凝集で調べ，Reed-Muench 法で 50％の卵に血球凝集を起こす希釈を求め，感染ウイルス量の指標とする．

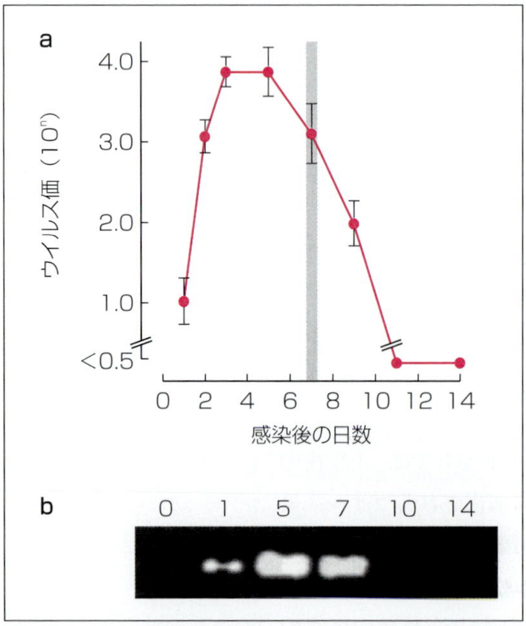

❶初感染後のウイルス増殖
a：ウイルス価の経日的変化曲線．
b：鼻腔粘膜上皮のウイルス感染細胞の NP mRNA 量．

初感染後のウイルス増殖

- マウス馴化ウイルス（PR8, H1N1）を感染させたインフルエンザのモデルマウスでは，鼻洗浄液のウイルス価（EID_{50}★5）が，感染後 1 日目の低レベル（10^1）から 3〜5 日目の最大レベル（10^4）に達し，その後ゆっくりと減少し，10 日目ごろには上気道にほとんどウイルスが検出されないことを示している（❶-a）[3].
- PR8 感染後の粘膜でのウイルス増殖を，経日的に，ウイルスの NP 成分の mRNA の発現（分離鼻粘膜組織から抽出された RNA を使って）によって検討した．粘膜でのウイルス増殖は，感染後 1 日目の低レベルから 5 日目の最大レベル（10^4）に達し，7 日目に減少し始め，その後 10 日目ごろには粘膜にほとんどウイルスが検出されなくなった．この粘膜でのウイルス増殖の経過は，鼻洗浄液に検出されるウイルス量に相関していた（❶-

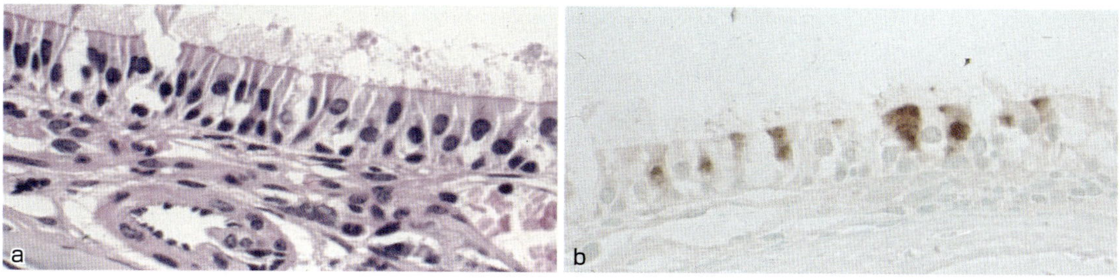

❷$10^{4.1}$ EID_{50} PR8（H1N1）ウイルスを含む液 2 μL を点鼻感染 1 日後の鼻腔粘膜の組織像

a：ヘマトキシリン・エオシン染色像.

b：抗 NP 抗体を用いたペルオキシダーゼ法によるウイルス感染細胞の局在（茶褐色）を示す免疫組織染色像（× 160）.

b）[4].

- マウス馴化ウイルス（PR8）を感染させたマウスの 1 日目の鼻粘膜の病理組織像は，ウイルスの存在を示す抗 NP 抗体と反応して染色されている細胞が線毛円柱細胞上皮層にまばらに存在しており，インフルエンザの特徴を示している（❷）．感染 2～3 日目に，上皮直下にリンパ球や好中球の炎症性の浸潤が起こり，上皮細胞は片片化し，白血球・壊死残渣・粘液から成る滲出物が気道上に見られ，続いて粘膜上皮が基底膜から剝がれ，消失する．感染 4 日目以降 7 日前後までの間に，基底層で細胞分裂が活発に起こり，数層の厚さの上皮細胞層ができる．しかし，細胞に線毛は生えていない[5]．14 日目には，見かけ上，粘膜上皮は完全に回復するが，抗体の出現によってウイルスの感染は受けつけなくなる．

初感染後の免疫応答

- 感染 5 日目以降の鼻洗浄液のウイルス価の減少は，感染 3 日目から検出され，その後増加して 10 日目に最大レベルに達する鼻洗浄液の分泌型の抗 HA-IgA 抗体応答と逆相関している．この結果は，気道に分泌される抗 HA-IgA 抗体が粘膜上に蓄積しているウイルスを次々に中和することによって，ウイルスの感染・増殖・感染拡大を阻止していることを示唆している（❸-a）[3,4]．また，上皮細胞間隙を通って粘膜上に滲み出す血清由来の抗 HA-IgG 抗体は，上気道では分泌型 IgA 抗体よりも遅れて出現するため，上気道でのウイルスの感染・増殖・感染拡大阻止上での役割はそれほど大きくないと考えられる[6]．
- 分泌型 IgA 抗体は，粘膜上皮細胞直下の粘膜固有層で IgA 抗体産生細胞によって産生された二量体以上の多量体の IgA（pIgA）が，上皮細胞のポリ Ig レセプター（pIgR）に結合して細胞内を輸送小胞によって運ばれ，粘膜上に分泌される．上皮細胞は同時にウイルスが感染して増殖する細胞であり，感染細胞内でのウイルス合成期にウイルス表面の HA，NA，M2 を含む小胞が形成される．感染と IgA 産生が同時進行する時期には，この粒子形成前のウイルス表面分子を含む小胞が，pIgR-pIgA を含む輸送小胞と合体して，粒子形成阻害（細胞内中和）を引き起こす[7,8]．

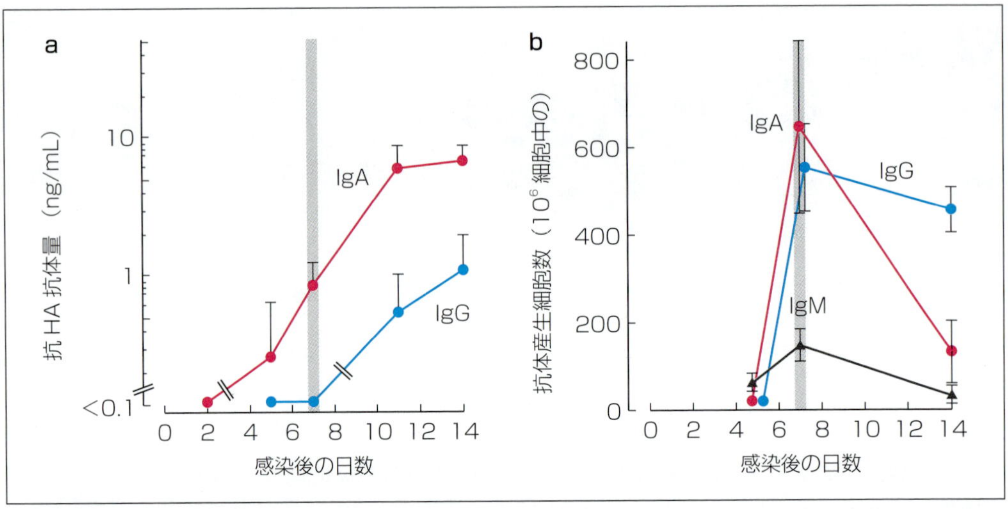

❸初感染後の免疫応答

a：鼻洗浄液.
b：NALT 近傍粘膜組織.

- IgA 抗体産生細胞は，上気道の鼻咽頭関連リンパ組織（nasopharyngeal-associated lymphoid tissue：NALT）において誘導され，その近傍の粘膜固有層に感染後5日目から出現し始め，7日目にピークになり，その後14日目まで減少していく（❸-b）．このIgA 抗体産生細胞は，NALT 領域外の粘膜固有層には，長時間維持されていることが報告されており，初感染後のIgA 抗体産生細胞の出現・持続と鼻洗浄液のIgA 抗体の検出はよく相関している[3]．
- 初感染7日目を活性のピークとするウイルス感染細胞を標的とする細胞傷害性T細胞（cytotoxic T lymphocyte：CTL）の一過性の出現が報告されている．マウスのモデルにおいては，このCTL もウイルス増殖抑制に関与していると考えられる[9]．

再感染後のウイルス増殖と免疫応答

- インフルエンザモデルマウスにおいて，PR8 ウイルスを初感染4週間後にPR8 ウイルスを再感染させると，鼻洗浄液中に，感染24時間以内に非常に低レベルで一過性に消えるウイルス価（PFU）★6 が検出される．同時に，初感染後に誘導されて上気道に存続している抗体（分泌型IgA とIgG）がすみやかに，しかも大量に再感染ウイルスと抗原抗体複合物をつくることが示されている．このことは，既存の抗体が，再感染ウイルスの感染能力をすみやかに無力化（中和）していることを示している（❹-a）[10,11]．
- このインフルエンザモデルマウスにおいて，A/Yamagata（H1N1）ウイルス（❹-b）あるいはA/Guizhou（H3N2）ウイルス（❹-c）に初感染後4週目にPR8 ウイルスを再感染させると，鼻洗浄液中に，感染3日目まで，あるいは5日目まで持続するウイルス価（PFU/mL）の低レベルあるいは中等

★6
PFU：plaque-forming unit（プラーク形成単位）.

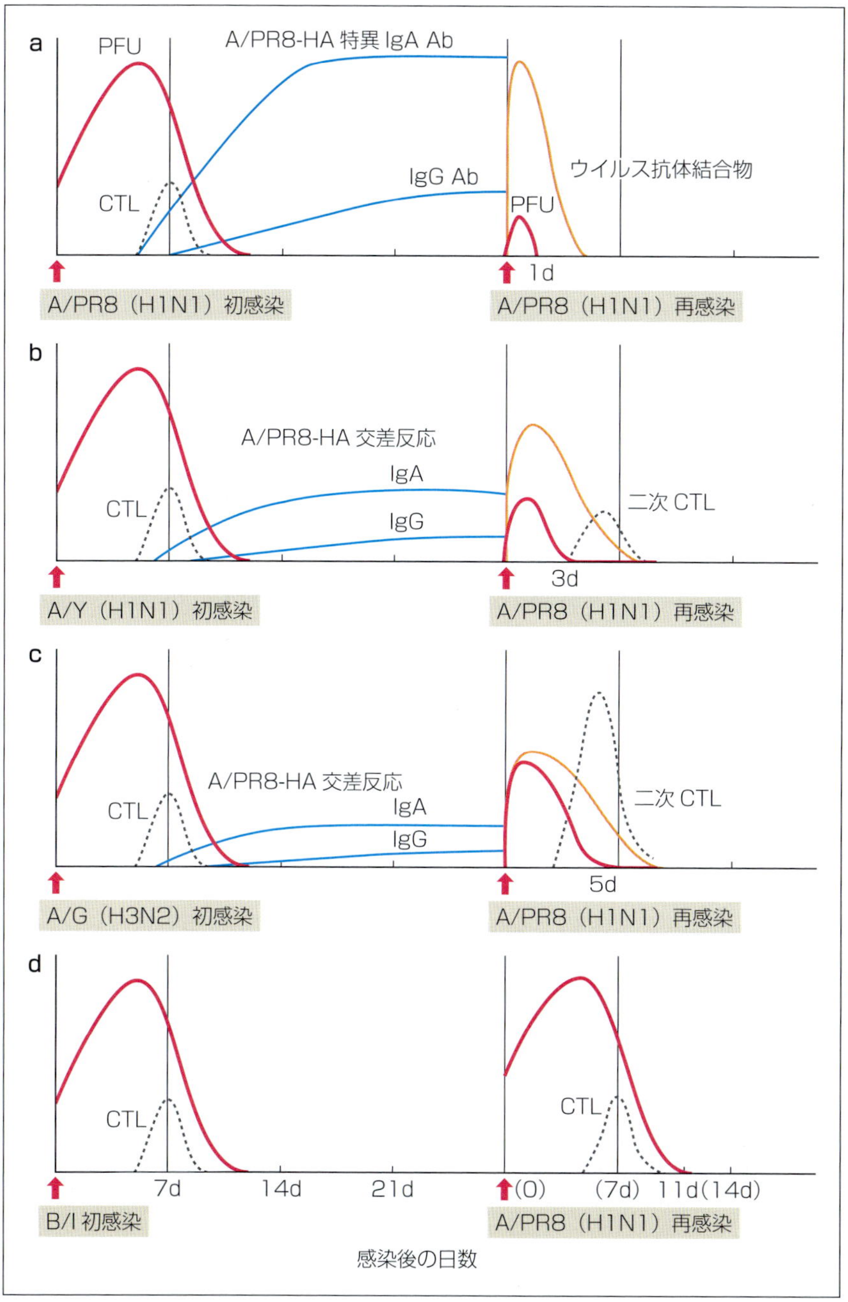

❹A/PR8（H1N1），A/Yamagata（A/Y, H1N1），A/Guizhou（A/G, H3N2），B/Ibaraki（B/I）ウイルス初感染4週後のBALB/cマウスに，A/PR8（H1N1）ウイルスを再感染後の鼻洗浄液の各種因子の変動の模式図

度のレベルの増殖が検出される．同時に，初感染によって誘導された抗A/Yamagataウイルス抗体あるいは抗A/Guizhou（H3N2）ウイルス抗体（分泌型IgAとIgG）が，再感染したPR8ウイルス（H1N1）との抗原の類縁性に基づく交差反応性によって，感染後すみやかに，あるいはゆっくりと抗原抗体複合物をつくる．B型ウイルス（B/Ibaraki）（❹-d）を初感染4週後にPR8（H1N1）ウイルスを再感染させた場合には，PR8（H1N1）ウイルス単独の初感染の増殖パターンが再現され，抗原抗体複合物も形成されない[10,11]．

- ウイルス感染によって誘導される気道の分泌型IgA抗体は多量体であり，血清の単量体のIgGよりもA型の同じ亜型内の変異ウイルス間やB型内の変異ウイルス間で交差反応性が高い．しかも，分泌型IgA抗体は上気道に多量に分布して感染を阻止するため，インフルエンザに罹患後数年の間は，A型の亜型内やB型内の変異ウイルスの流行時に，再感染ウイルスに対する二次交差IgA抗体応答の出現によって，インフルンザに罹りにくいと考えられる[4,12]．
- BALB/cのインフルエンザモデルでは，初感染によって誘導された抗体が長期間上気道に存続するため，再感染時の二次抗体応答のウイルス排除に及ぼす効果を明白には示し難い．しかし，二次CTL応答のウイルス排除に及ぼす効果を，初感染と再感染にそれぞれA型の異なる亜型を用いた際のCTL応答において観察できる．たとえば，C57BL/6マウスにおいて，X31（H3N2）を初感染後35日目にPR8（H1N1）を再感染させると，抗体の不在条件で，再感染5日目に加速増強された二次CTL応答が誘導され，再感染ウイルスの増殖が初感染のときのそれよりも著しく低く，かつ放出期間が短縮されて観察される[9]．すなわち，二次免疫応答により再感染ウイルスの排除は加速増強される．

（田村愼一）

引用文献

1）Wright PF, et al. Orthomyxoviruses. In: Knipe BN, et al, editors. Fields Virology. 5th ed. Philadelphia：Lippincott Williams & Wilkins；2006. p.1691-740.
2）Murphy BR, Clements ML. The systemic and mucosal immune response of humans to influenza A virus. Curr Top Microbiol Immunol 1989；146：107-16.
3）Tamura S-I, et al. Antibody-forming cells in the nasal-associated lymphoid tissue during primary influenza virus infection. J Gen Virol 1998；79：291-9.
4）Tamura S-I, Kurata T. Defense mechanisms against influenza virus infection in the respiratory tract mucosa. Jpn J Infect Dis 2004；57：236-47.
5）Iwasaki T, et al. Exacerbation of influenzavirus pneumonia by intranasal administration of surfactant in a mouse model. Arch Virol 1999；144：1-11.
6）Murphy BR. Mucosal immunity to viruses. In：Ogra PL, et al, editors. Handbook of Mucosal Immunology. San Diego：Academic Press；1994. p.333-43.
7）Mazanec MB, et al. Intracellular neutralization of influenza virus by immunoglobulin A anti-hemagglutinin monoclonal antibodies. J Virol 1995；69：1339-43.
8）Fujioka H, et al. Immunohistochemical colocalization of specific immunoglobulin A with sendai virus protein in infected polarized epithelium. J Exp Med 1998；188：1223-9.
9）Wiley JA, et al. Antigen-specific $CD8^+$ T cells persist in the upper respiratory tract following influenza virus infection. J Immunol 2001；167：3293-9.
10）Yoshikawa T, et al. Total viral genome copies and virus-Ig complexes after infection with influenza virus in the nasal secretions of immunized mice. J Gen Virol 2004；85：2339-46.
11）Tamura S-I, et al. Mechanisms of broad cross-protection provided by influenza virus infection and their application to vaccine. Jpn J Infect Dis 2005；58：195-207.
12）Tamura S-I. Studies on the usefulness of intranasal inactivated influenza vaccines. Vaccine 2010；28：6393-7.

ウイルス感染による急性炎症の発症と宿主への長期的影響

- 「風邪」においては，症状が軽度であれば自宅療養のみで自然治癒するが，患者の多くはいわゆる「風邪薬」として家庭内常備薬を服用する．
- ウイルス感染による上気道炎では，患者の全身状態や抵抗力により軽症から重症まで変わりうる．また，二次感染の併発に至る危険性も変わりうる．
- 本項では，ウイルス自体による症状に加え，ウイルス感染による上気道炎が長期に及ぼす影響について，主に細菌感染の面から解説する．

ウイルス自体による炎症と二次的な細菌感染について理解する

風邪症候群の病原微生物としてのウイルス

- 風邪症候群の原因の多くはウイルス性と考えられているが，ウイルス以外の病原体によっても同様の症状を呈することがあり，細菌性のほかに非細菌性としてマイコプラズマやクラミジアが関与することがある（❶）．
- さまざまなウイルスが風邪症候群に関与するが，代表的なものとして，インフルエンザウイルス，パラインフルエンザウイルス，RS ウイルス，アデノウイルス，ライノウイルス，コクサッキーウイルス，エコーウイルス，コロナウイルス，レオウイルスなどがあげられる．

ウイルス自体による炎症

- 風邪症候群の原因となりうるさまざまなウイルスが呼吸器に感染した場合，鼻汁，鼻閉，咽頭痛，咳などの呼吸器症状と発熱，頭痛，腰痛，全身倦怠感，食欲不振などの全身症状を呈する「風邪症状」を認め，病原の種類にかかわらず症状には共通的部分が多い．
- インフルエンザウイルスでは高熱，咽頭痛，全身倦怠感，頭痛，関節痛など全身症状が強いことが特徴である．
- インフルエンザウイルスは小児の急性中耳炎の発症にも関与する[2]．とりわけ，2 歳以下に発症率が高い．
- RS ウイルスは秋～冬季における乳幼児呼吸器感染症の最も頻度の高い原因ウイルスである．発熱を

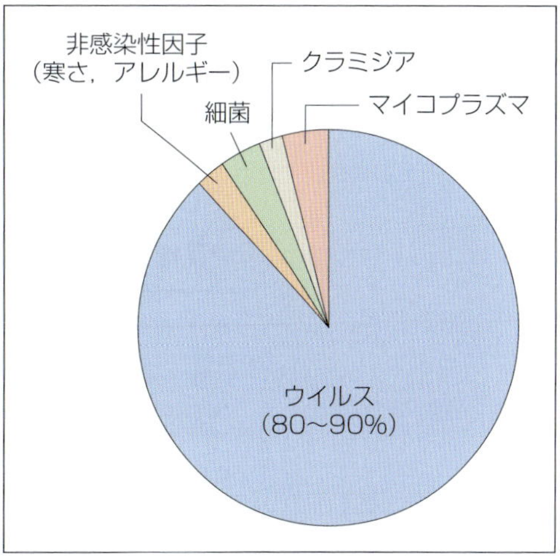

❶風邪症候群の原因
（加地正英ほか．臨床と微生物 1998[1] より）

伴う鼻炎や咽頭炎で終わることが多いが，細気管支炎や肺炎などの下気道炎を発症することも少なくない．

ウイルス感染症と急性中耳炎のかかわりに注意する

- RSウイルスも急性中耳炎と深い関連が指摘されている[3]．とりわけ低年齢はRSウイルス感染症における急性中耳炎発症の危険因子である．
- アデノウイルスは血清型により感染部位が異なり，咽頭・扁桃炎，肺炎，咽頭結膜熱，流行性角結膜炎，胃腸炎，出血性膀胱炎など多彩な臨床像を呈する．耳鼻咽喉科領域では扁桃炎とのかかわりが強い．
- パラインフルエンザウイルスでは発熱や鼻炎程度にとどまることが多いが，乳幼児では重症肺炎や気管支炎を発症することがある．
- ライノウイルスは風邪症候群のなかで最も検出頻度が高いが，全身症状は軽度である．

細菌感染が疑われ抗菌薬の使用が望まれるのは？

- 抗菌薬の乱用は副作用（下痢，アレルギー）をもたらすのみではなく，耐性菌の出現を誘導しやすくなり，医療対策上の著しい不利益となる．
- 日本呼吸器学会による「成人気道感染症診療の基本的考え方」の「風邪で抗菌薬の適応となる場合」が参考となる．
- 基礎疾患の有無で患者を高リスク患者と低リスク患者に二分する．

抗菌薬の必要な状態を理解しておく

- 基礎疾患のない患者は低リスク群と考えられるが，①高熱の持続（3日間以上），②膿性の喀痰，鼻汁，③扁桃腫大と膿栓・白苔付着，④中耳炎・副鼻腔炎の合併，⑤強い炎症反応（白血球増多，CRP陽性，赤沈値の亢進），といった細菌感染を疑わせる臨床症状，所見がある場合には適正に抗菌薬を用いる必要がある．
- EBウイルス（Epstein-Barr virus：EBV）の初感染により，とくに思春期以降では伝染性単核球症を発症し，発熱，咽頭痛，全身倦怠感など上気道炎様の症状を呈することが多い．この場合，口蓋扁桃には膿栓・白苔を認めることが多く，細菌感染を疑わせる臨床症状，所見であるが，ペニシリン系抗菌薬，とくにアミノベンジルペニシリンの投与は発疹を誘発するとされ禁忌である．

ウイルス感染による上気道炎が上気道に及ぼす影響

- ウイルスが中耳に先行感染した場合，貯留液が長く留まり，中耳炎の遷延化，難治化を示唆する．鼻咽腔においては，ウイルス感染の結果，細菌の接着性や中耳炎起炎菌による鼻咽腔細菌叢の形成促進がみられる[4,5]．
- 中耳におけるウイルス感染と細菌感染による相互作用についていくつかの機序が示されている．ウイルス感染による，①中耳にある炎症性伝達物質の産生または抑制，②多核白血球の機能異常，③中耳での抗生物質の浸透が減少，④排泄能低下，などがあげられる[4]．

- 2歳以下では，肺炎球菌（*Streptococcus pneumoniae*）もしくはインフルエンザ菌（*Haemophilus influenzae*）感染症を合併したRSウイルス感染症は，単独RSウイルス感染症またはそれぞれの単独細菌感染症と比べた場合に中耳貯留液の遷延化に対して高いリスクがあり，反復する原因となる[4,6]．
- インフルエンザウイルスの単独感染例では比較的軽微に終わるが，肺炎球菌感染症を合併すると重症化する[7]．
- 反復性中耳炎に対するわが国独自の治療として提唱されているのが，漢方補剤による免疫能の上昇による予防効果で，十全大補湯の有効性が報告された[8]★1．
- 食細胞の貪食活性化，サイトカイン産生の調整，NK細胞活性の増強など，免疫力をアップさせることが機序と考えられている．

★1
「小児急性中耳炎治療ガイドライン2009年版」に付記．

ウイルス感染による上気道炎が下気道に及ぼす影響

上気道炎の下気道への影響も重要である

- 風邪の合併症として肺炎にも注意が必要である．ウイルスそのものによる一次性肺炎と細菌感染などによる二次性肺炎，その両者の混在する肺炎に大別される．麻疹，インフルエンザ，サイトメガロウイルスなどは比較的重篤な合併症を生じる．細胞性免疫能が低下した患者ではウイルスの排除ができないうえに，細菌感染を合併するためと考えられる．
- 急性下気道感染症（急性気管炎，急性気管支炎）としても発症する．これらの病原微生物もウイルスと細菌であり，上気道での呼吸器ウイルスによる「風邪症候群」が気管，気管支に波及，続発して発症し，細菌（インフルエンザ菌や肺炎球菌）の二次感染を招きやすい★2．
- 慢性下気道感染症には慢性気管支炎，肺気腫（慢性閉塞性肺疾患），気管支拡張症，びまん性汎細気管支炎などが含まれる．これらに「風邪症候群」を起こすウイルスを含む病原体が関与すると急性増悪する．急性増悪には，肺炎球菌，インフルエンザ菌，モラクセラ・カタラーリス（*Moraxella catarrhalis*）が関与することが大半であり，菌交代現象を起こしている場合は緑膿菌（*Pseudomonas aeruginosa*）も関与する★2．
- 肺炎球菌，インフルエンザ菌，モラクセラ・カタラーリスは急性中耳炎や急性副鼻腔炎の3大起炎菌でもある．

★2
「成人の気道感染症治療ガイドライン」より．

急性上気道炎と鼻咽腔常在菌叢および中耳炎起炎菌

- まとまった報告は少ないが，日本において急性上気道炎710例767検体，健常人380例433検体による年齢群別（0〜6歳，7〜74歳，75歳以上）の大規模なスタディが施行されている[5]（❷）．
- 常在菌叢の検出は健常人で，中耳炎起炎菌は上気道感染症者で検出される傾向にある．とりわけ健常人における常在菌叢の検出が高率である．
- 常在菌叢および中耳炎起炎菌の検出は，健常人および上気道感染者のいずれ

❷急性上気道炎罹患者（AURTI）と健常人（HS）の鼻咽腔における細菌の検出

細菌	検出率（%）						AURTI と HS 間の p 値		
	0〜6 歳		7〜74 歳		75 歳以上		0〜6 歳	7〜74 歳	75 歳以上
	AURTI	HS	AURTI	HS	AURTI	HS	AURTI vs HS	AURTI vs HS	AURTI vs HS
鼻咽腔常在菌叢の主要構成菌									
ビリダンス連鎖球菌	5.0%	25.7%	10.9%	16.7%	6.5%	8.7%	<0.001	NS	NS
黄色ブドウ球菌	7.3%	22.9%	13.3%	25.0%	15.2%	23.9%	<0.001	<0.01	NS
コアグラーゼ陰性ブドウ球菌	1.9%	14.3%	15.2%	38.6%	23.9%	39.1%	<0.001	<0.001	NS
コリネバクテリウム	26.2%	52.9%	14.7%	24.6%	28.3%	34.8%	<0.001	<0.001	NS
中耳炎起炎菌									
溶血連鎖球菌	1.5%	2.9%	2.9%	1.9%	0.0%	0.0%	NS	NS	NS
肺炎球菌	62.7%	47.1%	12.5%	7.6%	6.5%	8.7%	NS	NS	NS
インフルエンザ菌	41.2%	55.7%	11.2%	7.6%	0.0%	0.0%	NS	NS	NS
モラクセラ・カタラーリス	46.2%	35.7%	10.1%	6.1%	8.7%	4.3%	NS	NS	NS

細菌	年齢群間の p 値					
	AURTI			HS		
	0〜6 歳 vs 7〜74 歳	0〜6 歳 vs 75 歳以上	7〜74 歳 vs 75 歳以上	0〜6 歳 vs 7〜74 歳	0〜6 歳 vs 75 歳以上	7〜74 歳 vs 75 歳以上
鼻咽腔常在菌叢の主要構成菌						
ビリダンス連鎖球菌	<0.05	NS	NS	NS	NS	NS
黄色ブドウ球菌	<0.05	NS	NS	NS	NS	NS
コアグラーゼ陰性ブドウ球菌	<0.001	<0.001	NS	<.001	<0.05	NS
コリネバクテリウム	<0.01	NS	<0.05	<0.01	NS	NS
中耳炎起炎菌						
溶血連鎖球菌	NS	NS	NS	NS	NS	NS
肺炎球菌	<0.001	<0.001	NS	<0.001	<0.01	NS
インフルエンザ菌	<0.001	<0.001	<0.05	<0.001	<0.001	NS
モラクセラ・カタラーリス	<0.001	<0.001	NS	<0.001	<0.01	NS

NS：Not significant.

（Konno M, et al. J Infect Chemother 2006[5] より抜粋）

においても年齢により異なる傾向である．とりわけ，上気道感染者において低年齢では，常在菌叢の検出が低下し，中耳炎起炎菌の検出が上昇する．

ウイルス感染の細菌感染への影響

- インフルエンザ感染時には，ウイルスは円柱線毛上皮に感染し，上皮細胞の壊死・変性・脱落を起こし線毛運動障害をもたらすので，気道内の細菌やウイルスの排出機能が低下して，二次感染の可能性が高くなるとされる．
- 感染により好中球や単球の殺菌能，好中球の遊走能・貪食能が抑制されるため，病原体が気道粘膜に侵入しやすい状態が長く続き，二次性肺炎を生じてくると推察されている[9]．
- インフルエンザウイルス感染は，細菌により産生されるプロテアーゼが細胞膜表面の赤血球凝集を解裂することで病原性が亢進するため，ブドウ球菌などの細菌感染が存在すると重症化する可能性がある．そのため，インフルエンザに引き続く細菌性肺炎に対する治療だけでなく，細菌感染が存在した場合の重症化を防ぐ意味でも，抗菌薬の意義を理解しておく必要がある[10]．
- インフルエンザは肺炎球菌感染と関連がある．インフルエンザ感染が先行すると，気道上皮細胞に血小板活性化因子（platelet-activating factor：PAF）受容体発現が増強して肺炎球菌の付着亢進が起こり，インフルエンザ後の肺炎球菌感染症は重症化することが知られている[3,11]．
- 1918年に発生したパンデミックインフルエンザ（スペイン風邪など）では続発性の細菌性肺炎が重症化や死亡の一因となり，その起炎菌として肺炎球菌が最も多かったとされている．
- 2009年の新型インフルエンザウイルス（H1N1）におけるアルゼンチンのデータでは，H1N1感染者199人（軽症160人，重症39人）のうち1/3から肺炎球菌が検出され，軽症例からは25％，重症例からは56％の検出率であったとされており，6歳から55歳のH1N1感染者で，肺炎球菌が同時感染した場合の重症化リスクは調整オッズ比で125倍になると報告されている[12]．
- インフルエンザウイルス感染により，上咽頭における肺炎球菌のコロニー化が増強し，それにより肺炎球菌が広がりやすくなり重症化にかかわるとされている．
- 基礎的研究では，鼻咽腔におけるA型インフルエンザウイルスと肺炎球菌の共感染によりI型インターフェロンの相乗的な増加がみられ，その結果，肺炎球菌の排除に有用なマクロファージを動員するサイトカインであるCCL2★3の減少を認めることが示されている[13]．

インフルエンザと肺炎球菌の同時感染では重症化しやすい

★3
C-C motif chemokine 2, monocyte chemoattractant protein 1 ともいう．

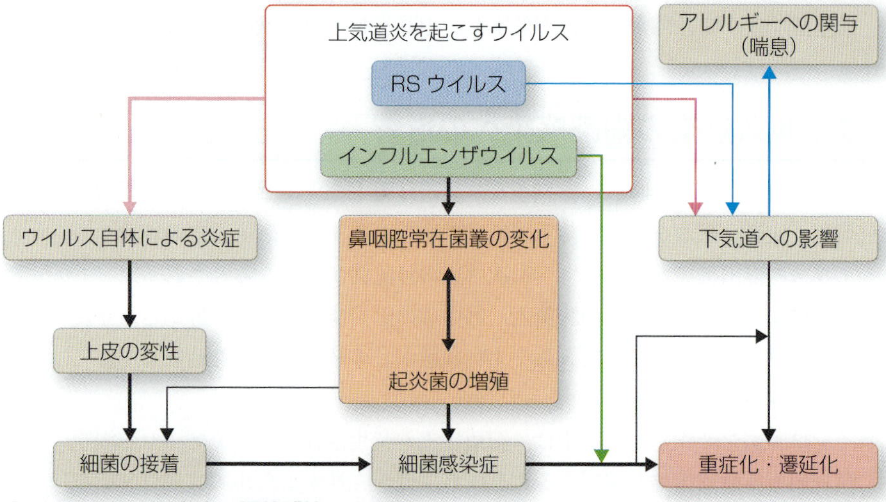

❸ウイルスによる炎症と細菌感染への影響

細菌感染以外に及ぼす影響

上気道炎は細菌感染以外にも影響を及ぼすことを知っておく

- 乳幼児期においては，RS ウイルスが喘息発症のリスクファクターとなることが報告されている[14]．

ポイント

ウイルスによる炎症と細菌感染への影響（❸）

①ウイルス感染により鼻咽腔常在菌叢の変化と起炎菌の増殖をきたす．

②ウイルス自体による炎症により細菌の接着を起こしやすくなる．

③インフルエンザウイルス感染では肺炎球菌感染症が重症化しやすい．

④下気道への影響にも考慮が必要．

（室野重之，吉崎智一）

引用文献

1) 加地正英，加地正郎．インフルエンザの臨床と診断．臨床と微生物 1998；25：667-74.
2) 矢野寿一ほか．インフルエンザに伴う急性中耳炎症例の検討．日本化学療法学会雑誌 2003；51：419-24.
3) Heikkinen T, Chonmaitree T. Importance of respiratory virus in acute otitis media. Clin Microbiol Rev 2003；16：230-41.
4) 上出洋介．急性中耳炎．JOHNS 2008；24：1733-8.
5) Konno M, et al. Study of upper respiratory tract bacterial flora：First report. Variations in upper respiratory tract bacterial flora in patients with acute upper respiratory tract infection and healthy subjects and variations by subject age. J Infect Chemother 2006；12：86-96.
6) Monobe H, et al. Role of respiratory viruses in children with acute otitis media. Int J Pediatr Otorhinolaryngol 2003；67：801-6.

7）堀　享ほか．急性中耳炎におけるウイルスの関与．JOHNS 2008；24：31-4.
8）Maruyama Y, et al. Effects of Japanese herbal medicine, Juzen-taiho-to, in otitis-prone children — a preliminary study. Acta Otolaryngol 2009；129：14-8.
9）Abramson JS, et al. Influenza A virus-induced polymorphonuclear leukocyte dysfunction in the pathogenesis of experimental pneumococcal otitis media. Infect Immun 1982；36：289-96.
10）永武　毅．成人のインフルエンザ．化学療法の領域 1999；15：1536-42.
11）Cundell DR, et al. *Streptococcus pneumoniae* anchor to activated human cells by the receptor for platelet-activating factor. Nature 1995；377：435-8.
12）Palacios G, et al. *Streptococcus pneumoniae* coinfection is correlated with severity of H1N1 pandemic influenza. PLoS One 2009；4：e8540.
13）Nakamura S, et al. Synergistic stimulation if type I interferons during influenza virus coinfection promote *Streptococcus pneumoniae* colonization in mice. J Clin Invest 2011；121：3657-65.
14）Stein RT, et al. Respiratory syncytial virus in early life and risk of wheeze and allergy by age 13 years. Lancet 1999；354：541-5.

風邪症候群を発症するウイルスの臨床的特徴

風邪症候群のウイルス

- 風邪症候群は水様性鼻漏，鼻閉，くしゃみ，咽頭痛あるいは異常感，咳嗽を症状とする，ウイルスによる上気道感染症と定義されている．
- 英語圏ではインフルエンザは“cold”に対し“flu”と区別した呼び方をしているが，日本では重い風邪というのが一般的である．
- 成人も含めた風邪症候群と乳児上気道炎の原因ウイルスとそれが占める割合を❶[1,2]に示す．
- パラインフルエンザウイルスとRSウイルスの検出率は全世代に比べ乳児の検出率が３倍も高い．乳児の場合ヒト・メタニューモウイルスの検出率も両ウイルスとほぼ同じである[3]．
- エンテロウイルスによるヘルパンギーナと手足口病も，初期には「風邪ではないか？」と耳鼻咽喉科を受診することが多い．

それぞれのウイルスの特徴

ライノウイルス

- いずれの年齢層においても風邪症候群を起こすウイルスとしては頻度が最も高く，通常，水様性鼻漏，くしゃみ，鼻粘膜充血から始まる．

❶上気道炎を起こす主なウイルスおよび検出率

ウイルス名	風邪症候群	乳児の気道感染
ライノウイルス（rhinovirus）	30〜50％	23％
コロナウイルス（coronavirus）	10〜15％	18％
パラインフルエンザウイルス（parainfluenza virus）	5％	17％
RS ウイルス（respiratory syncytial virus）	5％	15％
ヒト・メタニューモウイルス（human metapneumovirus）	不明	13％
インフルエンザウイルス（influenza virus）	5〜15％	4％
アデノウイルス（adenovirus）	5％以下	3％
エンテロウイルス（enterovirus）	5％以下	1％
不明	20〜30％	21％

（風邪症候群は Heikkinen T, Järvinen A. Lancet 2003[1] より，乳児の気道感染症は Regamey N et al. Pediatr Infect Dis J 2008[2] より）

- 咽頭炎を伴うことも多く，咽頭痛を主訴として来院することがある．「ちりちり痛む」程度で痛みは軽い．発熱はまれであり，1〜2週間で自然治癒するのが一般的である．
- 水様性鼻汁が続くことはなく粘稠な鼻汁に変わるが，小児は鼻粘膜腫脹のために通気性が悪くなり，濃い鼻汁をかんで出すことより吸うほうが楽なので後鼻漏が増え，咳嗽の原因になる．

小児では後鼻漏が増え，咳嗽の原因となる

- 多くの場合，余病を残さず治癒するが，耳管や副鼻腔開口部の狭窄によって中耳炎や副鼻腔炎になることもある．
- ライノウイルスは宿主細胞を直接壊すことはなく，宿主の免疫反応によって産生された炎症性ケモカインやサイトカインによって臨床症状が発現するので，ヒスタミンなど肥満細胞由来のメディエーターの関与は否定的である．鼻汁分泌を抑えるのに抗コリン作用のある第一世代の抗ヒスタミン薬のほうが効果が高いのはそのためである．
- 感染は通年性にみられるが，初秋と晩冬にピークがある．ライノウイルスの血清型は100種類以上あるので，1季節に数回感染することも珍しくはない．

コロナウイルス

- 風邪のウイルスとしてはライノウイルスに次いで多い．風邪症候群のおよそ半数はこの2種類のウイルスによる．
- コロナウイルス感染症はライノウイルス感染症が減少する晩秋から早春にかけてピークを示す．
- 症状はライノウイルスによる風邪同様，鼻漏，鼻閉，咽頭痛が主である．
- 幼小児では咳や喘鳴がしばしばみられる．急性中耳炎の合併や喘息を悪化させる．
- 従来はヒトに感染するコロナウイルスは4種類であったが，2003年に重症

Salon de Festina lente

SARSコロナウイルス

SARSは2002年11月から2003年3月にかけて中国で発生した感染症である．急激な発熱，筋肉痛，頭痛，全身倦怠感などインフルエンザ様症状から始まり，2〜7日後に呼吸困難，乾性咳嗽など下気道症状が現れ，7〜10日後にはX線検査で肺炎像がみられるようになる．中国広東省から始まったSARSの流行は，5か月間に26か国で8,096人が感染し，774人が犠牲になった．コウモリ類がSARSウイルスの宿主であるが，ハクビシンが中間宿主となってヒトに感染し，さらにヒト-ヒト感染によって広がったといわれている．患者を治療していた医師が感染して亡くなり，人々を恐怖に陥らせた[3]．それ以後は発生がなかったが，2012年9月にサウジアラビアへの渡航歴があるカタール人男性がロンドンで発症し，同年はじめにオランダで死亡したサウジアラビア人男性からもコロナウイルスが分離された．厚生労働省はサウジアラビア，カタールへの渡航者への注意を呼びかけた．その後も中東全域で感染が確認されて合計64例となり，WHOは中東呼吸器症候群コロナウイルス（MERS-CoV）と命名した．

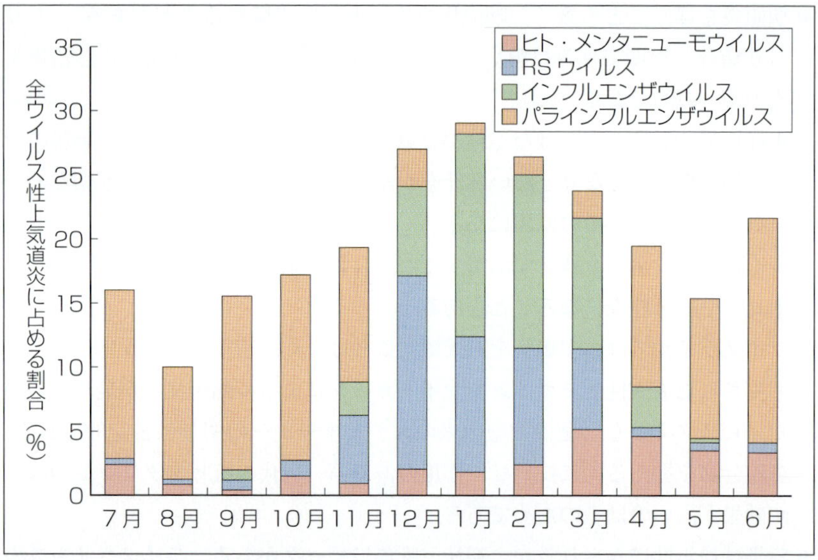

❷小児の上気道ウイルス感染症に占めるヒト・メタニューモウイルス，RS ウイルス，インフルエンザウイルスの 20 年間の累積月別検出率

(William JV, et al. J Infect Dis 2006[4] より)

急性呼吸器症候群（severe acute respiratory syndrome：SARS）を起こす新しいコロナウイルスが見つかった（→ Salon de Festina lente 参照）.

パラインフルエンザウイルス

- 小児はパラインフルエンザウイルスにしばしば感染し，急性発熱疾患のほぼ 50 %に及ぶとされている.
- インフルエンザウイルスや RS ウイルス，ヒト・メタニューモウイルス感染が少ない春季から秋季にかけて多発する（❷）[4].
- 15 %の患児では炎症が下気道に及び，犬吠え様咳嗽や吸気性喘鳴などクループ様症状を呈する．乳幼児のウイルス性細気管支炎と肺炎を起こすウイルスとしては RS ウイルスに次いで多い.

15 %の患児では炎症が下気道に及ぶ

- 血清型 b インフルエンザ桿菌（*Haemophilus influenzae* type b）とは違って，急性喉頭蓋炎は起こさない.
- 年長児や成人では症状は軽く，他の風邪症候群と変わらない.

RS ウイルス

- パラインフルエンザウイルスと同じくパラミクソ科（Paramyxoviridae）に属しているので，発現する臨床症状は似ている.
- 感染は通年性にみられるが，小児に関しては 12 月にピークがある冬季の主要病原体で，インフルエンザ流行期と重なるので鑑別が大事である.

小児では 12 月にピークがある

- RS ウイルス感染は 5 歳までにほぼ 100 %の幼児が経験し，水様性鼻汁で始まり，2~3 日で咳症状が現れ，高熱を伴う．咽頭発赤は強くないのでライノウイルスによる風邪と区別し難い.

- RS ウイルス感染もパラインフルエンザウイルスと同じように気管・気管支炎，細気管支炎，肺炎を起こす．
- 強い喉頭炎によって嗄声や犬吠え様咳嗽，吸気性喘鳴を発現することがある．冬季における小児の湿性咳嗽やクループ様症状は RS ウイルスによるものが多い．

ヒト・メタニューモウイルス

- ヒト・メタニューモウイルスは，2001 年にオランダで呼吸器疾患小児から初めて分離されたウイルスである[5]．
- RS ウイルスやパラインフルエンザウイルスと同じようにパラミクソウイルス科に属する．
- 臨床症状は鼻漏，発熱，咳嗽などの風邪様症候から気管支炎，細気管支炎，肺炎に至る重篤なものまである．
- 上気道感染の原因ウイルスに占める割合は，パラインフルエンザウイルスや RS ウイルスとほぼ同じである．
- 好発期は RS ウイルスやインフルエンザウイルス同様，晩秋から始まるが，ピークは両ウイルスより遅れて現れる（❷）．

インフルエンザウイルス

- インフルエンザウイルスには A，B，C の 3 型があるが，流行性があるのは A と B である．臨床症状には違いはない．
- インフルエンザは他のウイルスによる風邪症候群とは違って，突然高い熱が出て，倦怠感，関節痛，筋肉痛，頭痛を訴えて来院する．
- 通常，初診時に咽頭発赤が見られることは少ない．咽頭痛，鼻漏，咳はやや遅れて出現する．
- 成人の発熱は，低温症や高齢のために 37℃台にしかならない場合があるので注意が必要である．乳幼児では 2 峰性の発熱を示すことがある．
- まれには羞明，流涙，熱感などの眼症状を呈することもあり，眼を動かすと痛む．近年は抗インフルエンザ薬の出現によって減ったが，乳幼児では痙攣や意識障害といった脳症が出現することがある．
- C 型インフルエンザウイルスに感染した小児のおよそ 90 % は 6 歳未満で，A 型や B 型に比べて発熱はやや低く，鼻漏，咳嗽はやや多い[6]．

アデノウイルス

- アデノウイルスによる代表的疾患は風邪症候群と眼感染症を合併する咽頭結膜熱，眼症状が主体の流行性角結膜炎である．アデノウイルスは胃液や胆汁，膵液の蛋白分解酵素に抵抗性であって，容易に胃を通過して腸に達するので，呼吸器感染の患者でも消化器症状がしばしばみられる．
- アデノウイルスによる風邪の症状は鼻漏，熱性あるいは無熱性咽頭痛で，他ウイルスの風邪症候群と変わらない．

呼吸器感染の患者でも消化器症状がしばしばみられる．

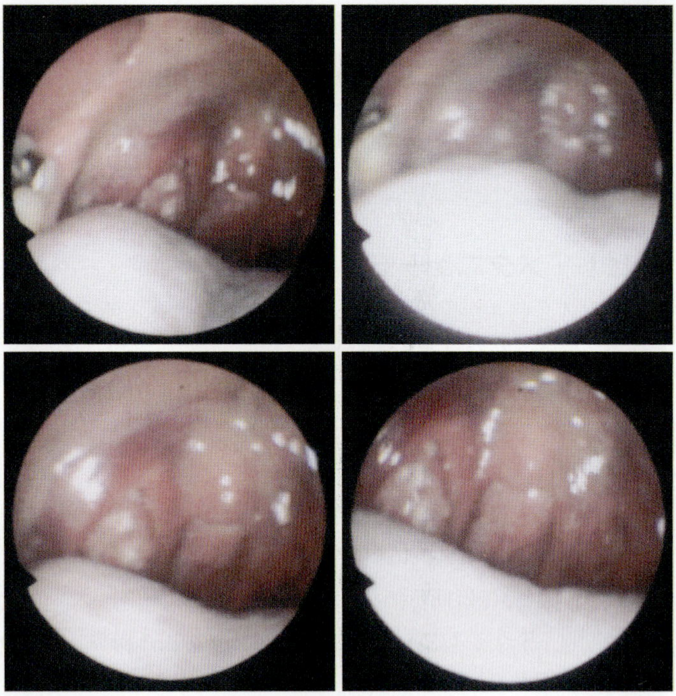

❸アデノウイルス性風邪症候群の咽頭所見（50歳，男性）

5日前より発熱39℃，咽頭痛あり，抗菌薬などを服用するも改善せず来院．迅速診断でアデノウイルス感染を確認．プレドニン®内服で治癒．

- A群溶連菌感染や伝染性単核球症のような高熱と強い咽頭痛を伴った膿栓や偽膜様滲出物が付着した扁桃炎になることがある（❸）．
- 咽頭結膜熱は発熱と咽頭痛が主症状であるが，濾胞性球結膜炎を合併し，両側の頸部リンパ節が腫大する．プールの水が感染源となることが多いことからプール熱ともよばれている．感染力が強いので，タオルなどの共用は禁じ，医療器具の消毒には十分気をつける必要がある．

プール熱ともよばれている

- 炎症が下気道疾患に及ぶと，成人ではインフルエンザ様症状を呈し，小児では百日咳様の症状を発現することがある．

エンテロウイルス

- ヘルパンギーナは夏季に乳幼児に流行するコクサッキーウイルス（A群1〜10または22型，B群1〜5型）による疾患である．突然の発熱で始まるが，両側口蓋弓の上端，口蓋垂外側に紅暈を伴った水疱あるいはびらんがみられるのが特徴である．
- 手足口病はコクサッキーウイルス（A群5，10，16型，エンテロウイルス71型）によって起こり，中等度の発熱と口内疹が現れる．舌の全面や口唇に小水疱ができ，破れてびらんになる．痛みのため哺乳，食思不振がみられる．手の指間部，手掌，手背，足の趾間部，足底，足背に水疱疹あるいは紅色斑丘疹が現れる．

（小川浩司）

引用文献

1) Heikkinen T. Järvinen A. The common cold. Lancet 2003 ; 361 : 51–9.
2) Regamey N, et al. Viral etiology of acute respiratory infections with cough in infancy. Pediatr Infect Dis J 2008 ; 22 : 100–5.
3) Robinson C. Respiratory virus. In : Spector S, et al, editors. Clinical Virology Manual. 4th ed. Washington DC : American Society for Microbiology Press ; 2009. p.203–48.
4) William JV, et al. The role of human metapneumovirus in upper respiratory tract infections in children : A 20-year experience. J Infect Dis 2006 ; 193 : 387–95.
5) van den Hoogan BG, et al. A new discovered human pneumovirus isolated from young children with respiratory tract disease. Nat Med 2001 ; 7 : 719–24.
6) Matsuzaki Y, et al. Clinical features of influenza C virus infection in children. J Infect Dis 2006 ; 193 : 1229–35.

第4章 風邪症候群の病型と特徴

風邪症候群の病型と特徴

風邪症候群の概要

- 風邪症候群（common cold）とは，「呼吸器症状を伴う自然に治癒する感染症の疾患」と定義できる．上気道粘膜を中心とした急性の呼吸器感染症（acute upper respiratory tract infection：URI）の総称であり，その病原体のほとんどはウイルスである．そのほかには A 群 β 溶血性連鎖球菌，インフルエンザ菌，マイコプラズマ，クラミジアなどの細菌が起炎菌となる．
- ウイルス感染が病原体の中心であることから，風邪症候群の発症時期は季節，年齢，地域などにより異なり，また部位により，急性鼻咽頭炎，気管支炎，細気管支炎，重症肺炎，脳症など多様な病態を呈する（❶）．
- 臨床症状としては，発熱を中心に，鼻汁，鼻閉，咳，嘔気・嘔吐，下痢，関節痛・筋肉痛など，炎症の部位により，種々の症状を呈する．
- 風邪症候群の臨床経過は，そのほとんどがウイルス感染であることから，免疫機能が正常に機能している健常人においては，通常 3〜5 日程度で解熱し，鼻汁，咳などの症状も 2 週間前後で軽快することが多い．しかし，細菌感染を合併すると，症状が重症化し，呼吸器症状に加えて発熱，筋肉痛などの全身症状が出てくることがある．
- 呼吸器症状が長く続いたり，微熱が持続するときは，他の合併症を考えて詳細な検査を行う必要がある．とくに免疫能力が低下している高齢者や乳幼児の場合は致命的になる症例も少なくなく，十分な注意が必要である．
- 病原性ウイルスについての詳細は他項に譲るが，エンテロウイルス，アデノウイルス，RS ウイルス，インフルエンザウイルスなど多くのウイルスが病原性ウイルスとして報告されている（❷）．

▶本書の「第 3 章 ウイルスによる上気道感染症の病態」の各項を参照.

病型とその特徴

- 病型としては，ウイルスなどの病原体の感染部位により症状が異なることから，非特異的上気道炎型（いわゆる感冒），急性鼻・副鼻腔炎型，急性咽頭・扁桃炎型，急性気管支炎型の 4 つに分類することができる（❸）[1]．季節性インフルエンザに関しては，別の項で詳細に解説されるので，省略する．

▶「インフルエンザウイルス感染症」の項（p.60）を参照.

非特異性上気道炎型

- 上気道粘膜全体を通じて，急性炎症の症状として，発熱，鼻汁，くしゃみ，

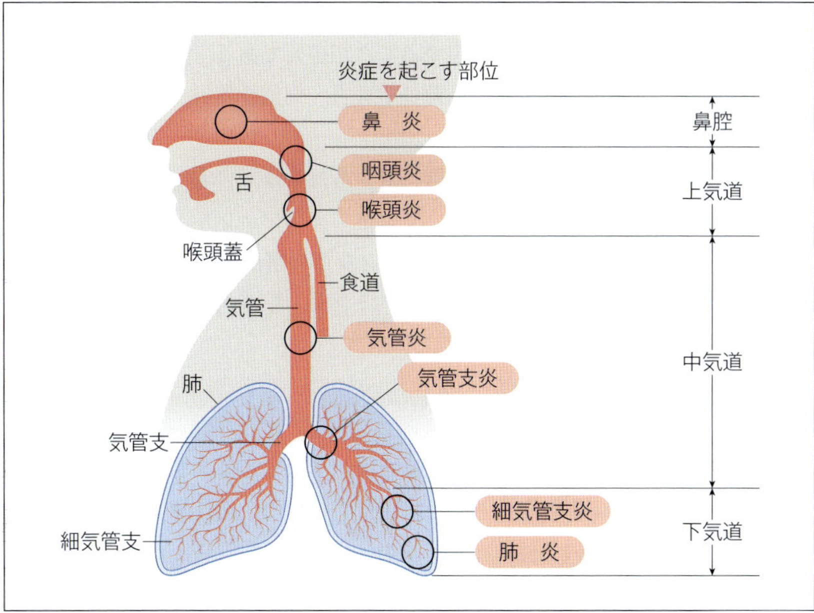

❶風邪症候群で炎症を起こす部位

❷主な病因ウイルスとその症状

ウイルス名	症状
RS ウイルス	乳児から学童期前半に多く，喉頭炎・気管支炎・肺炎などを起こしやすい．
パラインフルエンザウイルス	小児に多い．乳児の細気管支炎の原因となり，気管支炎，細気管支炎，肺炎を起こす．
アデノウイルス エンテロウイルス	小児に多い．上気道症状のほかに，感冒性下痢などの消化器症状を合併しやすい．
ライノウイルス	普通感冒の主因で成人に多い． 乳幼児では下気道の炎症も起こす．
マイコプラズマ	学童期以後の肺炎で原因となることが多い．
β溶血性連鎖球菌	幼児期以後の咽喉頭炎の原因菌．

❸風邪症候群の 4 つの病型

病型	鼻・副鼻腔症状	咽頭症状	下気道症状	抗菌薬適応
非特異的上気道炎	△	△	△	なし
急性鼻・副鼻腔炎	○	×	×	一部のみ
急性咽頭・扁桃炎	×	○	×	GABH のとき
急性気管支炎	×	×	○	一部のみ

○：特に際立っている症状，△：どの症状も認められる，×：あまり認められない．

鼻閉，咳などの種々の症状がみられたときに，診断される[2]．確定診断においては，まず類似する疾患を否定することが必要である．発熱があり，呼吸器症状を伴う急性鼻・副鼻腔炎，急性中耳炎，細気管支炎，肺炎などが鑑別にあがる．

- 診断ができれば，通常の風邪症候群に対する対策は，自宅での安静と対症療法である．発熱への対処としては，アセトアミノフェンや非ステロイド性抗炎症薬（NSAIDs）であるイブプロフェンなどの解熱薬を使用し，鼻汁，咳などの呼吸器症状に対しては，抗ヒスタミン薬，粘液調整薬，鎮咳薬などを用いた対症療法が一般的である．

鼻炎型

- くしゃみ，水性鼻汁，鼻閉といった鼻症状が主として際立った場合である[3]．風邪症候群では，副鼻腔炎をしばしば合併するため，急性鼻・副鼻腔炎としておく．ウイルス性の急性鼻・副鼻腔炎は自然治癒することが多い．
- しかしながら，長引いて7日以上症状が持続し，頬部（とくに片側性）の痛み・圧痛，膿性鼻汁が顕著となり，副鼻腔での細菌感染が惹起された場合には，抗菌薬の投与が必要となる．抗菌薬は，*Streptococcus pneumoniae*, *Haemophilus influenzae* を考慮した抗菌薬の使用を勧める．必要な場合は，副鼻腔単純X線撮影を行い，病変の程度と広がりを把握する．

急性咽頭・扁桃炎型

- のどの痛みが自覚症状としてとくに際立った状態である[4]．成人の急性咽頭炎のほとんどはウイルス感染であるが，5～15％がA群β溶連菌（group A β-hemolytic streptococcus：GABHS）による感染症であるといわれている．GABHS感染症の特徴は，①発熱，②白苔を伴う扁桃腫脹，③咳嗽なし，④圧痛を伴う頸部リンパ節腫脹である（Centorの診断基準）．4項目中3項目以上を満たせば，GABHS感染の可能性が高い（感度・特異度75％）とされている．GABHSを検出する迅速診断のキットがあり有用である．GABHS感染症と診断されたときには，抗菌薬投与の適応がある．

▶「風邪症候群と関連のある耳鼻咽喉科患者と病態」の⑪（p.12）参照．

- 鑑別として，EBウイルス・HIV感染症，淋菌感染症があげられる．一般診療ではEBウイルス感染（伝染性単核球症）との鑑別が重要であるが，まれに性感染症としてのHIV感染，淋菌感染の患者に遭遇することもあるので気をつけていただきたい．

急性気管支炎型

- 気道末梢の下気道の症状としての咳がとくに際立った状態であるが，痰の有無は問わない[5]．胸部X線を撮影し，肺炎を除外しておく必要がある．
- 基礎疾患がなく，高齢でない健康成人では，体温や全身状態に異常がなく，胸部の聴診で呼吸音の異常がなければ抗菌薬の投与は不要である．急性気管支炎の90％程度は非細菌性であるといわれており，抗菌薬の適応はない[6,7]．

- 頻度は少ないが，*Bordetella pertussis*，*Mycoplasma pneumoniae*，*Chlamydia pneumoniae* による感染症のこともあるので，こらのケースでは起炎菌に対して抗菌力のある抗菌薬の投与が必要となる．

（川内秀之）

引用文献

1）Gonzales R, et al. Principles of appropriate antibiotic use for treatment of acute respiratory tract infections in adults：Background, specific aims, and methods. Ann Intern Med 2001；134(6)；479-86.

2）Snow V, et al. Principles of appropriate antibiotic use for treatment of nonspecific upper respiratory tract infections in adults. Ann Intern Med 2001；134：487-9.

3）Hickner JM, et al. Principles of appropriate antibiotic use for acute rhinosinusitis in adults：Background. Ann Intern Med 2001；134：498-505.

4）Cooper RJ, et al. Principles of appropriate antibiotic use for acute pharyngitis in adults：Background. Ann Intern Med 2001；134：509-17.

5）Gonzales R, et al. Principles of appropriate antibiotic use for treatment of uncomplicated acute bronchitis：Background. Ann Intern Med 2001；134：521-9.

6）高野義久．在宅・外来における感染症の治療—在宅・外来における呼吸器感染症—問題点と対策．化学療法の領域 2007；23(9)：1429-36.

7）松村榮久．プライマリケア医のためのグローバルスタンダードの医療—風邪症候群の治療—抗菌薬の適正使用を中心に．治療 2004；86(1)：31-7.

インフルエンザウイルス感染症

インフルエンザウイルス

- インフルエンザウイルスはRNAウイルスで，A，B，C型があるが，大きな流行を起こすのはA型とB型である．表面に，赤血球凝集素（hemagglutinin：HA）とノイラミニダーゼ（neuraminidase：NA）の２種類のスパイク（棘状の構造）をもつ．
- A型は，ヒト以外に，トリ，ブタ，ウマに存在する．B型はヒトにのみ存在する．A型インフルエンザはHAとNAの組み合わせで分類されるが，鳥インフルエンザには，HAが抗原性により16種類（H1〜H16），NAが９種類（N1〜N9）ある．

A型インフルエンザウイルスはHA（H1〜H16）とNA（N1〜N9）の組み合わせで分類される

疫学

- インフルエンザは，毎年，冬季に流行を繰り返し，人口の5〜10％が罹患する．死亡の大多数は高齢者が占め，毎年，数千人から，大きな流行時には数万人が死亡する．小児科領域では，冬季の重要な入院原因となる[1)]．
- 2003年から東南アジアで鳥H5N1インフルエンザが流行し，莫大な数の家禽が犠牲となった．H5N1に感染したニワトリに密接に接触した場合，まれにヒトの感染が起きている．発病した人の死亡率はきわめて高いことが報告されているが，抗インフルエンザ薬の早期治療を徹底したエジプトでは死亡率が大幅に低下した．H5N1が新型インフルエンザとして大流行する可能性は低いと考えられる．

H5N1が大流行する可能性は低い

- ブタ由来新型インフルエンザは，現在は季節性インフルエンザとして，インフルエンザA(H1N1)2009が正式名称となっている．2009年４月にメキシコで流行が始まり世界に広がった．新型インフルエンザは，ブタ，人，鳥の世界で，それぞれ流行していたウイルスが遺伝子再集合を起こして出現した．A(H1N1)2009の流行により，アメリカでは死亡者数は１万２千人に上った．日本での死亡は200人ときわめて少なく，早期の抗インフルエンザウイルス薬治療が有効であったと考えられる[2)]．

感染経路

- インフルエンザウイルスは，HAで咽喉や気管支の細胞の受容体に結合して感染を起こす．受容体は人と鳥で構造が異なるので，鳥インフルエンザは原則として人には感染しない．HA の作用を抑制するのが赤血球凝集阻止（hemagglutination inhibition：HI）抗体で，この抗体を人工的につくるのがインフルエンザワクチン接種である．

- インフルエンザウイルスは，感染した細胞内でウイルス内部の RNA が出て細胞の核に向かう．これを脱殻という．脱殻を阻害するのが，抗インフルエンザウイルス薬のアマンタジン（amantadine）である．細胞内でウイルスが増殖し，細胞外に出て周囲に広がるとき，HA と受容体との結合を切る必要があるが，その働きをするのが NA である．NA の活性化部位に競合的に作用して阻害するのが，ノイラミニダーゼ阻害薬（neuraminidase inhibitor：NAI）である．阻害薬の作用により，増殖したウイルスは周囲の細胞に感染することができないまま死滅する．

ノイラミニダーゼ阻害薬はHA と受容体の結合を切る

- 人のインフルエンザでは HA が 3 種類（H1，H2，H3），NA が 2 種類（N1，N2）ある．人のインフルエンザウイルスは，毎年，突然変異を起こし，HA と NA の抗原性が少しずつ変化する．これを抗原連続変異といい，ワクチンの効果が低下する原因となる．また数十年に一度，鳥，ブタ，人のインフルエンザの遺伝子の交雑，あるいは鳥インフルエンザの突然変異により，HA が新たな抗原性をもつウイルスが出現することがある．これが新型インフルエンザである．
- インフルエンザには接触感染も飛沫感染があるが，大規模な流行では飛沫核感染の関与も考えられる．潜伏期が短く，通常では 24 時間から 48 時間である．インフルエンザウイルスは咽頭から，発症後 3～5 日間は分離される．

インフルエンザの大規模流行では飛沫核感染もある

症状

- 成人では，突然の高熱から始まり，咽頭痛，頭痛，関節痛，倦怠感など全身症状が強いのが特徴である．2～3 日で解熱し，その頃から鼻漏，咳嗽など呼吸器症状が目立ってくる．完全な回復には 1～2 週間を要する．高齢者や，心臓，肺に基礎疾患を有するハイリスク患者では，細菌性肺炎を合併することが多く，入院や死亡の重大な原因となる．小児でも，学童では，成人と同様の典型的なインフルエンザ症状を呈することが多い．低年齢の乳幼児になると，全身症状は目立たなくなり，呼吸器症状が中心となる．

ハイリスク患者では細菌性肺炎を合併することが多い

- 日本では，幼児にインフルエンザに伴った脳炎，脳症が多発することが問題となっている[3]．インフルエンザ脳症患児では，髄液からのウイルスは陰性であり，意識障害を生じて脳症に至る原因は明らかではない．最近では，日本人に特有の carnitine palmitoyltransferase II（CPT II）の代謝障害が関係しているという研究が注目されている[4]．多くの症例で，高熱，痙攣，異常言動がみられる．脳波では，びまん性高振幅徐波，画像診断としては脳浮腫のほかに，急性壊死性脳症として報告されている両側性の視床の壊死像がみられることがある．

- 2011年3月から季節性インフルエンザとして扱われることになったA(H1N1)2009では，健康成人にも，時に重い呼吸器合併症を生じること以外には，臨床的に従来と同様の症状を呈する．欧米でのA(H1N1)2009流行による死亡は，インフルエンザ発症後4〜5日目に急速に悪化するウイルス肺炎が原因であった．早期には，通常のインフルエンザ症状を呈し，どの患者が肺炎に進行するかは区別することはできない．
- 日本の小児のA(H1N1)2009による死亡例は40例前後にすぎず，例年と比べて増加はない．しかし，各地の小児科では，季節性インフルエンザでは経験したことのない，低酸素血症を伴う喘息様気管支炎，無気肺，肺過膨張を多数経験した．これら喘息様気管支炎は，インフルエンザ発症早期に合併した．
- A(H1N1)2009に対しては，高齢者には免疫があり罹患が少ないため，世界各国での死亡は低いレベルになった．今後，A(H1N1)2009が抗原連続変異を起こしてくると，高齢者の死亡が増加すると考えられる．

診断

- 成人や学童では流行状況を把握したうえでの臨床診断は高い確率で可能である．乳幼児では，呼吸器症状が中心となり，RSウイルスなどとの鑑別が困難となるので，迅速診断の有用性は高い．

インフルエンザ迅速診断は15分程度で結果が判明する

- インフルエンザ迅速診断では，咽頭や鼻腔を綿棒でぬぐうか，あるいは鼻汁を吸引して検体とする．15分程度で結果が判明する．ウイルス分離を基準とすると，60〜90%程度の感度がある．偽陽性は少ないので，陽性の場合は，A型あるいはB型インフルエンザと診断してよい．

治療

抗インフルエンザウイルス薬

- 抗インフルエンザウイルス薬には，NAIとして，経口オセルタミビル(oseltamivir)，吸入ザナミビル（zanamivir），静注ペラミビル（peramivir），吸入ラニナミビル（laninamivir）がある．ハイリスク患者では，オセルタミビルとザナミビルの予防投与が認められている．

ザナミビル（リレンザ®）

吸入で使用するノイラミニダーゼ阻害薬

- 吸入で使用するNAIである．治療薬として5歳以上を対象に承認されている．治療では，吸入器を用いて，1回2吸入（計10mg），1日2回，5日間，口から気道に吸入する．発病早期に吸入を開始する必要がある（48時間以内）．予防効果は，健康成人を対象として，1日1回吸入で，発熱防止でみると84%の有効率が報告されている．5歳以上から予防投与が認められている．

- レスピレーターでネブライザーを用いてのザナミビル吸入は禁忌である．副作用として，ザナミビルの吸入により気道の攣縮を誘発する可能性があるので，喘息やCOPD★1の患者では，同時に気管支拡張薬の投与が必要となる．
- 耐性の報告はザナミビルではほとんどない．肺炎を併発した重症患者では，ザナミビルの使用は避ける．

★1 COPD
慢性閉塞性肺疾患（chronic obstructive pulmonary disease）．

オセルタミビル（タミフル®）

内服で使用するノイラミニダーゼ阻害薬

- 内服で使用するNAIである．治療では，1カプセル（75 mg）を1日2回，5日間内服する．1歳以上を対象にドライシロップ剤もある（1回2 mg/kg，1日2回，5日間）．発病早期に服用を開始する必要がある（48時間以内）．B型インフルエンザ患者ではA香港型インフルエンザ患者に比べて，下熱効果が低い[5)]．A(H1N1)2009によるパンデミックの経験を通じて，早期のオセルタミビル治療は，インフルエンザ患者の重症化防止，死亡防止に有効であることが確立した．
- 予防投与は，健康成人で，オセルタミビル75 mg，1日1回内服で，発症防止効果は85 %と報告されている．1歳以上のハイリスク患者で予防投与が認められている．
- オセルタミビルの問題点としては，治療に使用した場合，耐性ウイルスがやや高頻度に発生し，成人で1 %以下，小児では5.5 %と報告されている（治療耐性）．治療により生じた耐性ウイルスでは，人から人に感染することはなく，耐性による重症化もない．したがって，治療耐性は臨床的には問題とならない．
- 2008年初頭に，欧米でオセルタミビル耐性のAソ連型インフルエンザ（H275Y）が発生した．オセルタミビルが使用されていない北欧で発生したため，自然耐性と考えられている．このウイルスは，ノイラミニダーゼの変異（H275Y）以外にも，ウイルス内部に変異があると考えられ，人から人への感染性をもつ．日本でもAソ連型インフルエンザの耐性率は，2009年の時点では100 %近くとなった．そのため，ソ連型の治療にはオセルタミビルを使用することはできないが，現在，ソ連かぜは全世界で検出されなくなった．

Salon de Festina lente

オセルタミビルと異常行動

2007年3月に，オセルタミビル投与後の異常行動が問題となり，厚生労働省は，10歳代のインフルエンザ患者でのオセルタミビル治療を事実上禁止した．異常行動は，インフルエンザ自体により引き起こされている可能性が高いので，NAI投与の有無にかかわらず，発病後48時間は，20歳未満のインフルエンザ患者では，異常行動の発現について保護者の監視が必要である．

ペラミビル（ラピアクタ®）

静注用のノイラミニダーゼ阻害薬

- 2010年に静注用の新たなNAIであるペラミビルが日本で承認された．A型とB型インフルエンザウイルス感染症に適応が認められた．成人ではペラミビルとして300 mgを15分以上かけて単回点滴静注する．合併症などにより重症化するおそれのある患者には，1日1回600 mgを15分以上かけて点滴静注するが，症状に応じて連日反復投与できる[9]．小児では，ペラミビルとして10 mg/kgを点滴静注する[6]．
- 基本的には，入院患者で，オセルタミビルの経口投与が困難な場合に用いる．ペラミビルでは48時間以内の投与開始が必要であり，オセルタミビルやザナミビルで治療を開始後に重症化した場合の治療薬ではない．ペラミビルは，静注後24時間後には，ほとんど検出されなくなるので，予防効果は期待できない．

ラニナミビル（イナビル®）

日本で開発された長時間作用型の吸入薬

- 日本で開発された長時間作用型の吸入薬で，2010年に承認された[7]．治療初日1度の吸入で，オセルタミビル5日間投与と同等の治療効果が報告されている．ラニナミビルは，吸入後，呼吸器細胞に吸収され，活性物質となり，徐々に気道に排出されるので長時間作用となる．
- 成人と10歳以上の小児では40 mgの吸入，9歳以下の小児では20 mgの吸入となる．発症後48時間以内の投与が必要である．今のところ，耐性の報告はない．
- 副作用として，ザナミビルと同様に，気道の攣縮を誘発する可能性があるので，喘息やCOPDの患者では，同時に気管支拡張薬の投与が必要となる．肺炎を併発した重症患者では，ラニナミビルの使用は避けるべきである．小児では吸入の失敗により，十分な効果が出ないことがある．

インフルエンザワクチン

- 世界各国は，高齢者と基礎疾患をもつハイリスク患者を対象にワクチン接種を進めてきたが，超過死亡（インフルエンザ関連死亡）が低下しないことが指摘された．
- 日本は，1960年代から社会防衛を目的として学童集団接種を進めてきたが，1994年に中止となり，その後は日本も高齢者とハイリスク患者を中心にインフルエンザワクチン接種を勧奨してきた．
- ところが，2001年に，学童集団接種は高齢者の超過死亡を低下させる効果があったことが明らかされた[8]．学童集団接種が実施されていた1970年代，1980年代の超過死亡を調査すると，1990年代に比べて低く，集団接種の中止以降，インフルエンザ死亡者が増加していた．死亡例の多くは高齢者と考えられ，学童集団接種により高齢者の死亡が抑えられていた．この論文は，日本で実施されていた学童集団接種を解析したものであるが，世界のワクチン接種の基本的な考え方を変える大きな影響があった．最近では，これをワ

学童集団接種により高齢者の死亡が低下

クチンのindirect protectionという．

- 学童集団接種は，幼児の死亡を抑えていたことも報告された[9]．これもインフルエンザワクチンのindirect protectionである．さらに，学童集団接種は，学校での流行防止に有効で，接種を受けた学童自身をインフルエンザから守っていたことも明らかになった[10]．これはワクチンのdirect protectionである．
- インフルエンザワクチンの有効性は個人の感染防止，発病防止効果，direct protectionで論じられることがほとんどであり，通常，有効率は70〜90％といわれている．加えて，indirect protectionの有効性について理解を広めることが重要である．
- 今後は，現在の鶏卵から製造するワクチンから，細胞培養ワクチンや，baculovirusを使用した遺伝子ワクチンに向かうと考えられる．

（菅谷憲夫）

インフルエンザワクチンのindirect protectionの有効性について理解を広めることが重要

引用文献

1）Sugaya N, et al. Impact of influenza virus infection as a cause of pediatric hospitalization. J Infect Dis 1992；165(2)：373-5.
2）Sugaya N, et al. Very low pandemic influenza A（H1N1）2009 mortality associated with early neuraminidase inhibitor treatment in Japan：Analysis of 1000 hospitalized children. J Infect 2011；63(4)：288-94.
3）Sugaya N. Influenza-associated encephalopathy in Japan. Semin Pediatr Infect Dis 2002；13(2)：79-84.
4）Chen Y, et al. Thermolabile phenotype of carnitine palmitoyltransferase II variations as a predisposing factor for influenza-associated encephalopathy. FEBS Lett 2005；579(10)：2040-4.
5）Sugaya N, et al. Lower clinical effectiveness of oseltamivir against influenza B contrasted with influenza A infection in children. Clin Infect Dis 2007；44(2)：197-202.
6）Sugaya N, et al. Efficacy, safety, and pharmacokinetics of intravenous peramivir in children with 2009 pandemic H1N1 influenza A virus infection. Antimicrob Agents Chemother 2012；56(1)：369-77.
7）Sugaya N, Ohashi Y. Long-acting neuraminidase inhibitor laninamivir octanoate（CS-8958）versus oseltamivir as treatment for children with influenza virus infection. Antimicrob Agents Chemother 2010；54(6)：2575-82.
8）Reichert TA, et al. The Japanese experience with vaccinating schoolchildren against influenza. N Engl J Med 2001；344(12)：889-96.
9）Sugaya N, Takeuchi Y. Mass vaccination of schoolchildren against influenza and its impact on the influenza-associated mortality rate among children in Japan. Clin Infect Dis 2005；41(7)：939-47.
10）Kawai S, et al. Influenza vaccination of schoolchildren and influenza outbreaks in a school. Clin Infect Dis 2011；53(2)：130-6.

第5章 風邪症候群と関連疾患

鼻咽頭炎

急性ウイルス性鼻炎

- 鼻咽頭炎において，急性ウイルス性鼻炎は，いわゆる風邪症候群の鼻炎型に属し，原因微生物はライノウイルス，コロナウイルスなど，200種類を超える風邪ウイルスである．
- 単独感染でも，経過とともに鼻，咽頭，気管に及ぶ多彩な臨床症状を呈する．
- 発症後2〜3日で出現する黄色の滲出液は必ずしも細菌性感染症の証拠ではない点にも注意する．

上咽頭炎

- 上咽頭は，気道としての機能をもち，加湿機能や粉塵，微生物の吸着・排泄機能を有する線毛上皮で覆われている．中・下咽頭が食物の通過路として機能し，粘膜が扁平上皮であるのと対照的である．
- 上咽頭は常に外界に曝され，粉塵や病原性微生物の侵入を受ける感染防御の第一門戸であり，ワルダイエル咽頭輪（waldeyer's ring）の一部を形成して粘膜免疫を担う．

上咽頭炎の症状

- 炎症による刺激症状：咽頭痛[★1]，耳放散痛，咽頭乾燥感．
- 分泌物による症状：咽頭流下感，咽頭付着感，後鼻漏による咳嗽．
- 炎症による機能障害：鼻閉感，鼻声．

★1
上咽頭の痛みや異常感は実際の部位より下方に感じることがあり，患者によっては中咽頭あるいは下咽頭の痛みや異常を訴えることもある．

診断（❶）

上咽頭は内視鏡により重要な情報が得られる

- 日常診療において，上咽頭の観察は容易でないが，内視鏡などで観察すれば，かなり重要な情報が得られる．
- 急性炎症期には，上壁・咽頭扁桃に膿汁や偽膜の付着，側壁の耳管隆起，後壁のリンパ濾胞の腫脹，局所粘膜の充血および分泌液の付着，さらには出血などが観察できる．
- 上咽頭は基本的には慢性炎症臓器であり，普段から発赤が存在する，上咽頭に直接触ったときの痛み（触痛）と出血および頸部触診所見を指標に炎症の強さを判断するとよい．

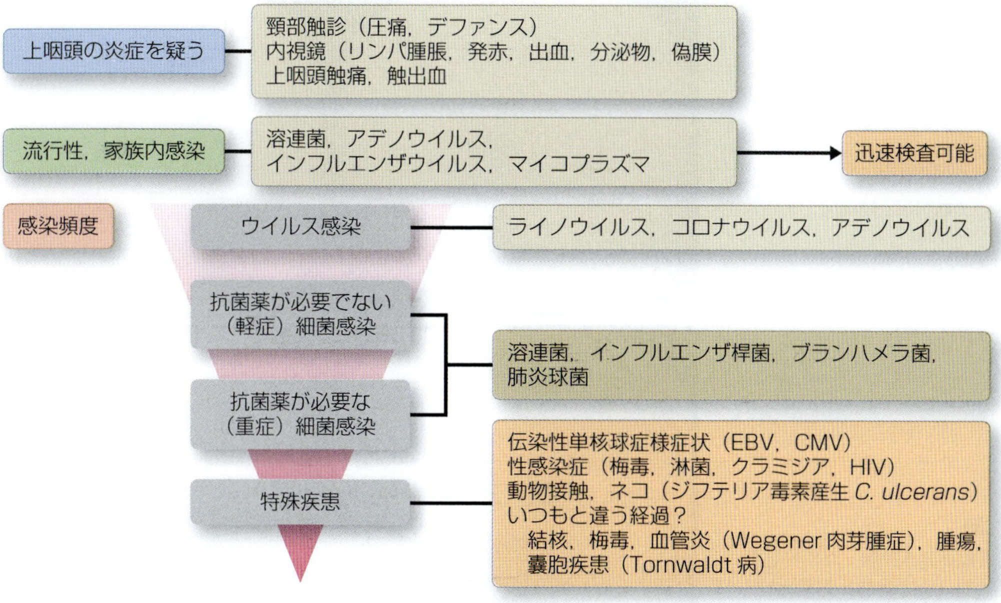

❶上咽頭炎の診断ポイント

①堀口は１％塩化亜鉛溶液を咽頭捲綿子に含浸させて上咽頭に塗布し，痛み・出血の有無を確認する方法を提唱している[1]．

②頸部触診による診断法として，耳下部，胸鎖乳突筋付着部位を触診し，圧痛の有無と筋緊張（デファンス）を確認する杉田の方法もある[2]．

- 流行状況によっては，迅速検査（溶連菌，アデノウイルス，インフルエンザウイルス，マイコプラズマが可能）を行う．

風邪症候群

- 急性上咽頭炎では，風邪症候群としてのウイルス感染の頻度が多く，滲出物の付着や白苔が即，細菌感染だと誤解してしまうと，不要な抗菌薬投与につながる．
- 軟口蓋の点状出血や咽頭粘膜のびらん，歯肉炎などの粘膜病変，または鼻漏や咳嗽など感冒様症状を伴う場合はウイルス性上咽頭炎を疑う．また小児においてはアデノウイルス感染も多く，迅速診断の結果も参考所見とする．
- 初期にのどのイガイガ感の訴えがあるとき，上咽頭を観察すると，咽頭扁桃，耳管扁桃が紋理状発赤を認める．激しいくしゃみや，鼻かみ，鼻閉による口呼吸は，一夜にして，上咽頭の炎症を増悪させることもある．

二次的上咽頭炎

- 花粉症，アレルギー性鼻炎の発作期や慢性副鼻腔炎による後鼻漏により二次的に上咽頭炎が生じることがある．

花粉症，アレルギー性鼻炎，慢性副鼻腔炎の二次的症状も

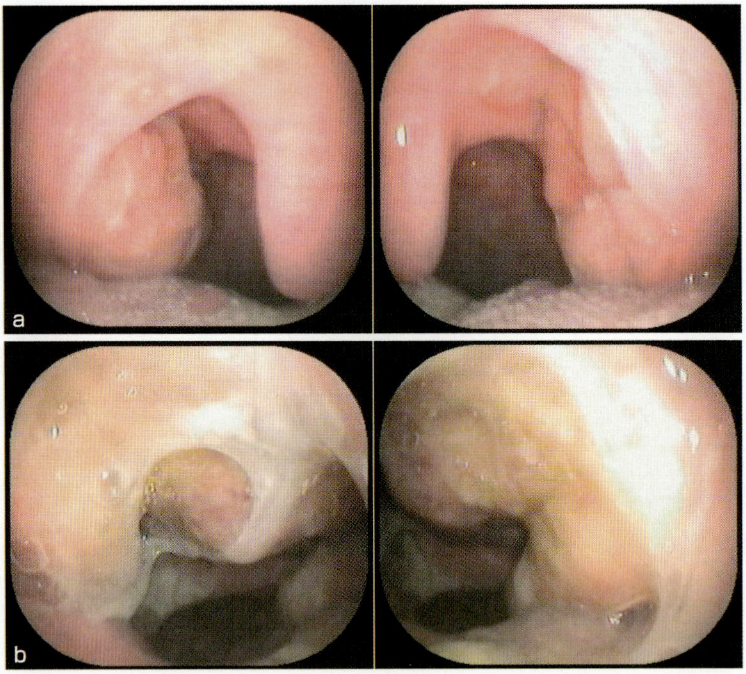

❷初診時

a：口蓋扁桃発赤腫脹，滲出物軽度．
b：上咽頭（咽頭扁桃，耳管扁桃）に炎症著明（上咽頭一面に黄白色の分泌物付着）．

A 群β溶連菌（group A streptococcus：GAS）をはじめとする細菌感染による上咽頭炎

- 口腔・中咽頭に炎症所見がある場合，容易に診断できるが，口腔・中咽頭に炎症所見が乏しい場合でも，問診で家族内感染や流行があり，さらに頸部触診により，上咽頭炎を疑う場合は，積極的に上咽頭を観察することが重要である．
- GAS による急性扁桃炎において，一般に咳嗽を伴うことは少ないが，上咽頭の炎症が強く，分泌物の存在があれば，後鼻漏による咳嗽もみられる．
- 急性上咽頭炎の検出菌として，β溶連菌は 7 %★3 と高くない[3,4]が，急性期には感染力が高いこと，合併症としてリウマチ熱や急性糸球体腎炎があること，ペニシリン系，セフェム系といったβラクタム系抗菌薬に耐性はみられず★4，十分治療可能な疾患であること[5,6]から，積極的に GAS 迅速検査を行い診断し，治療する．

★3
その他の検出菌 *H. influenzae* 34 %，*H. parainfluenzae* 29 %，*Moraxella catarrhalis* 16 %．これらは急性上咽頭炎の検出菌として比較的多く検出されるが，上咽頭における常在菌としての特徴も有しているため起炎菌としての判定には，グラム染色所見（菌数，白血球数，貪食像）や培養菌量を参考にする．

★4
マクロライド系抗菌薬に対する耐性率は高い．

症例　口腔・中咽頭の炎症所見に乏しい“A 群β溶連菌性上咽頭炎”

患者：38 歳，女性．

病歴：2 日前から 38℃発熱，高度の咽頭痛，鼻閉を認めた．

家族歴：6 歳の子どもが発熱咽頭痛で小児科にて加療中．

身体所見：口蓋扁桃発赤腫脹，滲出物は軽度だが，胸鎖乳突筋付着部の圧痛著明．上咽頭を観察すると，上咽頭一面に黄白色の分泌物付着（❷）．

検査所見：A 群β溶連菌迅速検査　陽性．

治療：バイシリン G®　120 万単位/日にて加療後，局所炎症所見は改善した（❸）．

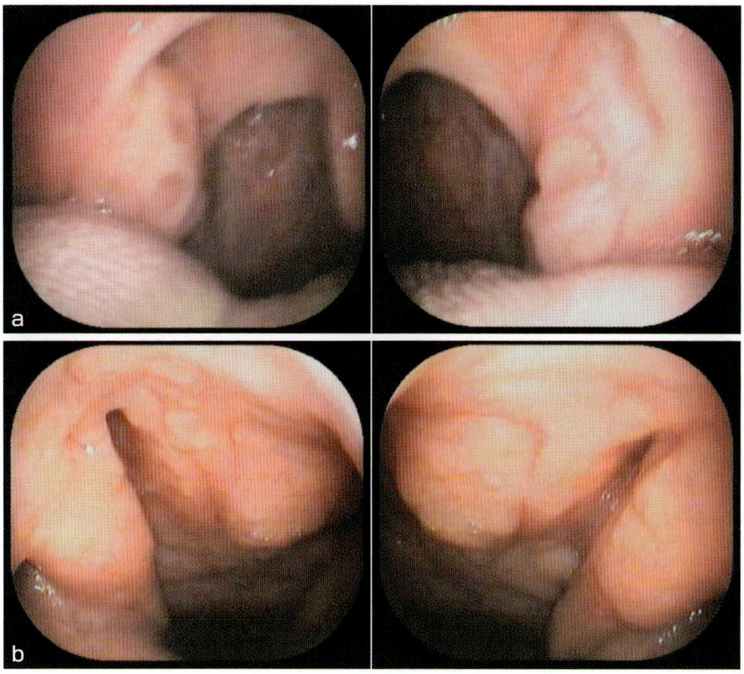

❸加療５日目

a：口蓋扁桃.

b：上咽頭（咽頭扁桃，耳管扁桃）の局所炎症は改善.

診断のポイント：発熱咽頭痛，家族歴から流行性感染症（ウイルス，細菌性）を想定した．中咽頭の炎症所見は軽度だが，症状が重症で，胸鎖乳突筋付着部の圧痛が著明なため，上咽頭の炎症を疑った．上咽頭内視鏡，迅速検査が決め手となり，診断に至った．

伝染性単核球症（infectious mononucleosis：IM）に伴う上咽頭炎

- 診断上重要な所見として偽膜形成，頸部リンパ節腫脹，発熱，単球とリンパ球の比率上昇があげられる．肝障害を伴うことが多い．
- 扁桃所見正常で，偽膜性上咽頭炎と両側後頸部リンパ節腫脹から IM と診断できた症例もある[7]．
- 確定診断は Epstein-Barr ウイルス（EBV）抗体価で行う．初感染パターンは，

Salon de Festina lente

『ひづめの音が聞こえたら，シマウマでなく馬を捜せ』

ひづめの音が聞こえたら，シマウマでなく馬を捜せ．まずは，頻度の高いものから想定する診断学の格言．ひづめの音だけでは，馬ではなくシマウマである可能性もある．しかしその音を聞いたのが，動物園かアフリカでなければ，まず馬であろう．すなわち合理的に疑える条件がなければ，最もありふれた原因を考える．感染症疾患においては，ウイルス感染≫抗菌薬が必要でない（軽症）細菌感染＞抗菌薬が必要な（重症）細菌感染≫特殊疾患の順となる．

しかし，難治性，遷延性，「いつもと違う経過」の場合，特殊疾患なども念頭に積極的に検索すべきである．黒い馬も白い馬も，そして時にはシマウマもいる．

伝染性単核球症に伴う上咽頭炎では，アンピシリンの投与は禁忌

① EBV-VCA-IgM 抗体陽性，② EBV-VCA-IgG 抗体陽性でありながら EBNA（EB ウイルス核抗原）抗体陰性となる．

- アンピシリンの投与は禁忌である．投与によって高率に皮疹が誘発される．しかし，IM 軽快後の内服試験では誘発されず，通常の薬剤アレルギーとは異なるものと考えられる．
- まれではあるが，EBV 関連血球貪食症候群は念頭に入れておく[8]．

特殊疾患

- 上咽頭は多種多様な病原体の進入経路であり，まれな感染症も起こりうる．一般的治療に対して難治性で病状が遷延するような場合には，特殊な感染症を念頭においた対応が必要である．

上咽頭結核

- 咽頭結核は，肺結核からの排菌が咽頭粘膜に付着して生じる二次感染が多い．一方，上咽頭結核では一次感染のことが多く，肺結核の合併率は約 20 %にすぎない．
- 日本では 1976 年から 2008 年までに 42 例の報告がある．上咽頭の蒼白な白苔または潰瘍を伴う腫瘤として発見される[9]．
- 肉芽腫の形成に関しては，上皮下の深いところで起こるため，深部から十分な生検が必要である[10]．
- 確定診断は病変からの結核菌の証明による．検出には抗酸菌染色，分離培養，核酸増幅法がある．

マイコプラズマ上咽頭炎

- 20 歳代前半までの若年層，とくに年長の小児に多い．発熱，咳嗽とともに頑固な鼻閉を生じ，「いちご状」に腫脹したアデノイドを認める．
- しばしばマイコプラズマ中耳炎を併発して，軽い耳痛・耳閉感を訴える．
- 上咽頭スワブを材料とした迅速かつ簡単な遺伝子増幅法である LAMP 法が有用である．ニューマクロライド系抗菌薬，他にミノサイクリンも有効である．

クラミジア上咽頭炎

- 性感染症（sexually transmitted infection：STI）の病原体として重要である．上咽頭感染例では上気道症状や耳症状の訴えもあるが，自覚症状に乏しいことも多い．
- *Chlamydia trachomatis* による成人型封入体結膜炎の約 50 %にクラミジア上咽頭炎が合併する．クラミジアは円柱上皮あるいは移行上皮に感染しやすいため，上咽頭上皮に感染すると発赤・腫脹，時に肉芽腫様病変を生じる．
- 診断は咽頭擦過物またはうがい液を用いて遺伝子学的検査で行う★5．
- クラミジア上咽頭炎症例でも他の STD（淋菌，HIV など）がないか，泌尿器科・婦人科的検索を考慮する．パートナーも検査，治療する．
- テトラサイクリン系，マクロライド系，フルオロキノロン系抗菌薬が強い抗菌力を示す．原則としてこれらの薬剤を 1～2 週間投与する．アジスロマイ

★5
SDA 法を用いた BD プローブテック ET　クラミジア／ゴノレア，TMA 法を用いたアプティマ™ Combo 2 クラミジア／ゴノレアが保険適用になっている．

Salon de Festina lente

ジフテリア毒素産生 *Corynebacterium ulcerans*

近年，ジフテリア毒素を産生する *C. ulcerans* がジフテリア類似の症状を引き起こすことが欧米諸国で注目され，日本においても問題になりつつある．

世界初の患者を報告したイギリスでは死者も出ている．日本では2001 年に千葉県で初めて報告され，これまでに6例の報告がある．1例は重症で集中治療室に入院したが，他は比較的軽症で，死者はいない．全員50歳代で，3例は多数のネコ飼育や野良ネコとの接触歴があった．しかし日本では届け出義務がなく，医師や獣医師にさえほとんど知られていない．厚生労働省は潜在患者が多いとみて，都道府県などに注意喚起の通知を出した．*C. ulcerans* は，マクロライド系，ペニシリン系抗菌薬が有効であり，ヒトからヒトへ感染した報告はない．国内では主にイヌやネコが感染源と考えられる．また，鼻腔，上咽頭から咽頭にかけての偽膜形成は本症に特徴的な所見である．現在ではワクチン接種などによりジフテリア感染症はまれと考えられるが，*C. ulcerans* 感染症による声門下狭窄により急激な気道狭窄を示す症例も報告されている．したがって，医療従事者は本症の存在と臨床的特徴を十分に熟知し，早期診断と症例の集積に努める必要がある．本菌が分離された場合は，*C. diphtheriae* と同様に毒素産生能の有無について遺伝子学的な検査を行う．検査は国立感染症研究所で実施可能であるため，患者の同意を得たうえで保健所を通じて情報提供することが求められている．

ジフテリア毒素産生 *C. ulcerans* 感染症報告例

No	発生年月	年齢 性別	住居地	症状	その他	毒素 産性
1	2001年2月	52女	千葉	呼吸困難，嗄声，咽頭，咳，発熱，上咽頭と喉頭前庭に白色偽膜	ネコ20匹飼育中，1匹死亡後，発症	＋
2	2002年10月	54男	千葉	咽頭痛，発熱，上咽頭と右咽頭側索に偽膜	No1と同一地区に住居	＋
3	2005年9月	58男	岡山	左耳下腺部腫脹，軽度の咳	飼育イヌが死亡後，発症	＋
4	2005年10月	51男	大分	肺に多発性空洞病変，咳，痰，発熱	ネコ12匹飼育	＋
5	2006年7月	57女	神奈川	咽頭痛，鼻閉感，口蓋垂・上咽頭・鼻腔に白苔，喉頭腫脹，咳，嗄声，発熱	インコ飼育，S状結腸癌，関節リウマチ	＋
6	2009年1月	57女	東京	咽頭痛，左鼻汁への血液混入	イヌ，ネコ飼育，関節リウマチ，アレルギー性鼻炎	＋

(http://www.nih.go.jp/niid/ja/corynebacterium-m/1472-corynebacterium-ulcerans.html [12] より)

シンのみ1gの単回内服投与が可能である．

その他

- 他に放線菌症やサイトメガロウイルス感染症[11]，ジフテリア毒素産性 *Corynebacterium ulcerans*（→Salon de Festina lente 参照）[12] のようにまれな感染症の報告もある．
- 難治性，遷延性，「いつもと違う経過」の場合，結核，梅毒，血管炎，腫瘍，嚢胞疾患なども念頭に積極的に検索すべきである．

治療

局所治療：上咽頭処置

- 咽頭捲綿子にルゴール液（1％ヨウ化カリウム，0.5％ヨウ素）または1％塩化亜鉛溶液を含浸させ，口腔側から鼻咽腔に塗布する．1％塩化亜鉛溶液は強い痛みを訴えるため，1％キシロカイン®で倍希釈する方法もある．

全身治療

- 安静，加湿を促し，非ステロイド性抗炎症薬，消炎酵素薬，柴胡剤などを投与する．
- 細菌性では，適切な抗菌薬を加える．ただし，軽症例においては抗菌薬を使用せず経過観察したうえで判断する．

（錦織朋之）

引用文献

1）堀口申作．全身諸疾患と耳鼻咽喉科—特に鼻咽腔炎について．日耳鼻 1966；1（補）：1-82.
2）杉田麟也．上咽頭炎の診断方法と治療：細胞診による病態の把握．口咽科 2010；23：23-35.
3）冨山道夫．成人重症急性上咽頭炎症例における細菌学的検討．耳鼻と臨床 2011；57：109-17.
4）Heald A, et al. Adult bacterial nasopharyngitis：A clinical entity? J Gen Intern Med 1993；8：667-73.
5）高橋佳文．耳鼻咽喉科診療所で診るA群β溶血性連鎖球菌感染症．耳鼻臨床 2012；105：145-52.
6）Suzumoto M, et al. A scoring system for management of acute pharyngo-tonsillitis in adults. Auris Nasus Larynx 2009；36：314-20.
7）石崎文雄ほか．伝染性単核症95例の耳鼻咽喉科的所見．日耳鼻 1987；90：844-51.
8）谷内江昭宏．EBV-HLHの病態；早期診断・早期治療介入のためのサイトカインプロファイリングと細胞解析．小児感染免疫 2011；23：43-50.
9）舘田 勝．細菌学的診断が困難であった上咽頭結核の1例 口咽科 2009；22：137-42.
10）Williams RG, Douglas-Jones T. Mycobacterium marches back. J Laryngol Otol 1995；109：5-13.
11）余田敬子．特殊な上咽頭炎の臨床．口咽科 2007；19：225-34.
12）http://www.nih.go.jp/niid/ja/corynebacterium-m/1472-corynebacterium-ulcerans.html

急性咽喉頭炎
—風邪症候群との微妙な関係

急性咽喉頭炎とは

- 急性咽喉頭炎とは咽頭・喉頭の粘膜およびリンパ組織の急性炎症を呈する病態であり，１つの疾患を示すものではない．原因微生物にはさまざまなウイルスや細菌が含まれるが，病態は刻々と変化し，ウイルス感染相から二次的細菌感染相へと移行するものもある．
- 原因微生物や重症度によって局所所見は多彩であるが，一方で決め手に乏しく，特徴的な所見を伴う例を除き，初診時に原因の鑑別が困難なことも少なくない．
- 急性咽喉頭炎には，風邪症候群の部分症または続発症としてみられるウイルス性のものが多いが，それ以外の鑑別すべき疾患では重症化をきたすこともあることから，風邪症候群以外の重篤な咽喉頭疾患を見落とさないように注意が必要である．

風邪症候群？　急性咽喉頭炎？　それとも…それ本当に"風邪"ですか？

- 本項では，急性咽喉頭炎の所見を呈する風邪症候群と鑑別すべき疾患について解説する．

急性咽喉頭炎の診断手順

- 急性咽喉頭炎とは広く咽頭・喉頭粘膜やリンパ組織の炎症を惹起する病態全体であるから，診断手順とは関連疾患の除外診断を進めることである．

風邪症候群と急性咽喉頭炎の鑑別診断は？

- 急性咽喉頭炎の所見を示す急性上気道感染症には，急性ウイルス性上気道炎（風邪症候群），急性咽頭・扁桃炎などがあるが，重篤化すると扁桃周囲炎・膿瘍や急性喉頭蓋炎を引き起こし，生命に危険を及ぼすので注意が必要である（❶）．
- 咽頭炎と喉頭炎の発症部位は近いが，その病態は異なっている．両者とも各種ウイルス感染が先行することが多いが，咽頭領域はリンパ組織に富み二次性の細菌感染へと移行する場合が少なくない．一方で，通常の喉頭炎ではウイルス感染が主体であり，細菌性は声門下喉頭炎や重篤な急性喉頭蓋炎の病態を呈する．

咽頭炎と喉頭炎病態が異なる

- 急性喉頭炎では下気道症状（咳，痰）が主症状となり，日常診療上注意しなければならないのは，急性気管支炎との鑑別である．
- 急性咽喉頭炎には，風邪症候群の部分症または続発症の占める割合が多いが，多様なウイルス感染（アデノウイルス，インフルエンザウイルス，RS

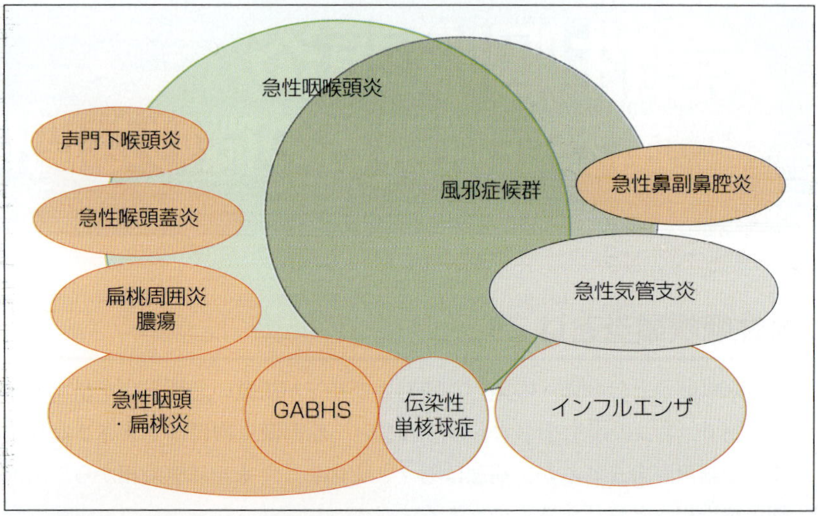

❶風邪症候群と鑑別すべき 急性気道感染症

急性咽喉頭炎とは，広く咽頭・喉頭粘膜やリンパ組織の炎症を惹起する病態であり，急性咽喉頭炎の所見を示す急性上気道感染症には，急性ウイルス性上気道炎（風邪症候群），急性咽頭・扁桃炎などがある．病態は刻々と変化し，ウイルス感染相から二次的細菌感染相へと移行するものもある．

ウイルス，ライノウイルス，コロナウイルス，パラインフルエンザウイルスなど）が先行して，細菌（A 群 β 溶連菌〈GABHS〉，肺炎球菌，インフルエンザ菌，ブドウ球菌など）の二次感染に移行することもある．

- 欧米における「急性咽頭・扁桃炎の診療ガイドライン」では，急性所見を示す咽頭・扁桃炎のうち A 群 β 溶連菌性のものを迅速抗原検出検査にて診断し，それ以外の咽頭・扁桃炎はすべて対症療法にとどめるという治療方針が広く採用されている[1]．
- 一方，日本では扁桃炎研究会にて提唱された「急性咽頭・扁桃炎の診療方針」があるので，これを参考に❷に診断手順を示す[2]．

①患者の発熱，咽頭痛，嚥下痛などの臨床症状と，身体所見，とくに咽喉頭や扁桃の発赤・腫脹，扁桃の膿栓付着などの局所所見から急性咽喉頭炎と診断するとともに，その重症度を判定する．

②ウイルス性か細菌性かを鑑別する．しかし，必ずしも容易ではなく，発症からの時間経過や症状の変化も参考に類推する．鑑別には次の③の諸検査が有用である．一般に急性ウイルス性上気道炎（風邪症候群）では咽喉頭以外に水溶性鼻漏を伴うことが多く，血液検査でも細菌性に比べて炎症反応が軽度であることが多い．しかし，ウイルスによっては咽頭痛や発熱が主体であったり，咽頭所見も偽膜性扁桃炎の様相を呈することもある．ウイルス性を示唆する参考所見としては，咽頭粘膜のびまん性のびらん，アフタ形成，アフタ性歯肉炎・口唇炎などの多様な粘膜病変がある．

③ウイルス感染症の流行時期や強く疑われる病原体の迅速抗原検出検査，細菌検査（結果が出るまで時間がかかる），場合によっては血液・生化学検

❷急性咽喉頭炎の診断手順と対応

問診	咽頭痛の程度 嚥下可能か 鼻症状・発熱・全身症状 咳の程度と性状	➡	補液？ 入院？ ウイルス性？ 気管支炎？
耳鼻咽喉科診察	開口障害 扁桃所見・頸部リンパ 喉頭蓋・披裂部腫脹	➡	扁桃周囲膿瘍？→切開 細菌性？ IM? 喉頭蓋炎→気道確保？
画像診断	気管支，肺病変 扁桃周囲膿瘍 頸部膿瘍	➡	気管支炎，肺炎の鑑別 膿瘍腔の確認→切開？ 進展範囲の確認→手術
血液検査	白血球増多 炎症反応	➡	重症度の判定→入院？
病原体迅速検査	A 群 β 溶連菌 インフルエンザウイルス， RS ウイルス	➡	個別の鑑別診断

ウイルス性か細菌性かを鑑別することは，必ずしも容易ではないが，発症からの時間経過や症状の変化を参考に類推することは重要である．重篤化すると扁桃周囲炎・膿瘍や急性喉頭蓋炎を引き起こすので注意が必要である．

（坂東信幸ほか．咽頭・扁桃炎のマネジメント．医薬ジャーナル社；2009[2] より）

査や胸部 X 線検査などの鑑別スクリーニング検査を行って除外診断を進めることになる．

④必ず鑑別すべき疾患としては，扁桃周囲炎・膿瘍や急性喉頭蓋炎があり，見逃すと急激な呼吸困難をきたしたり，深頸部膿瘍やさらには縦隔膿瘍を起こして生命に危険を及ぼす．また，急性気管支炎やその他の下気道感染症，肺炎などとの鑑別も必要となることがある（❸）.

- 現在市販されている迅速抗原検出迅速診断キットには，A 群 β 溶連菌，肺炎球菌，A，B 型インフルエンザウイルス，RS ウイルスなどがある．RS ウイルス検査は保険適用に注意が必要であるが，インフルエンザウイルスと RS ウイルスを同時に迅速診断可能なキットも市販されている．
- 以上，診断手順をまとめると，欧米では基本的に A 群 β 溶連菌以外の急性咽頭・扁桃炎は風邪症候群に準じた扱いであるのに対して，日本ではさらに鑑別可能なウイルス性感染症をすみやかに診断したうえで，残った急性咽頭・扁桃炎症例に対しては重症度によって後に述べるような治療アルゴリズムを提唱している．

急性咽喉頭炎の鑑別診断

- 伝染性単核球症（EB ウイルス感染症）やインフルエンザ，小児の場合にはヘルパンギーナ，手足口病，咽頭結膜炎，急性声門下喉頭炎（いわゆる仮性クループ）なども考えられる．
- 最も注意すべき鑑別診断は，急性喉頭蓋炎と急性気管支炎である．いずれも

咽頭痛では必ず急性喉頭蓋炎を除外しなければならない

舌圧子などによる視診だけではみることのできない部位であり，とくに急性喉頭蓋炎は救急外来で耳鼻咽喉科医以外の医師による見落としが起こりやすい．日常臨床において多くの耳鼻咽喉科医が実践していると思われるが，咽頭痛を主訴に受診した患者には必ず喉頭のチェックをすべきである．

- ❹に典型的な急性喉頭蓋炎および膿瘍形成例の内視鏡所見，単純 X 線検査頸部側面，頸部造影 CT 像を示す．❹-a のようにピンポン球のように喉頭

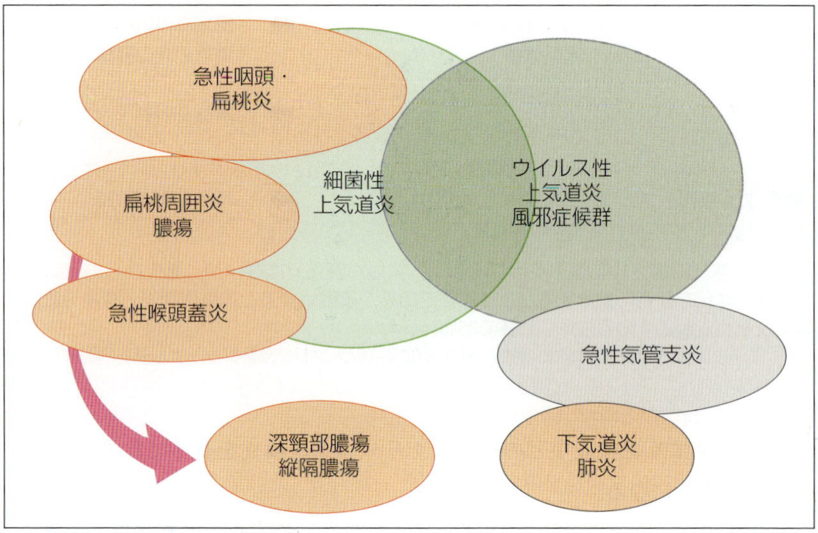

❸急性上気道感染症の重篤化

必ず鑑別すべき疾患としては，扁桃周囲炎・膿瘍や急性喉頭蓋炎があり，見逃すと急激な呼吸困難をきたしたり，頸部膿瘍やさらには縦隔膿瘍を起こして生命に危険を及ぼす．また，急性気管支炎やその他の下気道感染症，肺炎などとの鑑別も必要となる．急性喉頭炎では下気道症状（咳，痰）が主症状となり，日常診療上注意しなければならないのは，急性気管支炎との鑑別である．

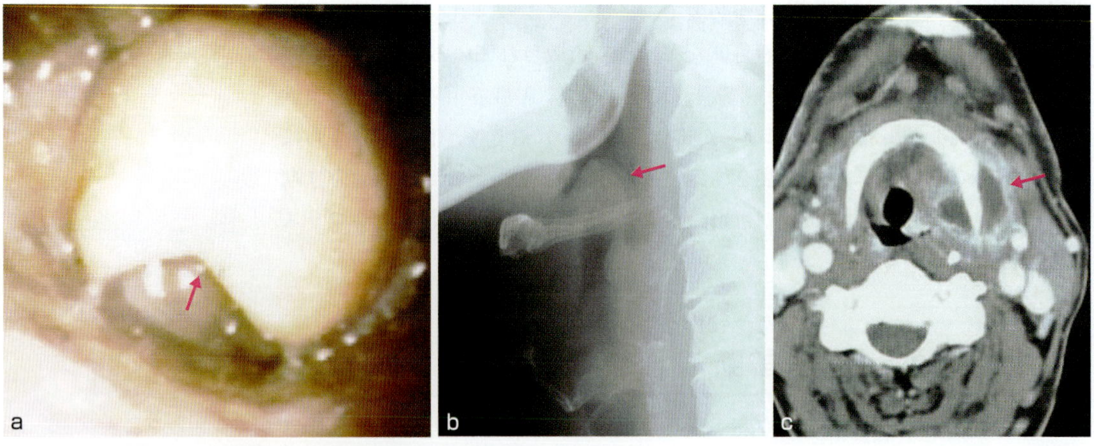

❹急性喉頭蓋炎，および膿瘍形成症例（成人）

a：喉頭軟性ファイバースコープでは喉頭蓋がピンポン球状に腫脹し声門が視認できない．
b：頸部単純 X 線写真（側面像）では喉頭蓋の腫脹で，finger-print sign を認める．
c：頸部造影 CT 検査では甲状軟骨周囲に膿瘍形成がみられる．

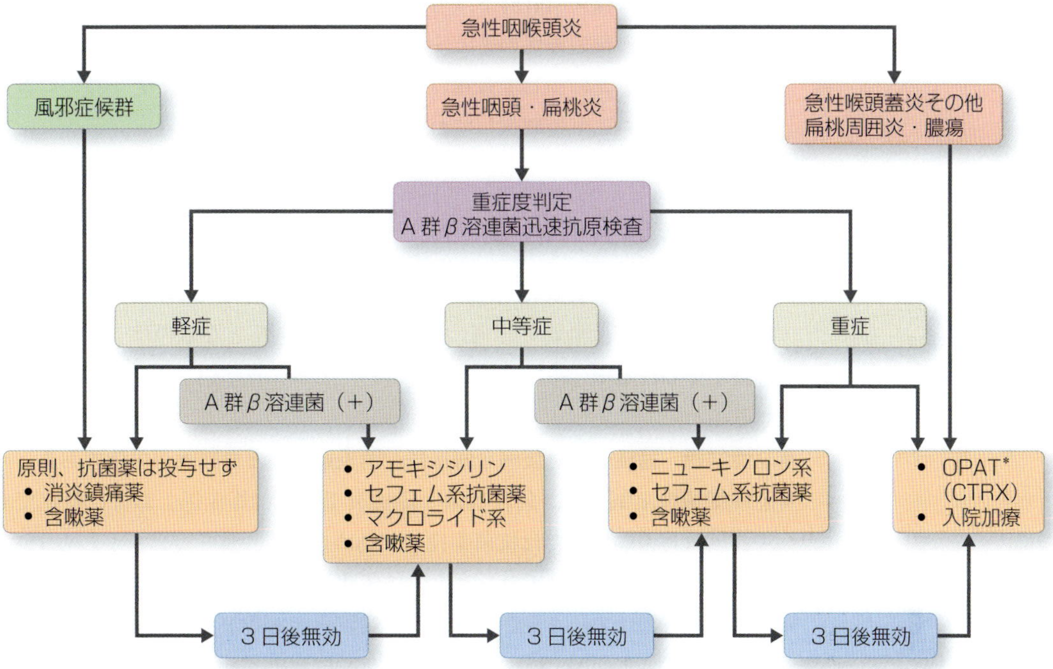

❺急性咽喉頭炎の治療アルゴリズム

風邪症候群や軽症例では特殊例を除き，原則として抗菌薬投与は行わない．A群β溶連菌が検出された場合には，1ステップアップした治療を施す．

*OPAT: outpatient parenteral antimicrobial therapy（外来静注抗菌薬治療）.

蓋が腫脹した状態でも酸素飽和度（O_2Sat）は低下しない．低下するのは窒息寸前となったときであるから，O_2Satはモニタリングにはならない．

- 確定診断のためには喉頭の視診が重要であるが，小児では舌圧子の刺激やファイバースコープ検査をするだけで完全気道閉塞を突然引き起こすおそれがあるので，要注意である．アメリカにおいてはHibワクチンが定期接種となる以前，B型インフルエンザ菌による小児の喉頭蓋炎が多くみられたが，小児で上気道性（吸気性）喘鳴を認め喉頭蓋炎が疑われる場合には，患者を入院させたうえで最先端の気道介入が実施できる手術室で（かつ麻酔科医と小児科医の立ち会いのもとで）のみ，喉頭内視鏡検査を行うべきであるとされている．
- 成人では通常，軟性ファイバースコープによる重症度を含めた診断を安全に施行できるが，気道が重度に閉塞した成人では，軟性ファイバースコープ検査の際に気管内挿管も行うべきであるとの考えもある．それ以外の成人では即時の気管内挿管の必要はないものの，経過観察中はベッドサイドに挿管セットと輪状甲状膜切開キットを用意しておかなければならない．
- 保存的治療の主体は，抗菌薬とステロイドである．経口摂取が困難ならば，経静脈投与による補液も必要である．経過観察中は頻繁に気道障害を観察する必要がある．
- 日本における急性喉頭蓋炎ガイドラインはなく，気道確保の方法も一定ではないが，一般には局所麻酔下，もしくは挿管全身麻酔下に気管切開が行われる場合が多い．気道確保のタイミングの判断基準に一律のものはないが，経過観察をすることに少しでも迷いがある場合には，助手の手と手技の時間に余裕のあるうちに気道確保しておいたほうがよい．

急性咽喉頭炎の治療（❺）

★1
日本呼吸器学会ガイドライン「成人気道感染症診療の基本的考え方」．

★2
扁桃研究会による臨床指針．

- 急性ウイルス性上気道炎，いわゆる「風邪症候群」はウイルスによる感染症なので，抗菌薬は無効★1 [3]．とされ，抗菌薬が適応となるのは二次性の細菌感染が疑われる場合や細菌感染を合併したときに重症化しやすい場合に限られる．
- 急性咽頭・扁桃炎の軽症例も同様に，消炎鎮痛薬と含嗽薬が主体である．
- 急性細菌性上気道炎，急性咽頭・扁桃炎では，中等症以上および軽症でもA群β溶連菌陽性例では抗菌薬投与が勧められる．重症度にかかわらず，A群β溶連菌陽性例には1ランク上の抗菌薬治療を行う★2 [2]．
- 抗菌薬の選択はアモキシシリンが第一選択薬であるが，セフェム系抗菌薬も適応である．重症例ではニューキノロン系抗菌薬（とくに血中濃度が高く維持できるガレノキサシン）が有効である．
- 扁桃周囲炎・膿瘍，急性喉頭蓋炎では強力な抗菌薬治療と外科的治療（切開排膿，気道確保）が必要である．

（伊藤真人）

引用文献

1）Bisno AL, et al. Practice guidelines for the diagnosis and management of group A streptococcal pharyngitits : Infectious Dieseases Society of America. Clin Infect Dis 2002 ; 35 (2) : 113-25.
2）坂東信幸，原渕保明．成人の診療．咽頭・扁桃炎のマネジメント．山中　昇編．大阪：医薬ジャーナル社；2009．p.200-8.
3）日本呼吸器学会呼吸器感染症に関するガイドライン作成委員会．成人気道感染症診療の基本的考え方．東京：日本呼吸器学会；2003.

クループ症候群

疾患の概念

- 急性の喉頭狭窄により，吸気性喘鳴や犬吠様咳嗽，嗄声などを呈する疾患を総称してクループ症候群とよぶ[1]．❶に急性の上気道狭窄の原因となる疾患をあげる★1．
- 一般的にはウイルス感染による急性喉頭炎，急性喉頭気管支炎，急性喉頭気管気管支炎を狭義のクループ症候群として取り扱う[1,2]．いずれも声門下の炎症を主体とするが，実際の臨床で気管，気管支への炎症の波及の有無を明確に区別することは難しい[3]．
- 細菌性の急性喉頭蓋炎は重篤で緊急性を伴う疾患であり，区別して対応する必要がある．
- ここでは代表的な疾患である急性喉頭気管気管支炎（狭義のクループ）と急性喉頭蓋炎について，小児への対応を中心に述べる．

★1
感染性のクループは，以前は喉頭ジフテリアによる「真性クループ」と，その他の原因による「仮性クループ」に分けて扱っていた．しかし，ジフテリアがほとんどみられなくなったことから，現在ではこの分類は用いられなくなった．

急性喉頭気管気管支炎と急性喉頭蓋炎が重要である

急性喉頭気管気管支炎（狭義のクループ）

病因と病態

- 主にウイルス感染による．パラインフルエンザウイルスが3/4を占め，アデノウイルス，RSウイルス，インフルエンザウイルスなども原因となる[1]．
- 上気道で最も内腔が狭い声門および声門下に感染による浮腫が起こり，気道狭窄をきたす．とくに低年齢児は気道径が狭く，粘膜下組織が疎で血管やリンパ管に富むため，炎症により容易に狭窄を起こしやすい．

疫学

- 好発年齢は6か月から3歳である[4]．性別では男児に多く[1]，季節的には晩秋から冬に多い[3]とされる．
- 時に反復する小児がみられ，先天性あるいは後天性の軽度な声門下狭窄の既存による場合があることが指摘されている[3]．

症状

- 多くは1～3日程度の感冒症状に続発して嗄声，犬吠様咳嗽が生じる．重症化すれば吸気性喘鳴，呼吸困難，陥没呼

❶クループ症候群をきたす疾患

感染性	非感染性
急性喉頭炎 急性喉頭気管支炎 急性喉頭気管気管支炎 （狭義のクループ） 急性喉頭蓋炎 喉頭ジフテリア （真性クループ）	異物 外傷 痙性クループ 血管運動性浮腫

❷ Westley の Croup score

項目＼点数	0	1	2	3	4	5
吸気性喘鳴	なし	興奮時	安静時			
陥没呼吸	なし	軽度	中等度	高度		
呼吸音	正常	減弱	高度に減弱			
チアノーゼ	なし				興奮時	安静時
意識状態	清明					不穏
合計点：≦2 軽症，3〜5 中等症，6〜11 重症，≧12 呼吸不全						

（Johnson D. Clin Evid（Online）2009[4] ／Westley CR, et al. Am J Dis Child 1978[5] より作成）

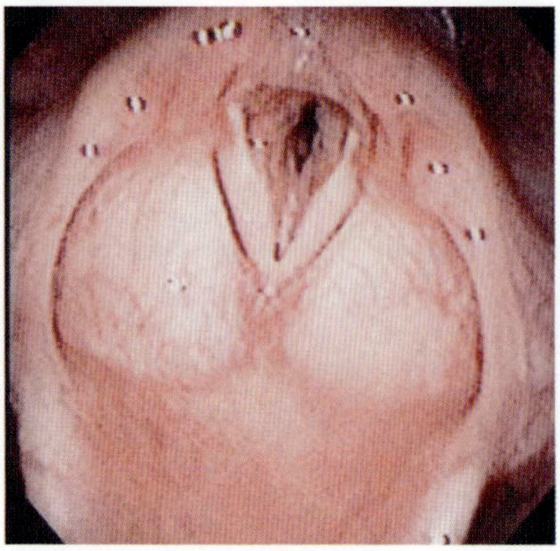

❸声門下に著明な狭窄をきたした急性喉頭気管気管支炎（5 歳，女児）

吸などをきたす．

- 通常，症状は 48 時間以内に軽快するが，まれに呼吸不全，呼吸停止に至ることがある[4]．

診断

臨床症状と理学所見

- 急性に発症，進行する特徴的な咳嗽を主とした症状と理学所見により，ある程度の診断は可能である．確定診断には以下に述べる喉頭内視鏡検査，X 線検査が有用であるが，呼吸障害が高度な場合はこれらに徒らに時間をかけてはならず，気道確保のための治療を優先する．
- 重症度の評価には Westley の Croup score（❷）[4,5] があるが，やや煩雑である．臨床現場では患児の呼吸状態や意識状態などの全身状態，経皮的酸素飽和度（SpO_2）などから総合的かつ迅速に判断する．

診断の第一は臨床症状と理学所見による

喉頭部 X 線写真

- 声門下の浮腫によって気管透亮部が狭小化し，正面像で尖塔様に見える steeple sign あるいは pencil sign がみられる．

喉頭内視鏡検査（ファイバースコピー）

- 侵襲による呼吸状態の悪化を避けるため，安易な喉頭内視鏡検査は慎むべきとする意見もある．しかし，SpO_2 モニターを装着し，急変時には酸素投与と緊急気道確保ができる体制下で，小児の喉頭内視鏡検査に習熟した耳鼻咽喉科医が行うのであれば，病変を直接観察できる本検査は確定診断と重症度の評価にきわめて有用である（❸）．

条件が整えば喉頭内視鏡検査は有用である

鑑別診断

- 急性喉頭蓋炎との鑑別は重要である．細菌性気管炎，異物などの他疾患も除外しなければならない．

治療

ステロイド

- 軽症例では経口ベタメタゾン（リンデロン®散，リンデロン®シロップ）0.15〜0.6 mg/kg の単回投与が推奨される．欧米でのデキサメタゾンとプラセボによる複数のランダム化比較試験（RCT）では，再受診率の減少，クループ症状の持続期間の短縮，患児と保護者双方において睡眠障害の改善などの有用性が報告されている[4)]．
- 中等症〜重症例の場合は，年齢や全身状態などにもよるが，原則として入院管理としたうえで輸液ルートを確保し，ベタメタゾン（リンデロン®注）またはデキサメタゾン（デカドロン®注）0.15〜0.6 mg/kg/ 回を静注する．症状が持続する場合は 12 時間ごとに再投与を繰り返す．欧米では中等症〜重症例に対し，デキサメタゾンの筋注または経口投与，エピネフリン（アドレナリン）のネブライザー，ブデソニドのネブライザーが推奨されている（❹）[4)]．

❹クループ症候群の治療

程度	治療
軽症例	• デキサメタゾンまたはベタメタゾンの経口単回投与
中等症〜重症例	• デキサメタゾンまたはベタメタゾンの経口投与あるいは筋注（日本では通常静注） • エピネフリンのネブライザー • ブデソニドのネブライザー
重症の呼吸不全	• エピネフリンのネブライザー • NG チューブからのコルチコステロイド投与 • 酸素吸入

有効性が認められていないもの：抗菌薬，加湿，鎮静薬など．

（Johnson D. Clin Evid（Online）2009[4)] をもとに作成）

治療の基本はステロイド全身投与とエピネフリン吸入である

エピネフリンのネブライザー

- 0.1 %エピネフリン（ボスミン®0.1 %）0.1〜0.2 mL を生理食塩水 2 mL で希釈し，吸入させる．効果は 10〜30 分以内に現れるが，持続時間は長くないので注意が必要である[4)]．効果が十分に得られない場合は，30 分おきに数回までの反復吸入は可能とされる[1)]．

その他

- SpO_2 モニタリングを行い，必要に応じて酸素投与を行う．重症例では気管内挿管を要することもある．通常より 0.5〜1 mm 細い気管チューブを選択し，麻酔科医と連携して熟練した医師が行う[6)]．
- クループ症候群に対しては，重症度のいかんにかかわらず抗菌薬の有効性を示す報告はない[4)]．本症候群はもともとウイルス感染症であり，細菌感染の合併がなければ通常は抗菌薬は不要である．

急性喉頭蓋炎

病因

- 細菌感染により，急激に喉頭蓋およびその周囲の炎症性腫脹をきたす．ほとんどがインフルエンザ菌 b 型（*Haemophilus influenzae* type b：Hib）によるもので，肺炎球菌，A 群 β 溶連菌なども起炎菌となる．

疫学

- 好発年齢は 2〜6 歳とされる[1)]．男女差や季節性はない．

★1
Hib ワクチンは，わが国では2008年12月に任意接種が可能となった．現在多くの自治体で公費負担制度が導入され，普及が進んでいる．

- 海外ではHibワクチンの普及により小児例が減少し成人例が優位となっていることが報告されており[7,8]，今後わが国でも疫学的な変化が生じると考えられる★1．

症状

急激に進行する呼吸状態や全身状態の悪化に注意する

- 突然の高熱と咽頭痛で始まることが多い．嚥下困難，流涎，吸気性喘鳴，呼吸困難などが急速に進行し，不穏状態，意識障害，ショック状態に至ることもある．
- 呼吸困難に対し，患児は座位で開口し，下顎を前方に突き出して上気道を広げるような姿勢（sniffing position）をとるようになる．

診断

咽頭所見の割に症状が重篤である

- 口腔内からみた咽頭の所見に比して重篤な症状であれば本症を考える．舌圧子による観察や喉頭内視鏡検査によって突発的な窒息をきたす可能性があり，禁忌とする意見もあるが，実際には症状や理学所見のみから急性扁桃炎や扁桃周囲膿瘍などと鑑別することは難しい．
- 喉頭内視鏡検査で喉頭蓋が球状に腫脹しているのを確認できれば確定診断が可能である．頸部高圧X線写真の側面像で，喉頭蓋が腫脹してドーム状にみえるいわゆるthumb signも参考となる．

気道確保を最優先に検査を選択し，迅速に診断する

- 呼吸状態が悪化している場合には，検査よりも気道確保を優先させる．症状が急激に進行する場合もあり，緊急気道確保と酸素投与の体制のもとで内視鏡検査，X線検査の適否と優先順位を迅速に判断しなければならない．

治療

基本的注意

- 入院管理とし，点滴ルートの確保を行う．その間も呼吸困難に備えて緊急気道確保の準備は不可欠であり，小児科医や麻酔科医などと連携しておくことが望ましい．SpO_2をモニターし，必要に応じて酸素投与を行う．

薬物治療

保存的治療は抗菌薬とステロイドの静注である

★2
セフトリアキソン〈ロセフィン®〉25 mg/kg/回を1日2回，セフォタキシム〈クラフォラン®〉25 mg/kg/回を1日4回，など．

- 抗菌薬の全身投与を行う．Hibの感染を考え，髄膜炎に準じて第三世代セフェム系[9]★2 あるいはカルバペネム系[10]の静注を行う．肺炎合併例ではスルバクタム・アンピシリン（ユナシン-S®）150 mg/kgを1日3〜4回に分けて投与する場合もある．
- ステロイドとしてはデキサメタゾン0.1 mg/kg/回を1日2回，あるいはヒドロコルチゾン5 mg/kg/回を1日2回静注する．
- 呼吸状態がある程度保たれていて，可能であれば，エピネフリン，またはこれにステロイドを加えたネブライザーを行う．

気管内挿管，気管切開

- 薬物治療で改善しなければ，通常より0.5〜1 mm細いチューブにより気管

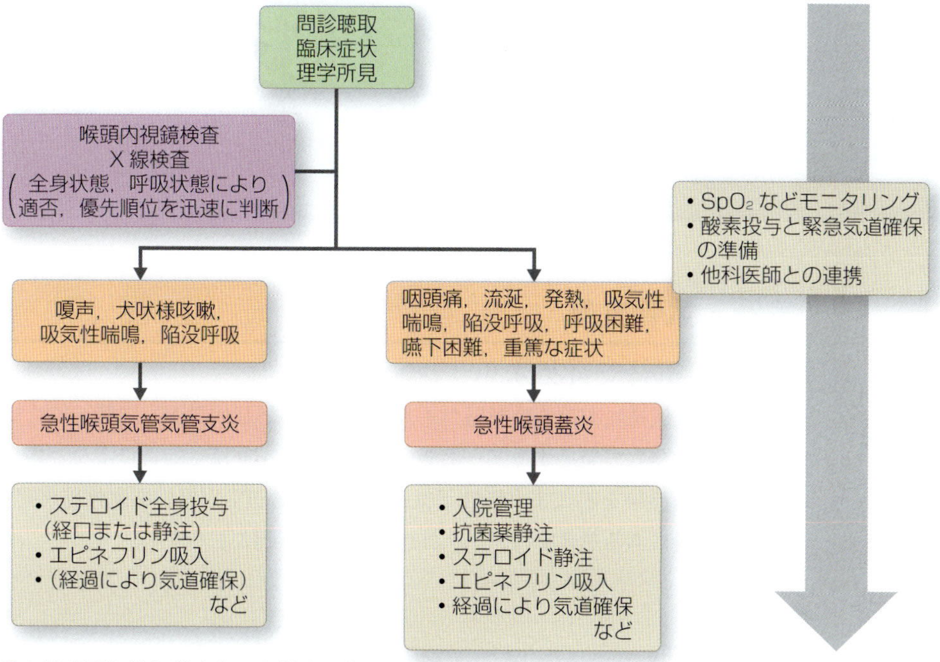

❺急性喉頭気管気管支炎と急性喉頭蓋炎の対応

内挿管を試みる．困難であれば，早めに経皮的気道確保に切り替える．

- リスクが高いことから，まずは市販のキットあるいは12～16Gの静脈留置針で輪状甲状膜穿刺を行い，直ちに気管切開を行うことが推奨されている[10]．

- 以上，急性喉頭気管気管支炎と急性喉頭蓋炎の対応について❺にまとめた．

（増田佐和子）

引用文献

1）堤　裕幸，要藤裕孝．クループ症候群（仮性クループ）．耳喉頭頸 2012；84：936-8.
2）津村直幹．クループ症候群．加藤裕久編．ベッドサイドの小児の診かた．第2版．東京：南山堂；2001．p.357.
3）工藤典代．小児炎症性喉頭疾患の病態，治療と呼吸管理．JOHNS 2003；19：1577-80.
4）Johnson D. Croup. Clin Evid（Online）. 2009 Mar 10；2009. pii：0321.
5）Westley CR, et al. Nebulized racemic epinephrine by IPPB for the treatment of croup：A double-blind study. Am J Dis Child 1978；132：484-7.
6）浦田　純，川﨑一輝．急性喉頭気管支炎（ウイルス性クループ）．日本小児耳鼻咽喉科学会編．小児耳鼻咽喉科治療指針．東京：金原出版；2009．p.298-301.
7）Guldfred LA, et al. Acute epiglottitis：Epidemiology, clinical presentation, management and outcome. J Laryngol Otol 2008；122：818-23.
8）Wood N, et al. Epiglottitis in Sydney before and after the introduction of vaccination against *Haemophilus influenzae* type b disease. Intern Med J 2005；35：530-5.
9）原　浩貴．急性喉頭蓋炎．急性喉頭気管支炎（ウイルス性クループ）．日本小児耳鼻咽喉科学会編．小児耳鼻咽喉科治療指針．東京：金原出版；2009．p.294-7
10）益田　慎．急性喉頭蓋炎で緊急に行うことは？　JOHNS 2012；28：481-3.

気管・気管支炎，肺炎

気管・気管支炎

気管・気管支炎とは

- 多くは，上気道における呼吸器ウイルスによる風邪症候群が，気管・気管支に波及，続発して発症する．一部で，インフルエンザ菌や肺炎球菌などの二次性の細菌感染を起こす．慢性下気道感染症やCOPD（慢性閉塞性肺疾患）などが基礎にある患者では，二次性の細菌感染を起こしやすい．

診断

臨床症状

- 上気道炎症状に引き続いて咳嗽が始まり，粘液性または膿性の喀痰を伴うようになる．発熱を伴うことが多いが，数日で解熱する．

検査所見

胸部Ｘ線にて浸潤影は認められない

- 胸部X線では浸潤影は認められない．
- 血液検査では，細菌による二次感染を起こすと，白血球数，好中球数の増加，CRPの上昇の程度が強くなる．

治療

- 主に，安静・保温と水分・栄養摂取による対症療法を行う．
- 咳嗽や喀痰が多いときは，鎮咳薬や去痰薬の投与を適宜行う．
- 細菌の二次感染を疑うときは，抗生物質の投与を行う．
  クラブラン酸・アモキシシリン（オーグメンチン®）375 mg × 3～4回
  レボフロキサシン（クラビット®）500 mg × 1回
- マイコプラズマや肺炎クラミジア，百日咳菌などを疑う場合．
  クラリスロマイシン（クラリス®）200 mg × 2回
  アジスロマイシン水和物（ジスロマック®）500 mg × 1回，3日間内服

肺炎

- 肺炎は発症した環境の相違により，市中肺炎（病院外で日常生活をしていた人），医療・介護関連肺炎（老人施設や在宅介護，長期療養型病院に入院している人），院内肺炎（入院48時間以降に発症した人）に分類される．

- 主に，市中肺炎を中心に説明する．

肺炎とは

- 病原微生物が肺に侵入して，急性の炎症をきたしたものである．
- 呼吸器感染症状，炎症反応，胸部X線で異常陰影が認められる．
- 細菌性肺炎（肺炎球菌，インフルエンザ桿菌など）と非定型肺炎（マイコプラズマ，クラミジアなど）に大きく分かれる．

細菌性と非定型肺炎に分かれる

診断

- 咳嗽，喀痰，発熱，呼吸困難，胸痛などの自覚症状を示す．脱水，酸素飽和度（SpO_2）の低下，意識障害，血圧の低下などの所見を示す．
- 血液検査を行い，白血球数の増加とCRPの上昇を認める．
- 胸部X線やCTで，新たに浸潤影やすりガラス影を認める．
- 原因微生物の検索を行う．
  - ①喀痰のグラム染色と培養：原因菌の検索のため，治療開始前に必ず検体を採取しておく．長引く咳や痰のある患者では，結核の可能性も疑い，抗酸菌検査（塗抹，培養，PCR）も行う．
  - ②迅速検査：肺炎球菌とレジオネラ（尿），マイコプラズマIgM抗体（血液），インフルエンザウイルス（鼻腔ぬぐい液）があるが，感度と特異度とも十分ではないことに注意する．

治療前に痰を採取し原因微生物の検索を行う

鑑別診断

- 心不全★1，肺癌，びまん性肺疾患（間質性肺炎，薬剤性肺炎）などの鑑別を行う．

★1
X線で心拡大，肺門より末梢に広がる陰影を認める．

治療（❶）

- 肺炎の重症度（軽症，中等症，重症，超重症）を分類し，治療の場所（外来，入院，ICU）の目安を決定する．
- 原因菌を推定し治療薬を決定する．腎機能障害があれば投与量を減量する．
- 原因菌として，肺炎球菌，インフルエンザ菌が多く，若年者ではマイコプラズマ，高齢者では誤嚥性肺炎が多い傾向がある．
- 原因菌が不明の場合も多く，細菌性か非定型肺炎かの鑑別を行う．
- 治療開始2〜3日目に再診して効果を判定，7〜14日目に再診する．
- 抗菌薬終了の指標として，解熱（37℃以下），白血球数（正常化），CRP（最高値の30％以下），X線像の著明な改善があげられる．
- 免疫不全患者では，結核菌，ニューモシスチス（*pneumocystis carinii*），真菌など，さまざまな微生物による感染の可能性がある．可能な限り検体の採取や血清検査を行い，原因微生物の同定に努める．

重症度の判定（❷）

- 5つの項目のうち，何項目を有するかで，治療の場所の目安を決定する．

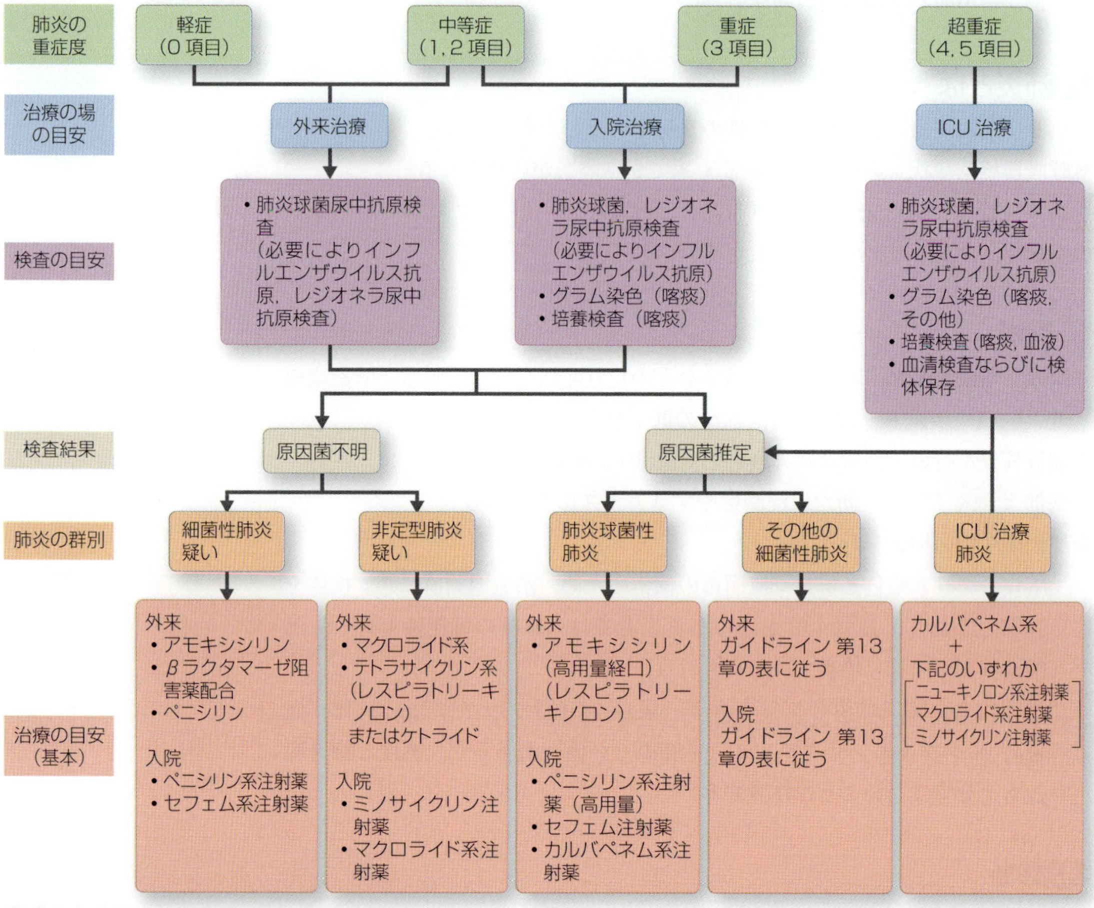

❶成人市中肺炎初期治療の基本フローチャート

（日本呼吸器学会．成人市中肺炎診療ガイドライン．2007[2] より）

- しかし，高齢者や全身状態不良な患者は，入院で治療を行う．

原因菌不明の症例（❸）

- 非定型肺炎では，ペニシリンやセフェム系が無効であるため，細菌性か非定型肺炎かの鑑別を行う．
- 5 項目または 6 項目のうち，合致した項目数により鑑別する．
- なお，原因菌が判明すれば（耐性菌の予防のため）狭域の抗菌薬に変更する．

細菌性肺炎疑い

細菌性肺炎疑い

外来治療の場合

- 基礎疾患や危険因子がない場合：
  クラブラン酸・アモキシシリン（オーグメンチン®）375 mg × 3〜4 回
- 慢性の呼吸器疾患，最近の抗菌薬使用歴，ペニシリンアレルギーなどのある場合：
  レボフロキサシン（クラビット®）500 mg × 1 回
- 注射薬を使用する場合：1 日 1 回の投与が可能であり，とくに肺炎球菌に有

❷肺炎の重症度分類

使用する指標
1. 男性 70 歳以上，女性 75 歳以上 2. BUN 21 mg/dL 以上または脱水あり 3. SpO_2 90 %以下（PaO_2 60 Torr 以下） 4. 意識障害* 5. 血圧（収縮期）90 mmHg 以下
重症度分類
軽症　：上記 5 つの項目のいずれも満足しないもの 中等症：上記項目の 1 つまたは 2 つを有するもの 重症　：上記項目の 3 つを有するもの 超重症：上記項目の 4 つまたは 5 つをゆうするもの ただし，ショックがあれば 1 項目のみでも超重症とする
重症度分類と治療の場の関係

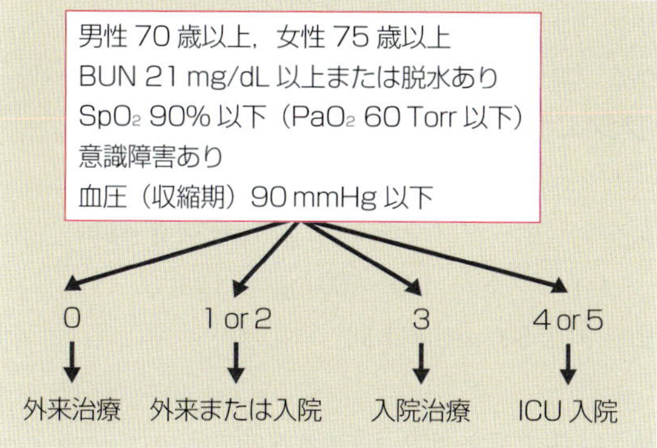

（日本呼吸器学会．成人市中肺炎診療ガイドライン．2007[2] より）

❸細菌性肺炎と非定型肺炎の鑑別

鑑別に用いる項目
1. 年齢 60 歳未満 2. 基礎疾患がない，あるいは，軽微 3. 頑固な咳がある 4. 胸部聴診上所見が乏しい 5. 痰がない，あるいは，迅速診断法で原因菌が証明されない 6. 末梢血白血球数が 10,000/μL 未満である
鑑別基準
上記 6 項目を使用した場合； 6 項目中 4 項目以上合致した場合　非定型肺炎疑い 6 項目中 3 項目以下の合致　細菌性肺炎疑い この場合の非定型肺炎の感度は 77.9 %，特異度は 93.0 %
上記 1 から 5 までの 5 項目を使用した場合； 5 項目中 3 項目以上合致した場合　非定型肺炎疑い 5 項目中 2 項目以下の合致　細菌性肺炎疑い この場合の非定型肺炎の感度は 83.9 %，特異度は 87.0 %

（日本呼吸器学会．成人市中肺炎診療ガイドライン．2007[2] より）

効である．

セフトリアキソンナトリウム（ロセフィン®）2 g × 1

入院治療の場合

- 基礎疾患がない，またはあっても軽い場合：
  - スルバクタム・アンピシリン（ユナシン S®）1.5 g × 4 回
  - セフトリアキソンナトリウム（ロセフィン®）2 g × 1
- 慢性の呼吸器疾患がある場合：
  - メロペネム三水和物（メロペン®）0.5 g × 2〜3 回
  - レボフロキサシン注射薬（クラビット®）500 mg × 1 回

非定型肺炎

外来治療の場合

- 基礎疾患がない，またはあっても軽い場合，または若年成人：
  - クラリスロマイシン（クラリス®）200 mg × 2 回
  - アジスロマイシン水和物（ジスロマック®）500 mg × 1 回（3 日間内服）
- 慢性の心疾患，呼吸器疾患のある場合．マイクロライド耐性のマイコプラズマを疑うとき：

非定型肺炎では，マクロライドまたはニューキノロン系の抗生剤を用いる

レボフロキサシン（クラビット®）500 mg × 1 回

入院治療の場合

レボフロキサシン注射薬（クラビット®）500 mg × 1 回

原因菌が推定できた症例

肺炎球菌

外来治療の場合

クラブラン酸・アモキシシリン（オーグメンチン®）375 mg × 3〜4 回

- ペニシリン耐性菌の疑い（65 歳以上，最近の抗菌薬使用），慢性の呼吸器疾患，ペニシリンアレルギーなどのある場合：

レボフロキサシン（クラビット®）500 mg × 1 回

モキシフロキサシン（アベロックス®）400 mg × 1 回

入院治療の場合

スルバクタム・アンピシリン（ユナシン S®）1.5 g × 4 回

セフトリアキソンナトリウム（ロセフィン®）2 g × 1

インフルエンザ菌，クレブシエラ，モラキセラ・カタラーリス

外来治療の場合

クラブラン酸・アモキシシリン（オーグメンチン®）375 mg × 3〜4 回

セフジトレン ピボキシル（メイアクト®）100〜200 mg × 3 回

レボフロキサシン（クラビット®）500 mg × 1 回

入院治療の場合

スルバクタム・アンピシリン（ユナシン S®）1.5 g × 4 回

メロペネム三水和物（メロペン®）0.5 g × 2〜3 回（＊重症例）

黄色ブドウ球菌

外来治療の場合

クラブラン酸・アモキシシリン（オーグメンチン®）375 mg × 3〜4 回

入院治療の場合

スルバクタム・アンピシリン（ユナシン S®）1.5 g × 4 回

グラム染色による貪食像が保菌者との鑑別に有用である

- MRSA 判明時★1：

塩酸バンコマイシン 0.5 g × 4 回

緑膿菌

外来治療の場合

レボフロキサシン（クラビット®）500 mg × 1 回

入院治療の場合

- 以下のなかから感受性のある薬剤を選択し，アミノ配糖体系注射薬の併用を考慮する.

タゾバクタム・ピペラシリン（ゾシン®）4.5 g × 3〜4 回

セフトリアキソンナトリウム（ロセフィン®）2 g × 1

メロペネム三水和物（メロペン®）0.5 g × 2〜3 回

嫌気性菌

外来治療の場合

クラブラン酸・アモキシシリン（オーグメンチン®）375 mg × 3〜4 回

ファロペネム（ファロム®）150〜300 mg × 3 回

入院治療の場合

スルバクタム・アンピシリン（ユナシン S®）1.5 g × 4 回

メロペネム三水和物（メロペン®）0.5 g × 2〜3 回

レジオネラ

急激な進行がありうるので入院治療を行う.

レボフロキサシン注射薬（クラビット®）500 mg × 1 回

ICU 治療肺炎

- 肺炎球菌，緑膿菌，レジオネラ，マイコプラズマなどをカバーする抗菌薬を迅速に投与する．患者の病態に合わせて，①と②を併用する.

①メロペネム三水和物（メロペン®）0.5 g × 2〜3 回

②下記のいずれか：

レボフロキサシン注射薬（クラビット®）500 mg × 1 回

アジスロマイシン水和物注射薬（ジスロマック®）500 mg × 1 回

薬剤耐性菌のリスクがある場合

- 老人施設入所または在宅介護の患者で，90 日以内に抗菌薬の投与歴，入院歴のある人，透析患者などでは，緑膿菌，MRSA などの耐性菌のリスクがあり，入院治療を行う.

タゾバクタム・ピペラシリン（ゾシン®）4.5 g × 3〜4 回

メロペネム三水和物（メロペン®）0.5 g × 2〜3 回

レボフロキサシン注射薬（クラビット®）500 mg × 1 回

- MRSA のリスクがある場合：上記のいずれかに加え，

塩酸バンコマイシン注射薬 0.5 g × 4 回

（玉置　淳，八木理充，落合克律）

引用文献

1）日本呼吸器学会呼吸器感染症に関するガイドライン作成委員会編．日本呼吸器学会「呼吸器感染症に関するガイドライン」成人気道感染症診療の基本的考え方．東京：日本呼吸器学会；2003.

2）日本呼吸器学会呼吸器感染症に関するガイドライン作成委員会編．日本呼吸器学会「呼吸器感染症に関するガイドライン」成人市中肺炎診療ガイドライン．東京：日本呼吸器学会；2007.

3）日本呼吸器学会呼吸器感染症に関するガイドライン作成委員会編．日本呼吸器学会「呼吸器感染症に関するガイドライン」成人院内肺炎診療ガイドライン．東京：日本呼吸器学会；2008.

4）日本呼吸器学会呼吸器感染症に関するガイドライン作成委員会編．日本呼吸器学会「呼吸器感染症に関するガイドライン」医療・介護関連肺炎診療ガイドライン．東京：日本呼吸器学会；2012.

急性鼻副鼻腔炎

急性鼻副鼻腔炎とは

- 急性鼻副鼻腔炎とは，急性に発症し，発症から4週間以内の鼻副鼻腔の感染症で，鼻閉，鼻漏，後鼻漏，咳嗽といった呼吸器症状を呈し，頭痛，頬部痛，顔面圧迫感などを伴う疾患と定義される[1]．

風邪の多くの患者はCT上，副鼻腔に異常をきたす

- 風邪の患者の多くにCTで判別できる異常が副鼻腔にみられる．48〜96時間持続する風邪の成人患者31人で検討したところ，77％に篩骨漏斗の閉塞がみられ，87％に上顎洞，65％に篩骨蜂巣，32％に前頭洞，39％に蝶形洞にそれぞれ陰影がみられた[2]．抗菌薬を服用することなく，2週後のCTでは79％で篩骨漏斗と副鼻腔の陰影が著明改善した[2]ことから，風邪の後に起こる急性ウイルス性鼻副鼻腔炎では抗菌薬を必要としないことがわかった．
- 成人においては急性ウイルス性副鼻腔炎の0.5％から2％[3]が細菌性の急性副鼻腔炎となるが，小児においてはウイルス感染の5％から13％が細菌性の副鼻腔炎となる．
- 急性ウイルス性鼻副鼻腔炎では洞粘膜の炎症性浮腫，洞の自然口の閉塞，粘液線毛輸送機能の低下が起こり，これらは副鼻腔内の分泌物の停滞を起こし，pHを低下させ，酸素濃度を低下させることで細菌の増殖が起こりやすい状況を生む．

ウイルス感染と細菌感染および薬剤感受性

ウイルス感染

ウイルス感染が発端となることが多いが，数日後には細菌感染に移行する

- 急性鼻副鼻腔炎は，感冒の経過中に上気道全般に生じる炎症の一環として発症することが多い．ウイルス感染が発端となることが多いが，数日後には細菌感染に移行する場合が多い．
- 成人の急性鼻副鼻腔炎の上顎洞穿刺による検討では，ライノウイルスが15％に，インフルエンザウイルスが5％に，パラインフルエンザウイルスが3％に，アデノウイルスが2％に検出されている[4]（❶）．
- 小児の鼻腔中の鼻汁から採取された検体からウイルス検索と細菌検査を同時に行った日本での多施設間研究では，ウイルスが単独で検出されたものはなく，ウイルスと細菌，細菌単独が検出されたものが圧倒的に多い[5]．41例の小児の検討で，ウイルスと細菌が同時に検出されたものが12.2％（5例），細菌だけが検出されたものが85.4％（35例），どちらも検出されなかったも

❶急性鼻副鼻腔炎の起炎ウイルスと起炎菌

起炎ウイルスあるいは細菌		平均 %（範囲）	
		成人	小児
ウイルス	ライノウイルス	15	
	インフルエンザウイルス	5	
	パラインフルエンザウイルス	3	2
	アデノウイルス		2
細菌	肺炎球菌	31（20〜35）	36
	インフルエンザ菌	21（6〜26）	23
	肺炎球菌とインフルエンザ菌	5（1〜9）	
	嫌気性菌（バクテロイデス，ペプトストレプトコッカス，フゾバクテリウム属）	6（0〜10）	
	モラクセラ・カタラーリス	2（2〜10）	19
	黄色ブドウ球菌	4（0〜8）	
	化膿性連鎖球菌	2（1〜3）	2
	グラム陰性菌	9（0〜24）	2

（Gwaltney JM Jr, et al. Clin Infect Dis 1996[4] より）

のは 2.4 %（1 例）で，ウイルスだけが検出されたものはなかった．5 例のウイルスの内訳は，ヒトメタニューモウイルス（human metapneumovirus：hMPV）が 5 例，RS ウイルスが 1 例，アデノウイルスが 1 例であった[5]．

細菌感染

- 急性鼻副鼻腔炎の主要起炎菌は，小児については，インフルエンザ菌，肺炎球菌，モラクセラ・カタラーリス（*Moraxella catarrhalis*）の 3 菌種が主たる検出菌であると考えてよい[1]．
- 成人の急性鼻副鼻腔炎の主な起炎菌としては，肺炎球菌，インフルエンザ菌が 2 大起炎菌であり，その他にモラクセラ・カタラーリス，β 溶血性連鎖球菌が起炎菌と考えられる[1]．
- 小児急性鼻副鼻腔炎の上顎洞穿刺により得られた上顎洞貯留液 131 株中，肺炎球菌 40.4 %，インフルエンザ菌 42.7 %，黄色ブドウ球菌 8.6 %，モラクセラ・カタラーリス 3.8 %，溶血性連鎖球菌 2.2 % であった[6]．
- 2007 年に行われたサーベイランス結果報告によると，急性鼻副鼻腔炎から検出された 134 株の内訳は，肺炎球菌が 23.9 %，インフルエンザ菌が 13.5 %，黄色ブドウ球菌が 8.2 %，モラクセラ・カタラーリスが 6.0 % であった．とくに 5 歳以下では肺炎球菌が 33.3 %，インフルエンザ菌が 33.3 %，黄色ブドウ球菌が 0%，モラクセラ・カタラーリスが 20.8 % であった[7]．

薬剤感受性

- 肺炎球菌に対して，小児では，アモキシシリン（AMPC）（アモリン®，サワシリン®，パセトシン®），セフェム系薬ではセフジトレン ピボキシル（CDTR-PI）（メイアクトMS®），セフカペン ピボキシル（CFPN-PI）（フロモックス®），セフテラム ピボキシル（CFTM-PI）（トミロン®）の抗菌活性が高い．インフルエンザ菌についてはBLNAR（βラクタマーゼ非生産アンピシリン耐性インフルエンザ桿菌）が増加しておりペニシリン系薬に対する感受性が低下しているが，経口セフェム系抗菌薬ではCDTR-PIの抗菌活性が高い．アモキシシリン水和物・クラブラン酸カリウム（CVA/AMPC）（オーグメンチン®，クラバモックス®）はBLPAR（βラクタマーゼ産生アンピシリン耐性インフルエンザ桿菌）やβラクタマーゼ産生のモラクセラ・カタラーリスに対する抗菌活性が優れている．成人の場合は，レスピラトリーキノロン系抗菌薬であるレボフロキサシン（LVFX）（クラビット®），メシル酸ガレノキサシン（GRNX）（ジェニナック®），モキシフロキサシン（MFLX）（アベロックス®），シタフロキサシン（STFX）（グレースビット®）が3菌種に対して有効であり，GRNX（ジェニナック®），STFX（グレースビット®）は肺炎球菌に対しても優れた抗菌力を有している[1]．

- アレルギーは慢性および急性副鼻腔炎にかかわる因子として知られており，疫学的には，通年性アレルギー性鼻炎の小児の50％以上にX線検査で副鼻腔の異常を認め，逆に鼻副鼻腔炎患児の25～75％がアレルギー性鼻炎の症状をもつ[8]．

症状

急性ウイルス性鼻副鼻腔炎では特別な治療をしなくても10日以内に治癒する

- 小児においては問診が重要である．急性鼻副鼻腔炎は上気道のウイルス感染に続発して発症する．急性ウイルス性鼻副鼻腔炎では特別な治療をしなくても10日以内に治癒する．しかし，膿性鼻汁が10日以上持続する場合，また，5～7日後に悪化をみる場合は細菌の感染による急性細菌性鼻副鼻腔炎と診断する．したがって，いつから感冒様症状があったか，とくにいつから鼻汁が続いているかを問診で確かめることは，ウイルス性か細菌性かの鑑別に重要である[1]．
- 急性副鼻腔炎がウイルス性か細菌性かの鑑別は容易ではない．しかし，次の3つのうちの1つでもあればウイルス性鼻副鼻腔炎よりは細菌性鼻副鼻腔炎を考える[9]．
  ①急性鼻副鼻腔炎の症状，所見が10日以上続き，改善が認められない．
  ②重篤な症状あるいは39℃以上の発熱，膿性鼻漏，あるいは顔面痛が少なくとも3～4日持続する．
  ③典型的なウイルス性上気道炎が5～6日続き，軽快しているときに発熱，頭痛，鼻漏の増加などの症状，所見の悪化がみられる．
- 顔面痛や頭痛といった症状の有無は重症度の目安ともなり，画像診断の必要性にもつながる重要な問診事項である[1]．
- 成人の急性鼻副鼻腔炎は，鼻閉，鼻漏，後鼻漏，頬部痛，頭痛などの症状を

❷スコアリングと重症度分類

症状・所見		なし	軽度／少量	中等度以上
臨床症状	鼻漏	0	1 （時々鼻を擤む）	2 （頻繁に鼻を擤む）
	不機嫌・湿性咳嗽 （小児）	0	1 （咳がある）	2 （睡眠が妨げられる）
	顔面痛・前頭部痛 （成人）	0	1 （がまんできる）	2 （鎮痛薬が必要）
鼻腔所見	鼻汁 後鼻漏	0 （漿液性）	2 （粘膿性少量）	4 （中等量以上）

軽症：1〜3　中等症：4〜6　重症：7〜8

（日本鼻科学会．日鼻誌 2010[1] より）

問診することにより，ある程度診断できる[1]．

- 糖尿病や喘息，びまん性汎細気管支炎などの下気道疾患の合併は，急性鼻副鼻腔炎のみならず慢性鼻副鼻腔炎の原因となり，難治性や予後を予測するうえで有用な情報となる[1]．重症例では眼窩蜂巣炎や海綿静脈洞炎などを起こすことがあり，眼症状など周辺臓器の症状についても問診する．

診断

- 診断には臨床診断基準が必要である[1]．小児では，①膿性鼻汁，または後鼻漏を確認すること，②湿性咳嗽の有無を確認すること，③細菌検査を行うこと，④臨床症状では発熱，機嫌が悪い，あるいは頭痛などの感冒様症状を確認すること，で臨床基準と考える[1]．
- アレルギーが疑われるとき，鑑別のための鼻汁検査（細胞診断）も有用である．
- 小児の鼻部X線検査の診断能は上顎洞を除いて十分なものではなく，とくに6歳以下の小児では補助診断にすぎない[1]．小児のCTは合併症がなければ行う必要はない．

小児でも成人でも鼻部X線検査は基本的に不要である

- 成人副鼻腔疾患の診断にX線単純撮影を施行してもよいが，診断に有用という科学的根拠に乏しい[10]．X線単純撮影を含む外来での検査はスクリーニング検査であり，高い感度が求められる．それゆえにX線単純撮影は感度が低く，急性副鼻腔炎が疑われる場合にはルーチンに行われるべきものではない[10]．
- 合併症のない小児急性副鼻腔炎にCTを行う必要はない[10]．小児急性副鼻腔炎において，眼窩，頭蓋内などの合併症が疑われる場合にはCTを行うよう勧められる．状況によってはMRIを選択してもよい[10]．X線単純撮影は，感度・特異度ともに低く，多くの論文では必要ないとされている[10]．
- 診療ガイドラインの「急性鼻副鼻腔炎の診断に画像検査は有用か（成人）」の項目では，画像診断は鼻内所見の評価を優先したうえで行うことが望まし

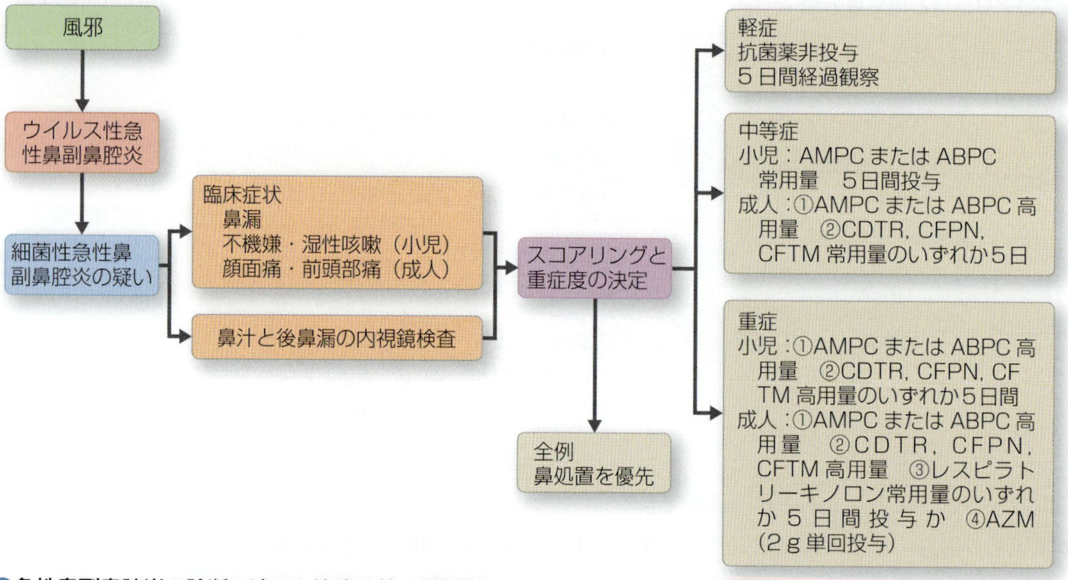

❸急性鼻副鼻腔炎の診断の流れと治療の第一選択薬

（日本鼻科学会. 日鼻誌 2010[1] より）

いとし，内視鏡検査が第一選択であるとしている[1]．成人の急性副鼻腔炎では，症状，経過および鼻内所見で診断でき，X線単純撮影の必要はなく，抗菌薬投与などの治療を開始できる[1]．

- 小児，成人とも臨床症状と鼻汁・後鼻漏の鼻腔所見でスコアリングし，重症度分類を行う[1]（❷，❸）．小児，成人ともに軽症，中等度，重症に分類される．鼻漏と内視鏡所見は小児と成人で共通しており，成人では，顔面痛・前頭部痛，小児では，不機嫌・湿性咳嗽を加えた3項目となっている[1]（❷）．

治療

- ❷の重症度分類により軽症，中等度，重症に分類し，ガイドラインではそれぞれについて方針が示されている[1]．ここでは第一選択薬のみをあげ（❸），処方例を示した（❹）．ガイドラインには第一選択薬にて改善がみられない場合の対応が詳しく記載されている[1]が，ここでは割愛した．

軽症例では抗菌薬非投与とする

- 軽症の急性鼻副鼻腔炎に限って，抗菌薬非投与のうえ，自然経過を観察することが推奨される[1]．急性鼻副鼻腔炎の第一選択薬としてAMPCまたはアンピシリン（ABPC）を投与し，臨床効果と起炎菌から効果が認められない場合にセフェム系抗菌薬を選択する[1]．CDTRは耐性インフルエンザ菌に対してもMIC（最小発育阻止濃度）が低く有効性が期待できる[1]．
- 海外のガイドラインでは，成人でも小児でもAMPCよりはCVA/AMPCを第一選択薬として勧めている[9]．ペニシリン耐性肺炎球菌の多い地方，39℃以上の高熱，化膿性合併症，デイケア通所，2歳未満，65歳以上，最近の入院，1か月以内の抗菌薬の使用，免疫力の低下した患者では，高用量の

❹汎用される抗菌薬の常用量と高用量（処方例）

		小児	成人
AMPC	常用量	サワシリン®，ワイドシリン®，パセトシン® 1日20〜40 mg/kgを3〜4回に分割経口投与	サワシリン®，ワイドシリン®，パセトシン® 1回250 mg（力価）を1日3〜4回経口投与
	高用量	サワシリン®，ワイドシリン®，パセトシン® 1日60〜90 mg/kgを3〜4回に分割経口投与	サワシリン®，ワイドシリン®，パセトシン® 1回500 mg（力価）を1日3回経口投与
CDTR	常用量	メイアクトMS小児用細粒10 %®，9 mg/kg/日	メイアクトMS®（100 mg），3錠/日
	高用量	メイアクトMS小児用細粒10 %®，18 mg/kg/日	メイアクトMS®（100 mg），6錠/日
レスピラトリーキノロン	常用量		クラビット®（500 mg）1錠/日 あるいは ジェニナック®（200 mg）2錠/日
AZM	常用量		ジスロマックSR成人用ドライシロップ® 2 g 1日1回

CVA/AMPC（2 gを1日2回，90 mg/kg/日を1日2回）を勧める[9]．

- CVA/AMPCの急性鼻副鼻腔炎に対する有効性を示す報告が多いが，わが国では，小児，成人ともにCVA/AMPCの急性鼻副鼻腔炎に対する適応がなく，急性鼻副鼻腔炎単独症例に対しては，保険診療上は使用しがたい[1]．
- レスピラトリーキノロン系抗菌薬は小児急性鼻副鼻腔炎に対しては現段階ではエビデンスに乏しく，推奨されない．成人急性鼻副鼻腔炎には中等症例では第二選択薬として，重症例では第一選択薬の一つとして用いる[1]（❸）．
- 抗菌薬の投与期間として，わが国のガイドラインでは5日を一つの区切りとしているが，海外のガイドラインでは成人では5〜7日，小児では10〜14日を推奨している[9]．
- 生理食塩水や高張の食塩水による鼻洗浄を補助療法として勧めている[9]．基本的なことだが，鼻を擤むこと，乳幼児で擤めなければ吸引除去してあげることも大切である．

Salon de Festina lente

急性鼻副鼻腔炎に対する鼻噴霧用ステロイド薬の有用性

海外のガイドラインでは，とくにアレルギー性鼻炎の既往のある患者では，鼻噴霧用ステロイド薬を抗菌薬に付加することを勧めている[9]．また，急性鼻副鼻腔炎の治療にはアモキシシリン単独より，アモキシシリンに，モメタゾン（ナゾネックス®）400 μg，1日2回を併用するほうが有効との報告もある．またモメタゾン200 μg，1日2回はアモキシシリンより急性鼻副鼻腔炎に有効であるとされている．しかしながら，日本では鼻噴霧用ステロイド薬は適応疾患として急性鼻副鼻腔炎が含まれていない．

- 14員環マクロライド系薬（クラリスロマイシン〈CAM〉，エリスロマイシン〈EM〉，ロキシスロマイシン〈RXM〉）は，急性鼻副鼻腔炎に対する抗菌薬治療の第一選択薬とはなり難い．15員環マクロライド系薬（アジスロマイシン〈AZM，ジスロマック®〉）は高用量の単回投与が可能であり，急性鼻副鼻腔炎に対する有効性が期待できる[1]．
- 急性鼻副鼻腔炎の治療の第一選択は抗菌薬であるが，薬物療法で改善の認められない場合や重症例で疼痛などの自覚症状の強い場合に上顎洞の穿刺排膿・洗浄が適応となる[1]．また，海外のガイドラインでも上顎洞穿刺により上顎洞内から細菌培養をすること[9]が勧められている．

すべての症例で鼻処置が大切

- 急性細菌性鼻副鼻腔炎の症状改善には鼻処置，自然口開大処置は有効とされている[1]．
- 鼻噴霧用血管収縮薬や抗ヒスタミン薬は推奨しない[9]．
- 鼻処置および中鼻道開大後のネブライザー療法も治療効果が高い．

（竹内万彦）

引用文献

1）日本鼻科学会．急性鼻副鼻腔炎診療ガイドライン．日鼻誌 2010；49：143-98.
2）Gwaltney JM Jr, et al. Computed tomographic study of the common cold. N Engl J Med 1994；330：25-30.
3）Sinus and Allergy Health Partnership. Antimicrobial treatment guidelines for acute bacterial rhinosinusitis. Otolaryngol Head Neck Surg 2000；123(1 Pt 2)：5-31.
4）Gwaltney JM Jr, et al. Acute community-acquired sinusitis. Clin Infect Dis 1996；23：1209-25.
5）工藤典代．小児鼻副鼻腔炎の問題点．日鼻誌 2009；48：27-8.
6）松原茂規．小児副鼻腔炎の病態．耳鼻臨床 2000；93：283-9.
7）鈴木賢二ほか．第4回耳鼻咽喉科領域（要チェック）感染症臨床分離菌全国サーベイランス結果報告．日本耳鼻咽喉科感染症研究会会誌 2008；26：15-26.
8）上村佐恵子．急性副鼻腔炎．日本小児耳鼻咽喉科学会編．小児耳鼻咽喉科診療指針．東京：金原出版；2009．p.187-91.
9）Chow AW, et al. IDSA clinical practice guideline for acute bacterial rhinosinusitis in children and adults. Clin Infect Dis 2012；54：1041-5.
10）日本医学放射線学会および放射線科専門医会・医会共同編集．副鼻腔疾患の画像診断ガイドライン 2006年版.

急性中耳炎

乳幼児急性中耳炎とは

- 中耳は耳管，鼓室および乳突洞から形成されている．中耳腔は原則として無菌状態である．病原微生物（ウイルスや細菌，マイコプラズマ）が耳管から侵入，定着，増殖して急性炎症を起こすのが急性中耳炎である．風邪による急性上気道炎に引き続き発症する．

症状と好発年齢・時期

- 症状：耳痛，発熱，耳の違和感，耳閉塞感，耳漏，難聴など．乳児は不機嫌ぐずり，耳にさわる，頭を振る，などの動作をみせる．
- 好発年齢：3歳以下が多い．1歳までに約60％が，3歳までに80％が少なくとも1回は罹患する．
- 低年齢者好発理由：
  - ①乳幼児の耳管が成人に比較して太く短い（成人の1/2）こと，中耳腔と咽頭口の角度が水平に近いため経耳管感染が起こりやすい．さらに，鼻咽腔に存在する咽頭扁桃は細菌やウイルスの増殖巣となる場合が多い．
  - ②泣きじゃくる，鼻がよくつまる，鼻をすする，指しゃぶり行為が鼻咽腔の陽圧，陰圧の変化を起こし，経耳管感染を起こしやすくする．
  - ③哺乳ビンでミルクを飲んでいる幼児では，頭位が低いと授乳後に飲んだミルクが逆流し，耳管から中耳腔に入り中耳炎を発症する（頭位性中耳炎）ことがある．
  - ④2歳未満は免疫力が低く，易感染性であるのに保育所などで集団保育をするため次々と病原微生物に感染する．
- 好発時期：11月後半から3月ごろの空気が乾燥し，いわゆる風邪が流行する時期，および保育所に新入生が通園を開始する4～5月．

診断

- 鼓膜を見ることにより診断される．正常な鼓膜は真珠色で光が当たると反射する（光錐）．中耳炎を起こした鼓膜は，炎症の程度によって次のようなさまざまな所見を示す．鼓膜発赤（軽度），鼓膜膨隆（重症），光錐減弱，耳漏（自潰，鼓膜自然穿孔），上鼓室化膿症型中耳炎（肺炎球菌，ムコイド型）．

診断は鼓膜所見による

急性中耳炎の病原微生物

ウイルスの関与

- 上気道炎は鼻咽腔の咽頭扁桃にウイルス，細菌，マイコプラズマが付着増殖して風邪症状として発症する．ウイルス感染が細菌感染を続発させ，さらに急性中耳炎の臨床経過を不良にすると考えられている（❶）[1]．主なウイルスは，respiratory syncytial virus（RSV），influenza virus A.B（Influenzavirus），human metapneumovirus（hMPV），human bocavirus（hBoV），adenovirusなどである．
- ウイルス感染が中耳炎の治癒を遷延化させる因子として，①耳管機能不全，②ウイルスが産生する炎症性サイトカインや化学物質ロイコトリエン B_4 の関与，③ウイルス感染による多核白血球RSVの機能異常，さらにウイルス感染がアモキシシリンの体内動態に影響を与えた結果，中耳腔の抗菌薬濃度が低下する減少が報告されている．
- 急性中耳炎におけるウイルス感染の関与はいろいろな報告があり，約8～24％の中耳貯留液からウイルスあるいはウイルス抗原が検出されることが報告されている．Heikkenennら[2]によれば，ウイルス単独は5％にすぎず，約25％ではウイルスと細菌の混合感染が認められている．
- 工藤らは，東北労災病院小児科に入院した中耳炎500例（2002～2004年）の5歳未満児のうちウイルス単独感染37.8％，ウイルス＋細菌混合感染33.8％で，ウイルスは71.6％，細菌単独感染26％と報告している[3]．
- わが国のグループ研究では，❷のごとくウイルス単独感染症例が約1.1％，ウイルスと細菌の混合感染が8.6％で，ウイルス関与は9.7％，細菌単独感染は約47.3％に認められた[4]．報告者によりウイルスの検出率にばらつきがみられるが，その一因として迅速診断キットの感受性の違いも考えられる．RSVについて，武山ら[5]は6種類を比較し，製品により感受性に79～32％もの開きがあると報告している．

RSV中耳炎について

RSVは乳幼児にて頻度が高く，再感染を繰り返す

- RSVは乳幼児の呼吸器感染症のなかで頻度が高く，中耳炎合併率も高い．

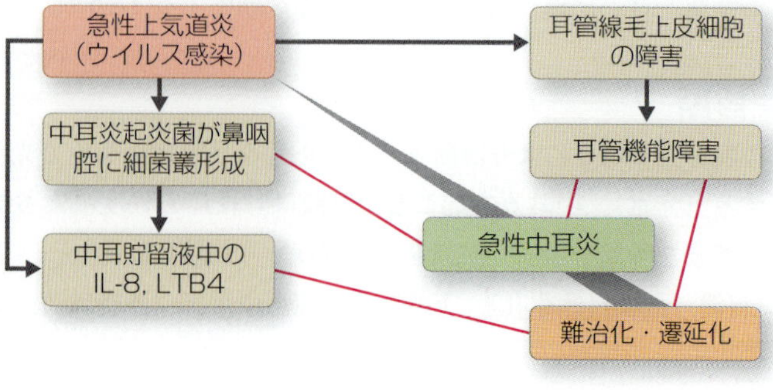

❶急性中耳炎の成立と難治化・遷延化

急性上気道炎後の急性中耳炎はウイルスが直接中耳に炎症を起こすばかりでなく，さまざまな要因が加わった結果と考えられる．ウイルスによる上気道炎が細菌の関与を促し，より重篤な急性中耳炎あるいは中耳炎の難治化・遷延化にもかかわっている．実際には他にも多数の要因が絡んでいると予想される．

（林　達哉．小児科臨床 2006[1] より）

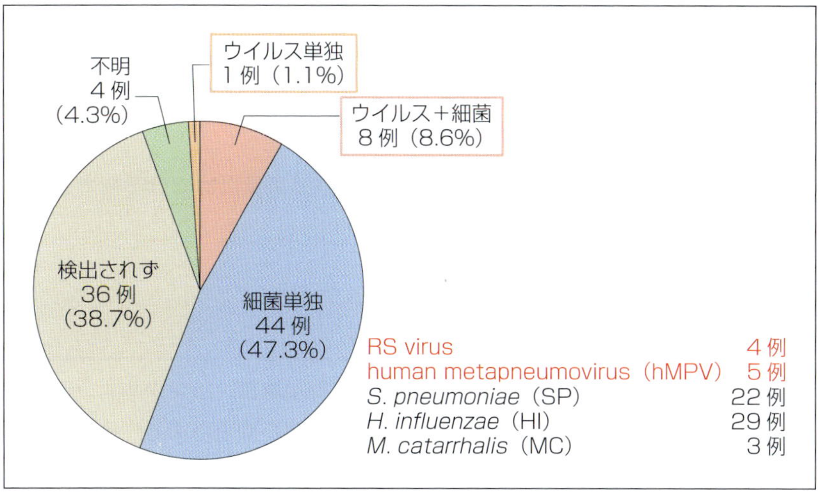

❷小児急性中耳炎におけるウイルス・細菌の分離頻度（中耳貯留液）

（ATOMS 2006-2010．日耳鼻学会専門医講習会 2012）

一度の感染では終生免疫を獲得できず，一生のあいだ，再感染を繰り返すことが特徴である．約半数で発症し，2歳未満では70％以上が中耳炎に合併する．RSV感染に伴う急性中耳炎症例のうち，約70％の症例の中耳貯留液からRSVが検出され，RSVが急性中耳炎の原因となりうる．

ウイルス感染時の臨床経過

- ウイルス単独検出症例は，60～100％の中耳炎の経過良好である．
- 中耳貯留液あるは鼻咽腔よりウイルスおよび細菌が検出された症例の約49～54％は臨床経過不良である．
- RSVと診断したならば，鼓膜所見が正常でも1か月間の経過観察が必要である．ウイルス感染を伴う場合，鼓膜切開をしても高熱が続く症例が多い[6]．中耳貯留液にRSV抗原を検出した症例は再燃や難治化する傾向がある[7]．

ウイルスと細菌の相互関係

- ウイルス感染により細菌の付着因子の発現が増強し，その結果として細菌感染が引き起こされる．Ishizukaら[8]は，ヒト培養上皮細胞にRSVを感染させると，ヒト上皮細胞への肺炎球菌の付着が増強，ライノウイルスの感染も肺炎球菌の付着が増強するとしている．McCellerら[9]はインフルエンザウイルス感染で肺炎球菌の付着が増強し，ノイラミニダーゼ（neuraminidase）阻害薬で肺炎球菌付着が抑制されると報告している．
- 同様に，横田ら[10]はRSV感染で肺炎球菌接着量が優位に増加，ホスミシン®を共存させると肺炎球菌の接着量は優位に減少したと報告している．RSVに感染すると耳管粘膜，中耳粘膜が傷害されるため難治化する．

鼓膜所見だけでウイルス性と診断可能か？

- 以前から水疱形成はウイルス性とされてきた．上出[11]は水疱形成では点状出血，ツチ骨柄の強い発赤と出血はウイルス感染を疑わせる所見としている．
- ウイルス症例を多数診察している矢野[12]は鼓膜所見だけでは診断できないとしている．

細菌性中耳炎の起炎菌

- 耳鼻咽喉科感染症サーベイランスによれば，肺炎球菌，インフルエンザ菌および *Moraxella.*（*Branhamella*）*catarrhalis* が主要な細菌である．地域での使用抗菌薬の種類により検出菌は異なる．筆者の診療所ではインフルエンザ菌52％＞肺炎球菌30％＞*M. catarrharis* 15％である．耳鼻咽喉科感染症サーベイランスの成績と大きく異なっている理由として，肺炎球菌に抗菌力が良好な薬剤★1を第一選択薬として10年間以上継続投与してきたことが考えられる．
- 中耳貯留液から黄色ブドウ球菌を検出しても，外耳道常在菌の混入と考える．同時に上咽頭ぬぐい液や，後鼻漏の細菌を検査しても検出されないことが多い[13]．

★1
CVA/AMPC(1：2)+AMPC＝AMPC 60 mg/kg，分2，CVA/AMPC（1：14）．

薬剤感受性の特徴

肺炎球菌

- 多剤耐性肺炎球菌★2が症例の約50％程度を占める．セフェム系薬は試験管内抗菌力は良いが臨床効果に乏しい．
- 原因はセフェム系およびマクロライド系薬の乱用とされている．
- 肺炎球菌7価ワクチン（プレベナー®）接種の導入により，耐性菌が減少している．

★2
drugs resistant *Streptococcus pneumoniae* (DRSP)，ペニシリン（PC）低感受性あるいはPC耐性肺炎球菌，マクロライド系耐性肺炎球菌，いずれもペニシリン蛋白結合の変異株．

インフルエンザ菌

- アンピシリン（ABPC）＞1μ以下の感受性株は約35％である．βラクタマーゼ産生ABPC耐性（BLPAR）株が約20％へと少し増加，βラクタマーゼ非産生ABPC耐性株（BLNAR）が多くを占める．BLNARは欧米では少なく，セフェム系薬を多用してきた日本の特徴である．

治療

抗菌薬投与の前にすること

中耳炎の重症度の判定（❸）

- スコアシートに従い臨床症状，鼓膜所見，年齢条件から軽症，中等症，重症

a. 急性中耳炎の重症度の決め方

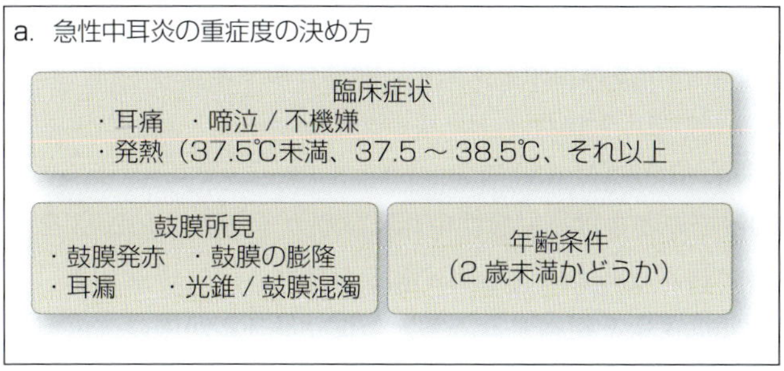

c. 中等症のときの治療の進み方

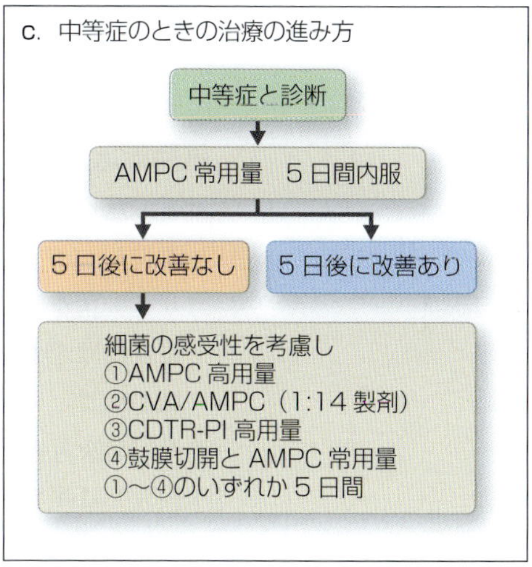

b. 急性中耳炎スコアシート

年齢条件	24か月未満	0	3	
臨床症状	耳痛	0	1（痛みあり）	2（持続性高度）
	発熱	0（Temp<37.5℃）	1（37.5℃≦Temp<38.5℃）	2（38.5℃≦Temp）
	啼泣・不機嫌	0	1	
鼓膜所見	鼓膜発赤	0	2（部分的）	4（鼓膜全体）
	鼓膜膨隆	0	4（部分的）	8（鼓膜全体）
	耳漏	0	4（鼓膜観察可）	8（鼓膜観察不可）
	光錐	0	4（減弱・鼓膜混濁）	
合計	点	判定　軽症　中等症　重症		

（軽度：0～9点　中等症：10～15点　重症：16点以上）

❸乳幼児急性中耳炎の重症度と治療

に分け治療方針を考える．

原因微生物の推定

- 耳漏や鼓膜切開で得た中耳貯留液を検体とする．

迅速診断

ウイルス

- 抗原検査：アデノウイルス，インフルエンザウイルスA，B，RSウイルス（1歳未満は外来検査可能）．

細菌

- 肺炎球菌，溶連菌，インフルエンザ菌（ELISA法）．
- グラム染色検査：30分程度で検体中に存在する細菌の種類と菌量および貪食の有無から起炎菌の推定が可能である．

細菌培養検査

- 菌種判明まで3～4日，薬剤感受性判明までさらに1～2日必要である．初診時の薬剤選択には有効ではないが，最初に投与した抗菌薬が無効のとき，培養結果と薬剤感受性に基づき抗菌薬を変更する際に有効である．

抗菌薬選択

- まったくの経験的治療のときは小児急性中耳炎診療ガイドライン 2013 を参考にしつつ抗菌薬を選ぶ，あるいは迅速診断法やグラム染色検査結果により起炎菌を推定して抗菌薬を選択する．十分な投与量（わが国の抗菌薬設定量は欧米の 1/2〜1/3 と少ない）および投与間隔が大切（いわゆるさじ加減が重要）．
- 推定起炎菌の種類により選択する抗菌薬が異なる．迅速診断法やグラム染色検査では薬剤感受性は不明なので，耐性菌と想定して投与量を設定する．初診投与間隔は 3〜4 日とし，臨床効果を判断，抗菌薬を継続あるいは変更を考える．

グラム陽性球菌：肺炎球菌

- 第一選択は AMPC，とくに CVA/AMPC（1：14）である．DRSP が多いため，AMPC 90 mg/kg，分 2 と設定されている CVA/AMPC を投与する．中耳貯留液中濃度は平均 5 μg/mL ですべての肺炎球菌の MIC（最小発育阻止濃度）を超える．
- 第二選択は TBPM-PI（テビペネム ピボキシル）12 mg，分 2 とする．通常量は 8 mg/kg，分 2 であるが，臨床効果を得るために必要な AUC/MIC が >7 を超えるには 1 回量 6 g/kg が必要である．
- 第三選択はニューキノロン系のトスフロキサシンである．CDTR-PI（セフジトレン ピボキシル）は試験管内抗菌力が良好でも吸収が良くなく，蛋白結合率が高く組織移行性が悪いために肺炎球菌に対する臨床効果は乏しい．

グラム陰性桿菌：インフルエンザ菌

- 第一選択は CDTR-PI 18 mg/kg，分 3 である．9 mg/kg，分 3 では臨床効果が不十分である．βラクタマーゼ産生菌は直接的，間接的病原性菌★3 である．
- 第二選択はトスフロキサシン．

★3
β-ラクタマーゼ産生菌は ABPC，CDTR がもつβラクタム環に作用し効果発現を抑制する．肺炎球菌とインフルエンザ菌（β-ラクタマーゼ産生菌）が存在し，肺炎球菌が原因菌のときβ（+）インフルエンザ菌 ABPC などの作用を阻害，これを間接的病原性という．

グラム陰性球菌：*M. catarrhalis*

- ほぼ 100％の菌株がβラクタマーゼを産生し，AMPC，セフェム系抗菌薬の効果を阻害する．直接的，間接的病原性菌である．
- 第一選択は CAM（クラリスロマイシン），第二選択は CVA/AMPC（1：14），TBPM-PI である．

外科的処置

鼓膜切開術

排膿は重症例で有効

- 切開により排膿し，生体が処理可能な菌量まで減量し，早期治癒をもたらす．重症例で有効である．
- 鼓膜切開の時機：初診時あるいは抗菌薬治療 5 日目までに改善をみない場合．
- 適応：①単純性急性中耳炎重症例あるいは高度耳痛を伴う例，②遷延性中耳

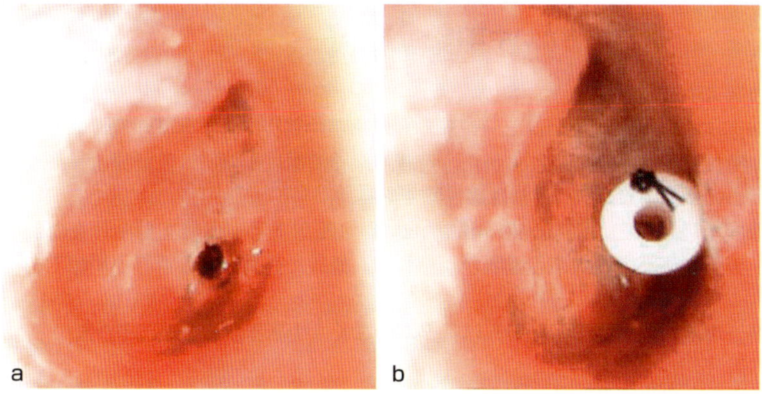

❹レーザー開窓術，換気チューブ留置
a：レーザー開窓術．
b：換気チューブ留置．

炎，③乳幼児中耳炎，④反復性あるいは免疫不全合併例，⑤急性乳突洞炎など化膿性合併症を有する例．

- 麻酔方法：①イオントホレーゼ麻酔，②4％キシロカイン®綿球または8％キシロカイン®（ポンプスプレー）による表面麻酔．

レーザー鼓膜開窓術

- レーザー鼓膜開窓装置（OtoLam）を用いる（❹）．
- 利点は，①約3週間の換気ドレナージが可能，②出血，疼痛が少ない，③短時間で簡単に施行できる，ことである．

換気チューブ挿入

- 適応：遷延性中耳炎，乳幼児中耳炎，反復性中耳炎．
- 換気チューブ挿入の目安：①鼓膜切開を3回以上実施し，②鼓膜切開後1か月以内に再度鼓膜が必要になった場合．

ワクチンの中耳炎予防効果

肺炎球菌ワクチン

- 沈降7価肺炎球菌結合型ワクチン（プレベナー®）と肺炎球菌ワクチン（ニューモバックスNP®）がある．
- 沈降7価肺炎球菌結合型ワクチンは欧米のデータで急性中耳炎全体予防効果約6％，ワクチンに含まれる血清型による中耳炎予防効果57％，中耳炎による診療所受診回数減少率約9％，換気チューブ留置率の減少率は約25％とされている[14]．
- 23価ワクチンは2歳以下の乳幼児には効果がない．
- 2014年11月から13価ワクチンに変更となる．

b型インフルエンザ菌ワクチン

- 急性中耳炎起炎菌となるインフルエンザ菌のほとんどは莢膜をもたない無莢

Advice　知っておきたい中耳炎

ムコズス中耳炎

肺炎球菌３型（粘性コロニーを形成）による中耳炎で，抗菌薬が発達していない時代は重症化して恐れられた．莢膜が厚く病原性が強い．乳幼児より高齢者からの検出率が高い．通常は感性菌である．

鼓膜所見は蒼白浸潤（pale infiltration）と表現する．上鼓室型中耳炎が多い．鼓膜弛緩部に限局する腫脹がみられる．鼓膜と外耳道との境界不明瞭である．

肺炎球菌３型（ムコイド型）は乳児に少なく，中高年からの検出率が高い．

結膜炎－中耳炎症候群

日本では存在を知られていない．鼻汁の細菌が鼻涙管を介して逆流し，結膜炎を併発する．細菌学的，分子生物学的には 96 %の一致率で鼻汁と中耳貯留液および目やにの細菌が同じである．発症率は中耳炎の約 68 %，検出菌はインフルエンザ菌が多い．

Coffey（1966）は，結膜炎症例からインフルエンザ菌を検出すると中耳炎を合併していることが多いと報告している．Bodor（1982）は，conjunctivitis otitis-media syndrome（COMS）（結膜炎-中耳炎症候群）を提案した．杉田，山中ら（2007）は鼻副鼻腔炎-結膜炎-中耳炎-気管炎症候群を提唱している．

膜型（nontypable haemophilus influenza）なので，ワクチンは効果を期待できない．

インフルエンザウイルスワクチン

- ワクチンが中耳炎発生を直接予防するものではない．インフルエンザウイルス感染より鼻咽腔での中耳炎起炎菌のコロニー形成の増加，耳管機能の低下，粘膜線毛機能障害による経耳管感染を予防して中耳炎発症を減少させる．

中耳炎合併症

急性乳突洞炎

- 2 歳以下に多い．急性中耳炎発症 2～3 週後に発症することが多い．
- 症状：耳後部痛，発熱．耳介聳立，耳介後部の発赤，腫脹．
- 外科処置：鼓膜切開，乳突洞削開術．

内耳障害

- 成人に多い．全中耳炎患者の約 1.5 %にみられるという．

（杉田麟也）

引用文献

1）林　達哉．かぜに続発する急性中耳炎．小児科臨床 2006；59：2471-5.
2）Heikkenenn T, et al. Importance of Respiratory Virus in Acute Otitis Media. Clin Microbiol Rev 2003；16：230-41.
3）工藤典代ほか．対決！耳鼻咽喉科 VS 小児科 in 小児上気道感染症．日耳鼻感染症 2012；30：157-62.
4）保富宗城．ウイルス感染対策　鼻かぜと上気道感染症．日耳鼻学会専門医講習会テキスト．2012；51-4.
5）武山　彩ほか．RS ウイルス迅速診断の有用性と問題点—定量リアルタイム PCR 法をスタンダードとした検討．小児感染免疫 2010；22：337-41.
6）矢野寿一，末武光子．反復性中耳炎，ウイルスの関与．MB ENT 2005；56：46-53.
7）岩永康成．RS ウイルスと小児急性中耳炎の再燃難治性についての検討．小児科 2008；29：247-53.
8）Ishizuka S, et al. Effects of Rhinovirus Infection on the Adherence of Streptococcus pneumonia to Cultured Human Air Way Epithelial Cells. JID 2003；188：1928-39.
9）McCeller JA, Bartmedd KA. Use of oseltamivir to prevent lethal synergy between influenza virus and streptococcus pneumoniae. J Invest Med. Southern Regional Meeting 12A：663.
10）横田伸一ほか．耐性菌，難治性感染症とバイオフィルム—RS ウイルス感染による肺炎球菌の細胞接着増強に対するホスホマイシンの抑制効果．Barcterial Adherence & Biofilm 2010；23；59-63.
11）上出洋介．乳幼児急性中耳炎における RS ウイルスの関与と予測—急性期初期の鼓膜所見から．日耳鼻感染症 2010；28：43-7.
12）矢野寿一，末武光子．反復性中耳炎．ウイルスの関与．MB Entoni 2005；56：46-53.
13）杉田麟也ほか．中耳と上咽頭の細菌の関係．日耳鼻 1978；82：641-64.
14）山中　昇，保富宗城．急性中耳炎のマネージメント．肺炎球菌ワクチンは中耳炎を予防できる？　医薬ジャーナル 2006；79-89.
15）Coffey JD Jr. Otitis media in the practice of pediatrics: bacteriological and clinical observations. Pediatrics 1966；38：25-32.
16）Sugita R, et al. Conjunctivitis-otitis media and Rhinosinusitis syndrome: Is this a new syndrome? 12th Congress of the International Rhinologic Society 2007.

結膜炎

結膜は感染，外傷などの外的要因から目を守っている

結膜

- 結膜は眼球を正面から見たとき，中央に位置する角膜以外のいわゆる白目の部分の最表面をカバーする組織である（❶）．結膜は解剖学的には上皮と固有層から成る．結膜上皮は，角膜上皮，涙液とともに眼の最表層を形成するいわゆるオキュラーサーフェス（ocular surface）として，その恒常性維持に重要な役割を果たしている．
- 結膜は，眼球側の眼球結膜，眼瞼側の眼瞼結膜，およびその境界部である結膜円蓋から成る（❷）．結膜は粘膜組織であるため，豊富な腺組織が存在することが特徴であるといえる．

結膜炎

- 結膜炎とは結膜に炎症をきたす疾患の総称であるが，主には感染性のものとアレルギー性のものがある．本項では感染性のものを中心に概説する．
- 感染性の結膜炎としてはさまざまな微生物が原因になりうるが，ウイルス性と細菌性のものの頻度が高い．これらは，結膜炎単独で発症するものが多いが，一部，発熱などいわゆる風邪症候群様の全身症状を伴って発症する．後

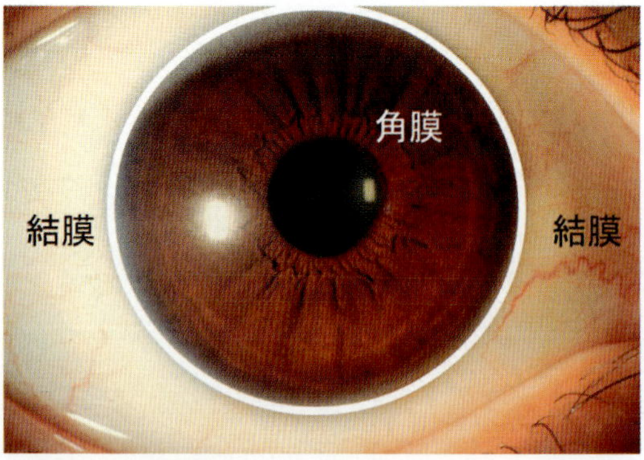

❶正常の前眼部写真
白枠に囲まれた部分が角膜，それより外側は結膜が最表層を覆っている．
写真に写っている結膜は眼球結膜．

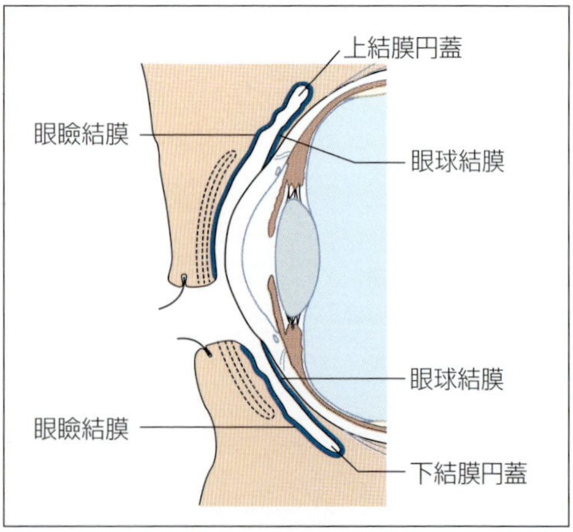

❷眼球（前半分）および眼瞼の断面図のシェーマ
結膜は，眼瞼側から眼球側に向かって，眼瞼結膜，結膜円蓋，眼球結膜の順に連続して存在する．

者には，代表的なものとして，咽頭結膜熱（プール熱），インフルエンザ菌結膜炎，肺炎球菌性結膜炎などがある．

- 結膜炎の症状には眼脂，結膜充血などがある．眼脂の性状は，はウイルス性やアレルギー性では水様性，細菌性では膿性を示す．アレルギー性には主にアレルギー性結膜炎があり，眼の瘙痒感を伴うことが特徴的である．結膜炎は赤い目（red eye）を呈するのが特徴であり，これは結膜充血による．結膜充血は結膜血管が拡張している状態で，血管が血走っている様相を呈する．結膜充血は角膜から遠ざかるほど強くなる．これとは逆に角膜に近づくほど充血が強くなるものとして毛様充血があり，原因として角膜潰瘍やぶどう膜炎などより臨床的に重篤なものが多い．

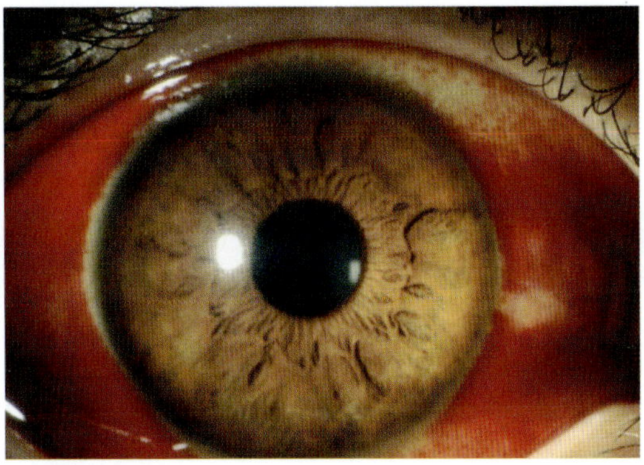

❸結膜下出血
眼球結膜が一様に赤色に染まっている．結膜充血は認めない．

眼脂は，ウイルス性やアレルギー性で水様性，細菌性では膿生

毛様充血や眼痛が強いときは角膜の状態もチェック

- 臨床的に頻度が高く，結膜充血と間違えやすいものとして，結膜下出血がある（❸）．結膜下出血とは「べたっ」と結膜が出血で赤色に均一に見える状態である．結膜の下の出血のため，手で触れても血は付かない．結膜下出血は高血圧，糖尿病，外傷などを原因とすることが多く，通常の結膜炎では認めない．ただし，急性出血性結膜炎など一部の結膜炎では結膜下出血を認めるが，この場合結膜下出血のみならず結膜充血も伴っていることが鑑別ポイントとなる．

ウイルス性結膜炎

- ウイルス性結膜炎の代表的疾患の鑑別を❹に示す．

Salon de Festina lente

結膜炎の簡単な見分け方

非常に大雑把に言って，眼が赤くて充血している患者は，かゆみがあればアレルギー性結膜炎，眼脂が「べっとり」していれば細菌性結膜炎，痛みが強ければウイルス性結膜炎である可能性が高いといえる．アレルギー性結膜炎の場合は季節性や本疾患の既往が診断の参考になる．一方，ウイルス性結膜炎は患者のみならず，医療従事者を介しても院内感染を引き起こす．とくにアデノウイルス感染である流行性角結膜炎（はやり目）の場合は伝染力も強いため，確実に診断をつける必要がある．本項で紹介したキャピリア® アデノアイ Neo やアデノチェックなどは，綿棒で結膜をぬぐうだけで簡単に迅速検査ができるのでぜひ利用してみてほしい．

❹ウイルス性結膜炎の鑑別

	咽頭結膜熱	流行性角結膜炎	急性出血性結膜炎
別名	プール熱	はやり目	アポロ病
原因	アデノウイルス 3，7，11 型	アデノウイルス 8，19，37 型	エンテロウイルス 70 型，コクサッキーウイルス A24 型
疫学	夏季に流行	わが国で年間約 90～130 万人が罹患	季節性はなく，散発的，時に大流行する
好発年齢	小児	年齢に関係なし	成人
片眼性か両眼性か	片眼性が多い	片眼性で発症し，数日後に両眼性になる	両眼同時発症
潜伏期間	約 1 週間	7～10 日間	1 日
主訴	流涙，羞明，充血，異物感	流涙，羞明，充血，異物感	流涙，羞明，充血，異物感，結膜下出血
結膜所見	急性濾胞性結膜炎	急性濾胞性結膜炎	急性濾胞性結膜炎，結膜下出血
角膜所見	軽微	点状表層角膜症，角膜上皮下混濁，小児では偽膜	軽微
耳前リンパ節腫脹	軽度	重度	軽度
全身所見	発熱，咽頭痛	なし	まれに四肢麻痺
経過	約 1 週間	約 2～3 週間（発症 10 日ごろまで感染性あり）	約 1 週間
学校保健安全法	学校感染症第二種（主要症状消退後 2 日経過するまで出席停止）	学校感染症第三種（伝染のおそれがなくなるまで出席停止）	学校感染症第三種（伝染のおそれがなくなるまで出席停止）

咽頭結膜熱

- 咽頭結膜熱（pharyngoconjunctival fever：PCF）は小児の夏風邪に伴う結膜炎で，別名プール熱とよばれる．原因はアデノウイルス 3 型，7 型，11 型である．夏季に小児を中心に流行する．片眼性であることが多い．潜伏期間は約 1 週間である．
- 症状としては流涙，羞明，充血，異物感などである．眼所見としては，急性濾胞性結膜炎を呈する．濾胞とはリンパ球優位の免疫反応で，主に結膜円蓋部に強く認められる．感染性のものではアデノウイルスやクラミジアで認められる．全身所見としては発熱や咽頭痛を伴うことが特徴である．経過は約 1 週間である．

全身所見として発熱，咽頭痛を伴う

- アデノウイルスの迅速検査には固相抗体法の検査キットが市販されている．キャピリア® アデノアイ Neo（❺）はアデノウイルス 1，2，3，4，5，6，7，8，11，19，37 型と反応するため，本疾患と流行性角結膜炎の診断に有用である．
- アデノウイルスに特異的な点眼治療はなく，複合感染予防に抗生物質点眼を行いながら自然消退を待つ．

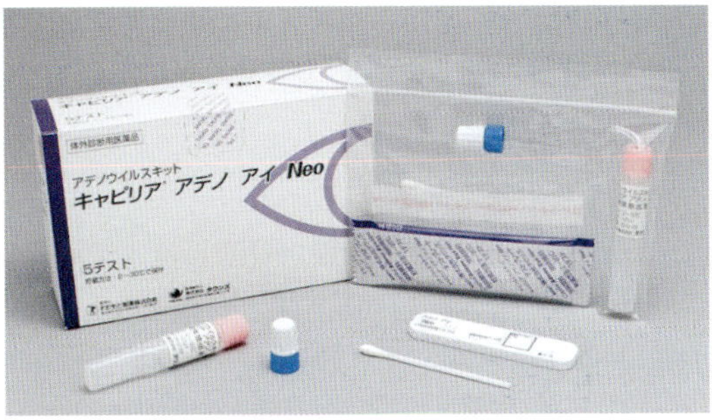

❺キャピリア® アデノアイ Neo

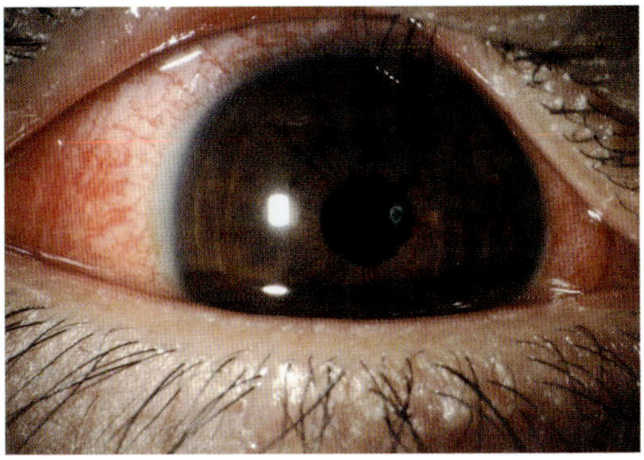

❻流行性角結膜炎
著明な結膜充血を認める.

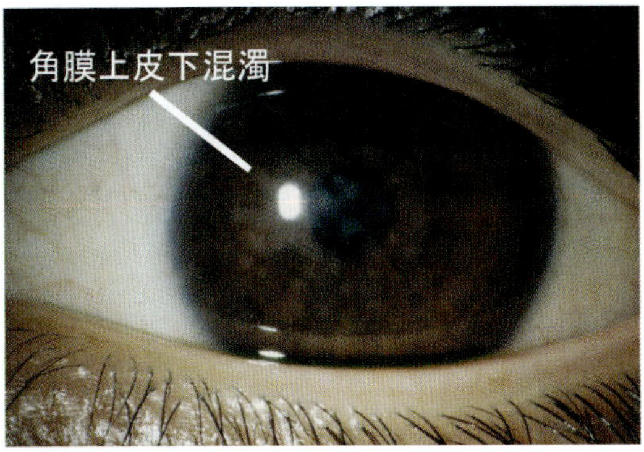

❼流行性角結膜炎後の角膜上皮下混濁
角膜中央部に斑状の混濁を認める.

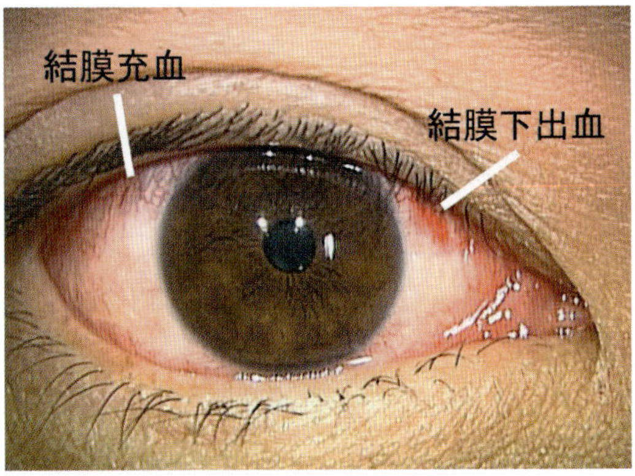

❽急性出血性結膜炎
著明な結膜充血を認める.

流行性角結膜炎（❻）

- 流行性角結膜炎（epidemic keratoconjunctivitis：EKC）は，別名，はやり目とよばれる．原因はアデノウイルス8, 19, 37型である．わが国で年間約90～130万人が罹患していると考えられており，頻度が高い疾患である．咽頭結膜熱は小児に多いという特徴があるが，本疾患は年齢に関係なく発症する．片眼性で発症し，数日後にもう一方にも伝染し，最終的には両眼とも結膜炎を発症するが，先に発症した眼のほうが症状は重い．潜伏期間は7～10日間である．
- 症状としては流涙，羞明，充血，異物感などである．眼所見としては，急性濾胞性結膜炎，点状表層角膜症，小児では偽膜形成を伴う．耳前リンパ節の腫脹も参考になる．咽頭結膜熱と異なり，全身所見は伴わない．

小児では偽膜形成を伴う

- 発症10日ごろまで感染性があり，約2～3週間の経過で自然治癒する．なかに，炎症の強い症例では角膜に上皮下混濁（❼）を呈するものがあり，通常の複合感染予防の抗生物質点眼に加え，低力価ステロイド点眼が必要となる．
- 角膜上皮下混濁にはその消退に年単位を要するものもあり，視力低下や羞明を呈する．本疾患ではその伝染力の強さが問題となり，入院患者に蔓延し病棟閉鎖が起こるケースもしばしばある．

急性出血性結膜炎

- 急性出血性結膜炎（acute hemorrhagic conjunctivitis：AHC）は，アポロが月面着陸した1969年にガーナで発症したため，別名アポロ病とよばれる．原因はエンテロウイルス70型とコクサッキーウイルスA24型である．季節性はなく，散発的であり，時に大流行する．成人の両眼同時発症を呈する．潜伏期間は1日と短い．
- 症状としては流涙，羞明，充血，異物感などである．眼所見としては，急性濾胞性結膜炎に加え，本疾患に特徴的な結膜下出血（❽）を呈する．全身所見として，まれに四肢麻痺を呈することがある．経過は約1週間である．
- 診断には地域流行性，アデノウイルスが陰性であること，結膜下出血を伴う結膜炎などが参考になる．

細菌性結膜炎

インフルエンザ菌結膜炎

- 冬季に幼小児が感冒に罹患した際の眼症状として発症する．粘液膿性眼脂を伴う．
- 治療にはキノロン系点眼薬を用いる．

肺炎球菌性結膜炎

- 冬季に乳幼児から学童期小児が感冒に罹患した際の眼症状として発症する．粘液膿性眼脂を伴う．
- 診断には鏡検が有効で，莢膜を有するグラム陽性双球菌が観察できる．
- 治療にはセフェム系点眼薬を用いる．

眼脂は簡単に採取できるので鏡検をしてみてほしい

（山田直之，園田康平）

参考文献

1. 竹内　聡ほか．高感度アデノウイルス結膜炎迅速診断キットの評価―アデノウイルス結膜炎迅速診断キット，キャピリア®アデノアイとアデノチェックの比較．あたらしい眼科　2006；23：921-4.

内耳炎

はじめに

- 内耳は側頭骨内にあって，管状構造をした骨の中に存在する同様の管状構造をもつ膜様組織である蝸牛，前庭，半規管から成る感覚器官である．複雑な構造から迷路ともよばれ，非常に繊細な感覚器官である膜迷路は，その周囲を厚い骨で包まれた骨迷路により保護されている．両者のあいだには外リンパ液が存在し，これによっても，内リンパ液で満たされた膜迷路は保護されているものと考えられる．外リンパ腔は蝸牛小管によってくも膜下腔と交通している．すなわち，外リンパ液と脳脊髄液とが交通していることになる．
- 内耳，膜迷路は，聴覚と平衡覚を担う非常に脆弱な組織であるため，わずかな炎症や病変によっても機能障害，つまり難聴とめまい・平衡障害が起こってしまう．

内耳はわずかな炎症や病変によって機能障害を起こす

- 本項では，まず内耳炎の分類と病因について述べ，風邪症候群とかかわりのあると思われる内耳炎（❶）の症状，診断，治療について記述する．

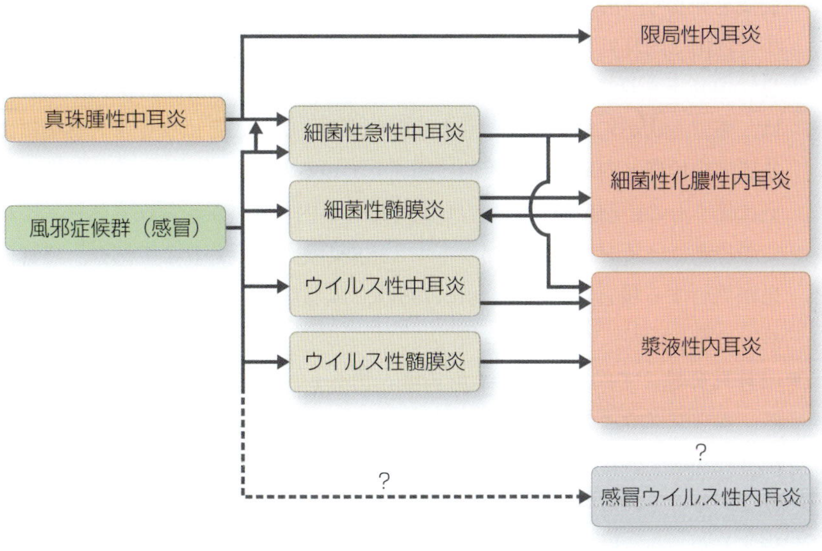

❶内耳炎への流れ

❷内耳炎の分類

病原（病因）分類	感染経路分類	部位分類	病理学的分類
1. 細菌 2. ウイルス 3. 起炎物質	1. 中耳炎性 2. 髄膜炎性 3. 血行性	1. 限局性 2. びまん性	1. 漿液性 2. 化膿性 3. 壊死性

分類，病因

内耳炎の分類

- 内耳炎の分類には，病原による分類，感染経路による分類，部位による分類，病理学的分類が知られている（❷）．
- ここでは，風邪症候群との関連疾患としての内耳炎を扱うこととするので，病原としては間接的，直接的関係のある細菌とウイルスを主に記述する．
- 内耳は2つの膜部分，前庭窓と蝸牛窓で中耳と接しているが，鼓膜に穿孔のある慢性化膿性中耳炎に対しては抵抗性が強く，これが原因になることはほとんどない．これは，慢性炎症の場合両窓の膜は肥厚していることと，鼓室内の圧が上昇しないことなどに関係しているものと思われる．したがって細菌性内耳炎の原因疾患としては，①急性中耳炎，②真珠腫性中耳炎，③髄膜炎，が代表的である．

細菌性内耳炎の原因疾患

内耳への波及経路

- その波及経路としては，急性中耳炎では蝸牛窓経由が最も多いと考えられているが，他にも卵円窓あるいは骨迷路の破壊により内耳に及ぶ場合もありうると思われる．一般に慢性中耳炎の場合と比べて蝸牛窓が薄く通過性が高いため，炎症が内耳に波及しやすいことが考えられる．真珠腫性中耳炎の場合は，外側半規官が破壊されることにより生じた瘻孔経由で炎症が波及することが多いが，後上部型では前庭窓や蝸牛窓にも真珠腫が進展し，ここから内耳に波及する場合もあるが多くはない．髄膜炎からの波及ではくも膜下腔の髄液を介して，内耳道から蝸牛軸を通して内耳に細菌感染する場合と，蝸牛小管経由で内耳外リンパ腔に感染する場合がある．
- 急性中耳炎や真珠腫性中耳炎の急性増悪，あるいは細菌性髄膜炎の患者では，感冒症状が先行することもよく経験する．このことはウイルス感染による風邪症候群と内耳炎が間接的に関連しているといえよう．一方，急性中耳炎に伴うものの細菌性化膿性内耳炎ではない内耳障害が知られており，これらの患者ではインフルエンザウイルス感染の先行が疑われる症例や，感冒罹患が先行する場合が70〜80％にみられ，風邪症候群との関係が強く示唆されている[1]．

内耳炎を起こす代表的ウイルス

- 内耳炎を起こす代表的なウイルスは，サイトメガロウイルス，風疹ウイルス，ムンプスウイルス，麻疹ウイルス，水痘・帯状疱疹ウイルスがあるが，風邪症候群を引き起こすウイルスによっても感音難聴をきたすことが報告されている．それらウイルスはまず中耳炎を起こして先述した経由で内耳へ感染するか，あるいは血行性，神経性に内耳に感染することが考えられる．
- 以下，急性中耳炎に続発する内耳炎，真珠腫性中耳炎によるか続発する内耳炎，髄膜炎による内耳炎，および，風邪症候群を引き起こすウイルスによる内耳炎について記述するが，病態が同じものについては省略する．

各種の内耳炎

急性中耳炎に続発する内耳炎

急性（びまん性）化膿性内耳炎

- 抗菌薬の開発により罹患率はきわめて低いものと思われるが，いったん起これば機能障害を残すことになるため注意すべき疾患である．細菌が内耳に侵入し，内耳全体に強い炎症が生じるものである．

細菌が内耳に侵入し内耳全体で強い炎症が生じる

- その経過としては，Schuknecht[2]によると，まず細菌が侵入した外リンパ腔に多核白血球の浸潤がみられる．次いで，これら白血球と線維性沈着物質が内外リンパ腔に広くみられ，内リンパ水腫が生じ，その後，内リンパ水腫が進行し膜迷路が壊死に至る．この時期には感染がくも膜下腔に及ぶこともある．最後には，膜迷路全体の線維化と骨化が起こって治癒するが，聴覚・前庭機能の廃絶という重い後遺症が残る．

聴覚・前庭機能が廃絶となる重い後遺症が残る

症状

- まず，蝸牛の炎症により，急性高度感音難聴をきたし，音叉 Weber 法にて健側に偏倚する．前庭の炎症により，回転性めまいと悪心・嘔吐をきたし，患側向きの刺激性眼振がみられることが多い．
- 次に，聴覚は聾となり耳鳴も残存することが多い．嘔吐を伴うめまいは持続し，前庭機能の廃絶により健側向きの麻痺性眼振がみられるようになる．
- 嘔吐やめまい，麻痺性眼振は約 2 週間で軽快するが，頭位変換時のめまいはしばらく残る．しかし，これも最終的には中枢の代償により消失し，聾と耳鳴だけが残存する．

診断

- 中耳炎の経過や上記の症状の把握や，鼓膜などの局所所見の観察により中耳状況の把握が重要である．
- さらに，聴力検査では感音難聴，平衡機能検査では自発眼振，ロンベルグ（Romberg）試験での平衡障害の有無を確認する．
- さらに，MRI 画像検査で内耳が高信号を呈することが報告されている[3]．

治療

- 適切な抗菌薬の静脈からの全身投与を行う．当初は強力で広域をカバーする抗菌薬を用いるが，原因菌と感受性が判明した後は抗菌活性の強い抗菌薬を使用する．
- 絶対安静として症状に応じた対症療法も併せて行う．この際，激しいめまい，嘔吐には第一世代抗ヒスタミン薬が著効することが多い．

漿液性内耳炎

- 成書に記載のある内耳炎である[4]．それによると，細菌あるいは中耳炎由来のエンドトキシン，ケミカルメディエーターなどの起炎物質が蝸牛窓や前庭窓を透過し，内耳に炎症を及ぼすことにより生じるとされる．中耳炎が治癒すれば機能は回復することが多いが，不可逆的変化を残す場合もある．

- 主に成人急性中耳炎の経過中に内耳障害をきたすことが多く報告されており，この原因として先述の起炎物質とインフルエンザをはじめとするウイルスが考えられているが，これも本内耳炎と同様のものと考えられる．とすれば，いわゆる風邪症候群によっても間接的に内耳炎が生じ，感音難聴や種々のめまいが起こりえるといえるであろう．

症状

- 激しい痛みを訴える中耳炎の経過中に，さまざまな程度の軽度の難聴，耳閉感，めまい，悪心・嘔吐が生じるが，通常，いずれも軽度のことが多い．どの症状が起こるか，どの程度かは，炎症の強さと広がりによる．

診断

前駆症状として感冒や感冒様症状が多い

- 前駆症状として感冒や感冒様症状を認めることが多く，耳鏡所見では鼓膜の発赤や膨隆だけでなく外耳道にも発赤，腫脹を認めることが多い．また，鼓膜や外耳道に水疱，びらんがみられることもある．インフルエンザの流行期に多いこともいわれている[5]．
- 聴力検査では全周波数，中音域～高音域，高音域のみの骨導閾値上昇など種々のパターンがあるが，平均的には軽度から中等度の感音難聴を示し，高度難聴はまれである．
- 平衡機能検査では初期には刺激性眼振，その後，麻痺性眼振がみられることもあるが，頻度は報告によりばらつきが大きい．

治療

- 中耳炎に対する治療を行うとともに，各症状に対して対症療法を行う．症状の程度が強い場合は突発性難聴に準じる治療，すなわち，ステロイドの漸減療法とビタミン剤，循環改善薬などを使用する．中耳炎の回復とともにほとんどの例で聴力，めまいともに回復する．
- なお，慢性中耳炎の経過中に高音部骨導聴力の悪化する場合があるが，病態は本内耳炎の一原因と考えられる，細菌あるいは中耳炎由来の起炎物質が蝸牛窓や前庭窓を透過し内耳に炎症を及ぼすことによるものと同様と思われるが，慢性的な影響のためか聴力回復の予後は不良のことが多い．

真珠腫性中耳炎による，あるいは続発する内耳炎

限局性内耳炎

外側半規管部の骨に瘻孔が生じることが多い

- 多くの場合，外側半規管部の骨が破壊され，瘻孔が生じる．この変化はゆっくりなため局所の防御反応が働き瘻孔周囲に限局した炎症となり，膜迷路はほとんど障害を受けず，前庭迷路の代償も働き，症状は軽度である．

症状

- 多くは一過性のめまいのみで悪心・嘔吐はほとんどない．時に高音部骨導聴力の低下を訴えることもあるが，聴力検査上の感音難聴のみのこともある．

診断

- この場合は特異な症状があり，瘻孔症状とよばれる．中耳腔圧を外耳道に当てたPolitzer球で加圧すると加圧側に向かう眼振がみられ，減圧すると健側に向かう眼振がみられる．
- また，内耳瘻孔に感染が伴う場合はMRIで蝸牛や半規管に高信号がみられることが多い．

治療

- 原因となっている真珠腫を手術的に除去する．瘻孔の部分は最後に残し，丁寧に真珠腫母膜を除去し，筋膜や軟骨，骨片，骨パテなどで被覆し，中耳圧の変化を受けないようにする．
- 骨導聴力の悪化は回復しない．

急性（びまん性）化膿性内耳炎

- 感冒などを契機として，ある日突然，激しい回転性めまいや嘔吐が生じる．高度の骨導聴力低下と耳鳴も伴い，聾になっていることも多い．
- その後は急性中耳炎に続発する急性びまん性化膿性内耳炎と同様である．異なるのは，治療として真珠腫の手術を，時に緊急手術で行うことである．

激しい回転性のめまいや嘔吐，高度の骨導聴力低下と耳鳴を伴う

髄膜炎による内耳炎

- 急性化膿性内耳炎が蝸牛軸か蝸牛小管を経由してくも膜下腔に及び，髄膜炎となることもあるが，逆にその髄膜炎が同様の経路で反対側の内耳炎を起こすこともありうる．
- また，先に細菌やウイルス感染によって髄膜炎が生じ，引き続いて同様の経路で内耳炎が起こった場合，髄膜炎性内耳炎ともよばれる．急性化膿性内耳炎になることもあれば，漿液性内耳炎になることもあり，種々の病態が含まれる．

症状

- 通常，髄膜炎症状が前面に出て意識障害も伴っている場合も多く，発症時期も特定できず，髄膜炎が軽快した後に難聴や平衡障害に気づくことが多い．
- 一側あるいは両側の蝸牛，前庭が個別に障害されることもあり感音難聴や平衡障害の程度もさまざまであるが，両側の内耳機能が廃絶することも多い．この場合，高度の前庭機能障害をきたし，暗所での歩行障害や歩行時の動揺視（jumbling 現象）が患者にとってきわめてつらいものとなる．

髄膜炎軽快後に難聴や平衡障害に気づくことが多い

診断

- 髄膜炎に続発していること，両側性の場合があること以外は，急性化膿性内耳炎や漿液性内耳炎のときと同様である．
- ただし，髄膜炎の治療に多量のアミノ配糖体抗菌薬が使用された場合は，その耳毒性による症状なのか内耳炎によるものか判断できないこともある．

治療

- 髄膜炎に対する治療が主となる．髄液移行の良い抗菌薬の全身投与が基本と

両側高度難聴は人工内耳の適応

なる．

- しかし，感音難聴の回復は望めず，両側高度難聴に対しては人工内耳埋め込み術の適応となる．
- 両側平衡障害には歩行訓練などのリハビリテーションを行う．

風邪症候群を引き起こすウイルスによる内耳炎

- 難聴やめまいの発生に関係するものとしてアデノウイルス，インフルエンザウイルス，パラインフルエンザウイルスが報告されているが[6]，感冒ウイルス全体による内耳炎の実態はよくわかっておらず，感冒ウイルスが内耳炎のみを引き起こし難聴やめまいを生じさせるという確証は得られていない．中耳炎を起こし次に内耳に炎症が波及することが多いと思われるが，ほとんどの突発性難聴はウイルスによる内耳炎が原因との報告もあり[7]，これが感冒ウイルスの可能性もあるかもしれない．
- 急性中耳炎に感音難聴を伴うものとしてインフルエンザ中耳炎が知られている．本症は，インフルエンザ流行年や流行期に多発する傾向にあり，上気道炎の先行や細菌検査で起炎菌の同定ができない場合が多く，激しい耳痛を伴い，鼓膜・外耳道の発赤・膨隆，腫脹が特徴で，鼓膜の水疱形成なども多くみられるという[8]．ふらふら感や回転性めまいを訴える例は比較的少ないが，詳細に前庭機能検査を行うと高率に前庭機能障害の合併もみられるとされる．ほとんどの例で，これら内耳障害は一過性であり，ほぼ正常まで回復する．この内耳炎は先述した漿液性内耳炎といわれるものと考えられる．

（鈴木正志）

引用文献

1）切替一郎，北山嘉男．中耳炎後発せる感音系難聴の臨床的観察．日耳鼻 1953；56：429-34.
2）Schuknecht HF. Viral infection. In：Schuknecht HF, editor. Pathology of the Ear. 2nd ed. Philadelphia：Lea & Febiger 1993. p.191-253.
3）曾根三千彦．内耳の炎症と MRI 評価．耳喉頭頸 2010；82：741-8.
4）室伏利久．多疾患に伴う感音難聴．A. 感染性疾患．加我君孝ほか編．新臨床耳鼻咽喉科学 2 耳．東京：中外医学社；2002．p.285-9.
5）沖津卓ニほか．急性中耳炎に併発した感音難聴について．Audiology Japan 2002；45 315-16.
6）平出文久．ウイルスと難聴．JOHNS 1989；5：29-36.
7）大竹宏直，中島　務．内耳炎．耳喉頭頸 2011；83：229-34.
8）熊谷重城，小岩哲夫．感音難聴を合併した急性中耳炎の多発について．Otol Jpn 1997；7：8-12.

髄膜炎，脳炎

はじめに

- 風邪症候群のなかでも，とくに「発熱」と「頭痛」を主訴に受診する患者で，髄膜炎・脳炎の鑑別が重要となる．
- 頭痛が軽度で，鼻汁・咽頭痛・咳嗽を伴っている場合は，風邪症候群に伴う頭痛のことが多い．
- 細菌性髄膜炎は風邪症候群に合併して発症することがあるが，内科的救急疾患であり，常に想定しておく必要がある．
- ウイルス性髄膜炎では，いわゆる「夏風邪」の原因となるエンテロウイルスの頻度が高い．
- 脳炎は，単純ヘルペスウイルスなどのウイルスが中枢神経系に直接侵入して起こる一次性脳炎と感染後の免疫応答を原因とする二次性脳炎に分けられる．
- 病原体の中枢神経系への侵入がなくても，過剰な免疫応答による脳浮腫を病態とする急性脳症がみられる．

発熱と頭痛では髄膜炎・脳炎の鑑別が重要

髄膜炎

- 感染症による髄膜炎は，病原体が血行性または近接臓器から直接髄膜[★1]のくも膜下腔の脳脊髄液に侵入し炎症を起こした病態である．
- 髄膜は脳実質と軟膜を介して接しており，時には脳実質へ炎症が波及し，髄膜脳炎を引き起こす．
- 発熱，頭痛，嘔吐が三主徴であり，痙攣や意識障害を伴うこともある．頭痛はこれまでに経験したことのない強い痛みであることが多い．
- 発症様式は，24時間以内に悪化する劇症型，鼻汁・咽頭痛・咳嗽などの感冒症状に引き続き発症する型，感冒症状を伴わず数日の経過で発症する型など多彩である．
- 髄膜刺激症状を判定する方法を❶に示す．乳幼児や高齢者では明瞭にみられないことが多い．
- 患者は第一印象で重症感があり，首を動かさないでじっとしていることが多い．
- 頭痛や項部の痛みは，乳幼児は訴えられない．「仰向けで眠れない」，「テーブルにもたれて眠る」，「丸く抱っこすると眠る」，「寝かせようとすると突然

★1
硬膜・くも膜・軟膜から成る．

発熱・頭痛・嘔吐が髄膜炎の三主徴

❶髄膜刺激症状を判定する方法と徴候

jolt accentuation test[2]	頭を 1 秒に 2〜3 回の速さで横に振ると頭痛が増悪するときに陽性とする.
neck flexion test[3]	座位で顎を胸に付けるように指示したときに，痛みのために胸に付かないときに陽性とする.
項部硬直（nuchal rigidity）	仰臥位の患者の後頭部に手を当てて頸部を前屈させると項部の痛みを訴えたり，硬直のため前屈できない状態.
Kernig 徴候	仰臥位の患者の股関節を屈曲させ，膝関節を屈曲させた位置から徐々に伸展させたとき，抵抗があり伸展ができない状態.
Bludzinski 徴候	仰臥位の患者の頭の下に一方の手を置き，他方の手で身体が持ち上がらないように胸部を圧迫しながら頭を前屈させると，自然に股関節・膝関節が屈曲する.

jolt accentuation test と neck flexion test は，簡便で感度が高いためスクリーニングに有用である．陽性の場合は，項部硬直，Kernig 徴候，Bludzinski 徴候を確認する．

❷髄膜炎における脳脊髄液検査の典型的所見

原因病原体	細胞数（/mm^3）	細胞種類	糖（mg/dL）	蛋白（mg/dL）
ウイルス	50〜1,000	単核球*	>45	<200
細菌	1,000〜5,000	好中球	<40†	100〜500
結核	50〜300	単核球	<45	50〜300
クリプトコッカス	20〜500	単核球	<40	>45

*発症初期には好中球が多数を占める場合もある．† 血糖比が 0.4 未満となることが多い．
（Mandell GL, et al. Mandell, Douglas, and Bennett's Principles and Practice of Infectious Diseases. 7th ed. Churchill Livingstone；2010[4] より）

泣く」，「耳のうしろをしきりに触る」などの主訴が参考になる[1]．

- 診断には脳脊髄液検査が必須である．
  - ①可能な限り抗菌薬投与前に実施する．
  - ②肉眼的に混濁の有無を確認する．
  - ③病原体別の脳脊髄液検査の典型的所見を❷に示す．

細菌性髄膜炎

- 乳幼児に多く，死亡が約 5%，後遺症★2・合併症★3 が約 20％にみられる．
- 細菌性髄膜炎の年齢別の主要な原因菌を❸に示す．

★2
水頭症，難聴，てんかんなど．

★3
硬膜下水腫（膿瘍），脳膿瘍，脳梗塞，脳ヘルニアなど．

検査

血液検査

- 白血球（好中球）増多がみられるが，白血球数減少も重症の指標である．
- 3 歳未満児では白血球数 15,000/μL 以上，好中球数 10,000/μL 以上のとき，有意に髄膜炎の割合が高い．
- CRP は発熱 6 時間までは上昇がみられないことが多く，病初期は陰性でも否定はできない．

❸細菌性髄膜炎の年齢別の主要な原因菌

年齢	主要な原因菌	その他
新生児，1か月	B群レンサ球菌，大腸菌	Hib，肺炎球菌，リステリア
2か月〜5歳	肺炎球菌，インフルエンザ菌b型（Hib）*	髄膜炎菌
6歳〜50歳	肺炎球菌	髄膜炎菌，Hib
50歳以上	肺炎球菌，Hib，グラム陰性桿菌（緑膿菌を含む）	黄色ブドウ球菌，リステリア

*Hibワクチンの普及で減少している．

脳脊髄液検査

- ❷のとおりである．
- 沈渣の塗抹グラム染色を必ず行い，原因菌の推定を行う．
- 培養による細菌の検出で確定診断となる．
- ラテックス凝集反応キットによる迅速診断によって，インフルエンザ菌b型（Hib），肺炎球菌，髄膜炎菌，B群レンサ球菌，K1抗原陽性大腸菌の鑑別が可能である．

尿検査

- 尿中肺炎球菌抗原★4は，肺炎球菌菌血症で陽性になるため有用である．

治療

- 原因菌不明時の年齢別の開始抗菌薬を❹に示す．
- ペニシリン・セフェム耐性肺炎球菌の頻度が増えたことにより，初期治療としてセフォタキシム（セフトリアキソン）に加えて，パニペネム・ベタミプロンまたはバンコマイシンが使用される．
- 抗菌薬投与の10〜20分前または直前にステロイド（デキサメタゾン★5）を静注する[5,6]．
- CT検査や脳脊髄液検査に時間を要するときは抗菌薬静注を優先する[5,6]．
- 原因菌が確定すれば，それに応じて抗菌薬を変更する（❺）．

ウイルス性髄膜炎

- 原因ウイルスを❻に示す．いわゆる「夏風邪」の原因となるエンテロウイルス★6が約80％を占め，次いでムンプスウイルスが多い．
- 原因ウイルスのほとんどは，ウイルス血症ののち，脈絡叢や髄膜の血管から脳脊髄液に侵入し炎症を起こす．
- 単純ヘルペスウイルスや水痘・帯状疱疹ウイルスは，末梢神経や脳神経から中枢神経に到達する．
- 予後は良好で，数日から10日程度で自然治癒し，後遺症★7は残さない．

治療

- 特異的治療法はなく，安静と輸液などの対症療法★8を行う．
- 病初期の脳脊髄液の採取は，頭蓋内圧亢進を弱めることで，頭痛・嘔気を緩

★4 小児では鼻腔保菌でも陽性になる．

★5 0.15 mg/kg/回を6時間ごと，2〜4日間．菌体破壊に伴う高サイトカイン血症の悪影響を緩和する目的で使用する．

★6 季節性があり，初夏から秋季にかけて多い．

★7 ムンプス髄膜炎では不可逆的な難聴を合併することがある．

★8 頭蓋内圧降下薬（マンニトール，グリセロール）．

❹原因菌不明時の年齢別の開始抗菌薬

新生児，1か月	CTX（CTRX）＋ABPC
2か月～小児	CTX（CTRX）＋カルバペネム系薬 CTX（CTRX）＋VCM
成人	CTX（CTRX）＋VCM カルバペネム系薬
高齢者	CTX（CTRX）＋VCM＋ABPC カルバペネム系薬

アンピシリンはリステリアを想定して使用する．
ABPC：アンピシリン，CTX：セフォタキシム，CTRX：セフトリアキソン，VCM：バンコマイシン．
（Tunkel AR, et al. Clin Infect Dis 2004[5]／細菌性髄膜炎の診療ガイドライン作成委員会．細菌性髄膜炎の診療ガイドライン．日本神経治療学会；2007[6]をもとに作成）

❺原因菌判明後の抗菌薬

肺炎球菌	PAPM/BP または VCM+CTX（CTRX） ペニシリン感受性であれば PCG
インフルエンザ菌	CTX（CTRX）または MEPM またはその併用
B群レンサ球菌	ABPC+アミノグリコシド系薬
大腸菌	CTX（CTRX）または MEPM
リステリア	ABPC または PCG
髄膜炎菌	ABPC または PCG

PCG：ペニシリンG，ABPC：アンピシリン，CTX：セフォタキシム，CTRX：セフトリアキソン，PAPM/BP：パニペネム・ベタミプロン，MEPM：メロペネム，VCM：バンコマイシン．
（Tunkel AR, et al. Clin Infect Dis 2004[5]／細菌性髄膜炎の診療ガイドライン作成委員会．細菌性髄膜炎の診療ガイドライン．日本神経治療学会；2007[6]よりをもとに作成）

❻ウイルス髄膜炎の主な原因ウイルス

1．エンテロウイルス（非ポリオ） コクサッキーウイルス エコーウイルス エンテロウイルス71
2．ムンプスウイルス
3．ヘルペスウイルス属 単純ヘルペスウイルス 水痘･帯状疱疹ウイルス EBウイルス サイトメガロウイルス
4．フラビウイルス属 日本脳炎ウイルス ウエストナイルウイルス

★9
髄液検査に異常がなくても，厳密には脳炎の否定はできない．

和する．
- 抗菌薬は，細菌性髄膜炎が否定できれば使用しない．
- 単純ヘルペスウイルスや水痘・帯状疱疹ウイルスによる髄膜炎では，アシクロビルの投与が有効である．

脳炎・脳症

- 一次性脳炎は，ウイルスの脳への浸潤により起こる脳実質の炎症であり，単純ヘルペス脳炎や日本脳炎が代表的である．
- 二次性脳炎は，感染症後の自己免疫的機序によって起こり，急性散在性脳脊髄炎（acute disseminated encephalomyelitis：ADEM）の頻度が高い．
- 脳炎は病理学的所見に基づいて診断されるが，臨床現場では脳脊髄液検査で細胞数増多または病原体の証明がみられた場合を脳炎★9，みられない場合を脳症とよんでいる．
- 急性脳症は小児に多く，インフルエンザウイルス，ヒトヘルペスウイルス6型（HHV-6），ロタウイルス，ムンプスウイルスの頻度が高い．
- 頭痛，発熱，意識障害，痙攣など髄膜炎と同様の症状に加えて，人格変化，異常言動・行動などの精神神経症状がみられる場合には脳炎・脳症が疑われる．
- 瞳孔不動，散瞳・縮瞳，四肢麻痺，除脳硬直，除皮質硬直などの神経学的局所症状も出現する．

単純ヘルペス脳炎（herpes simplex encephalitis）

- 単純ヘルペスウイルスを原因とする．
- 新生児から高齢者まであらゆる年齢層でみられる．

- 発熱，頭痛，意識障害，人格変化など側頭葉を中心とする脳炎症状★10を呈する．
- 脳脊髄液のPCR検査が最も有用である．発症1～2日は陰性になることもあり，臨床的に可能性が高ければ1～2日後に再検する．
- 頭部CTで側頭葉に局在する低吸収域，MRIではT2強調画像で高信号がみられる．
- 脳波では前頭葉と側頭葉を中心にspike and slow波が早期に検出される．
- 本疾患を疑ったらアシクロビル1回10 mg/kg（小児では10～20 mg/kg）を1日3回静注し，PCR検査で否定されるまで継続する．診断が確定したら14～21日間投与する．

★10
嚥下困難，異常感覚，幻臭などもみられる．

日本脳炎（Japanese encephalitis）

- ブタの血中に存在する日本脳炎ウイルスをコガタアカイエカが媒介することで感染する．
- 西日本のブタのキャリア率は高く，わが国でも年間数人の発症がある．
- 発症者は高齢者がほとんどであったが，2005年に日本脳炎ワクチンの積極的勧奨が一時中止★11されて以降，小児例も数例みられている．
- 潜伏期は1～2週間で，不顕性感染も多い．
- 発熱，意識障害，運動麻痺，病的反射などがみられる．
- 診断は，脳脊髄液のPCR検査，補体結合反応（complement fixation reaction：CF）やELISAを用いたペア血清での4倍以上の抗体価上昇による．
- 特異的治療薬はない．25％が死亡し，神経学的後遺症がみられることが多い．

★11
2009年に組織培養ワクチンが再開された．

インフルエンザ脳症（influenza encephalopathy）

- 乳幼児に多く，小児の急性脳症の約1/4を占め，最も頻度が高い．
- 一部（約5％）に先天性の有機酸代謝異常症・脂肪酸代謝異常症が関与している可能性が指摘されている．
- 発症に解熱鎮痛薬の関与が指摘されており，投与には注意が必要である．
  ①ジクロフェナクナトリウム（ボルタレン®），メフェナム酸（ポンタール®）は使用しない．
  ②アスピリン投与は，ライ（Reye）症候群★12を引き起こすことが指摘されており，小児には使用しない．
  ③小児に用いる解熱鎮痛薬は，アセトアミノフェンとイブプロフェンのみである．
- 乳幼児では，発熱後24時間以内に痙攣重積で搬送されることも多い．
- 炎症性サイトカインの過剰な放出（サイトカインストーム）と血管内皮細胞の障害による脳浮腫が病態であり，ウイルスの髄膜や脳実質への浸潤はない．

インフルエンザ脳症発症に解熱鎮痛薬の関与が指摘されている

★12
インフルエンザや水痘の感染後にみられる肝障害を伴う致死的な急性脳症．

❼痙攣遷延状態への初期対応

薬剤名	投与方法	投与量（mg/kg）
ミダゾラム（ドルミカム®）	頬粘膜投与 鼻腔投与 静注	0.5 0.2 0.15
ジアゼパム（ホリゾン®，セルシン®）	静注	0.3〜0.5

★13
乳幼児では，呼びかけると開眼して目を向ける程度.

- Japan coma scale 20★13 以上の意識障害が診断の基準になる[7].
- 頭部CTで，びまん性低吸収域，皮髄境界不鮮明，脳室の狭小化，両側性視床などの局所性低吸収域，脳幹浮腫などがみられる[7].
- 痙攣遷延状態への初期対応を❼に示す.

脳症に対する治療[7]

- 抗ウイルス薬としてオセルタミビル（タミフル®），ペラミビル（ラピアクタ®）
- 特異的治療として，メチルプレドニゾロンパルス療法とガンマグロブリン大量療法が行われる.
- 特殊治療として，脳低体温療法，血漿交換療法，シクロスポリン療法，アンチトロンビンIII大量療法，脳保護薬（フリーラジカル消去薬）も試されている.

（西　順一郎）

引用文献

1) 武内　一. Hib感染症とHibワクチン. 東京：文光堂；2009.
2) Uchihara T, Tsukagoshi H. Jolt accentuation of headache：The most sensitive sign of CSF pleocytosis. Headache 1991；31：167-71.
3) 中泉 博ほか. 髄膜刺激症状の検出におけるNeck Flexion Testの有用性. 家庭医療 1999；6：11-6.
4) Mandell GL, et al, editors. Mandell, Douglas, and Bennett's Principles and Practice of Infectious Diseases. 7th ed. Philadelphia：Churchill Livingstone；2010.
5) Tunkel AR, et al. Practice guidelines for the management of bacterial meningitis. Clin Infect Dis 2004；39：1267-84.
6) 細菌性髄膜炎の診療ガイドライン作成委員会. 細菌性髄膜炎の診療ガイドライン. 日本神経治療学会；2007.
7) 森島　恒ほか. インフルエンザ脳症ガイドライン（改訂版）. 小児感染免疫 2010；21：421-66.

第6章 風邪症候群により増悪する疾患

急性中耳炎，急性鼻副鼻腔炎

- ウイルスと細菌の相互関係により複合感染が起こり，急性中耳炎および急性鼻副鼻腔炎の難治化が引き起こされると考える．
- 風邪症候群にて増悪した急性中耳炎および急性鼻副鼻腔炎の診断と治療においては，重症度に合わせた抗菌薬治療を行う．
- 本項では，急性中耳炎および急性鼻副鼻腔炎の増悪・難治化の要因となるウイルス－細菌の相互関係について解説する．

ウイルスと細菌の複合感染

- 上気道ウイルス感染には，6 か月までに 20％の，2 歳までに 91％の子どもがライノウイルス（rhinovirus：RV）に感染し，年間平均 0.8 回ライノウイルスに感染する（❶）[1]．
- 上気道ウイルス感染の多くは 2〜10 日で治癒するが，25〜30％は細菌感染がなくても 2 週間以上症状が持続する（❷）[2]．
- 上気道感染のほとんどのウイルスは鼻と副鼻腔を侵すことから，鼻風邪の実際はウイルス性の鼻副鼻腔炎であると考えられ，急性中耳炎および急性鼻副鼻腔炎は，急性ウイルス感染による上気道炎に続発して発症することが多い．
- 細菌性副鼻腔炎は急性ウイルス性上気道感染症の 0.5〜13.0％に合併し，臨床的に細菌性副鼻腔炎と診断した 60〜70％が真の細菌性副鼻腔炎である．
- 急性中耳炎は，ウイルスと細菌の複合感染により難治化する（❸）[3,4]．ヒトボカウイルス（human bocavirus：hBoV）が鼻咽腔より検出された場合には，中耳貯留液から肺炎球菌が高率に検出され臨床経過は不良となる（❹）[5]．

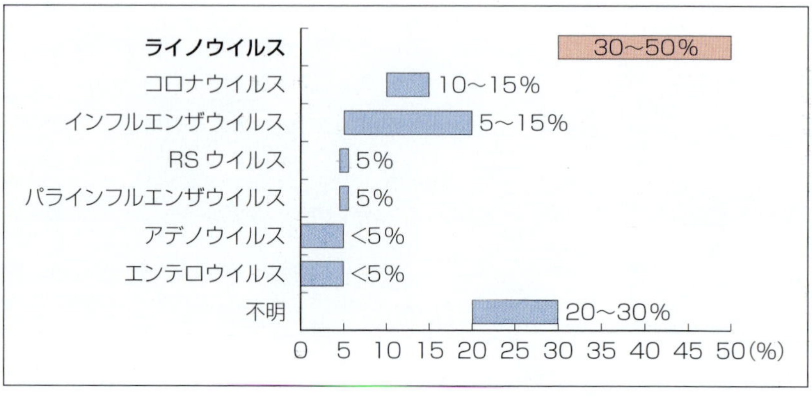

❶風邪症候群の原因ウイルス
（Heikkinen T, et al. Lancet 2003[1] より）

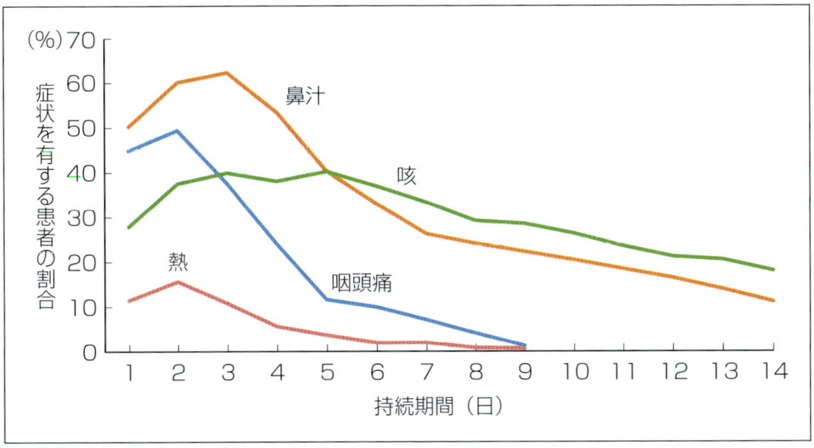

❷ライノウイルス感染の臨床症状と持続期間

咳と鼻汁は 2 週間以上続く．
（Galtney JM Jr, et al. J Allergy Clin Immunol 1992[2] より）

❸急性中耳炎におけるウイルスと細菌の検出頻度と臨床経過

中耳貯留液中より検出された病原微生物	ウイルス感染 鼻洗浄液中ウイルス陽性 血清反応陽性	経過良好		経過不良	
		n	%	*n*	%
−	−	34	89	4	11
−	＋	11	100	0	0
ウイルス	±	6	60	4	40
細菌	−	44	65	24	35
細菌	＋	18	46	21	54
ウイルス＋細菌	±	22	51	21	49

経過不良：治療 3〜5 日に急性中耳炎が改善しない／9〜12 日目に起炎菌が消失しない．
（Marom T, et al. Curr Allergy Asthma Rep 2012[3] / Chonmaitree T, at al. Pediatr Infect Dis J 2000[4] より作成）

ウイルスと細菌の相互関係

ウイルス感染と細菌感染の相互関係

- 肺炎球菌を気道上皮細胞に付着・感染させた *in vitro* の検討では，増殖・付着の過程で，培養上清中のシアル酸量や上皮細胞の PAF-R の発現が同様に変化することがわかっている（❺）[6]．

ウイルスによる付着因子の発現亢進を利用した肺炎球菌の感染機序

- ライノウイルスを気道上皮細胞に感染させた *in vivo* の検討では，上皮細胞への ICAM-1 の発現亢進が認められるとともに肺炎球菌の付着が増加する．一方，この肺炎球菌の上皮細胞への付着は，抗 ICAM-1 抗体により抑制される（❻）[7]．
- 肺炎球菌の上皮細胞への付着には platelet activating factor receptor（PAF-R）が関与する．RS ウイルスあるいはライノウイルスを気道上皮細胞に感染させた *in vitro* の検討では，上皮細胞での PAF-R の発現亢進が認められると同時に，肺炎球菌の上皮細胞への付着が増加する．この肺炎球菌の付着は PAF-R 阻害剤あるいは PAF の前処置により抑制されることから，肺

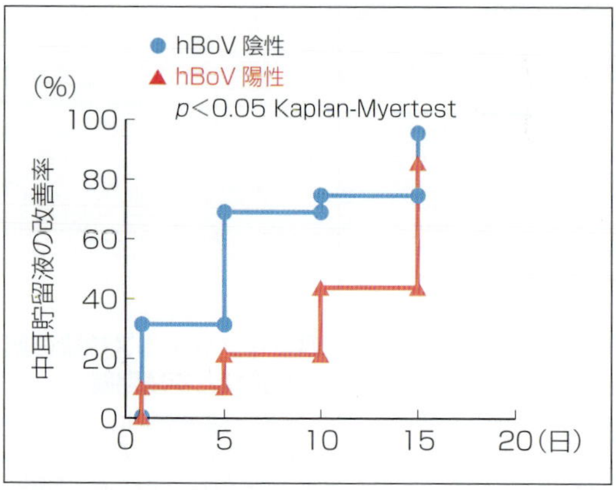

❹ヒトボカウイルス（hBoV）の急性中耳炎の臨床経過に与える影響

（Beder LB, et al. Eur J Pediatr 2009[5] より）

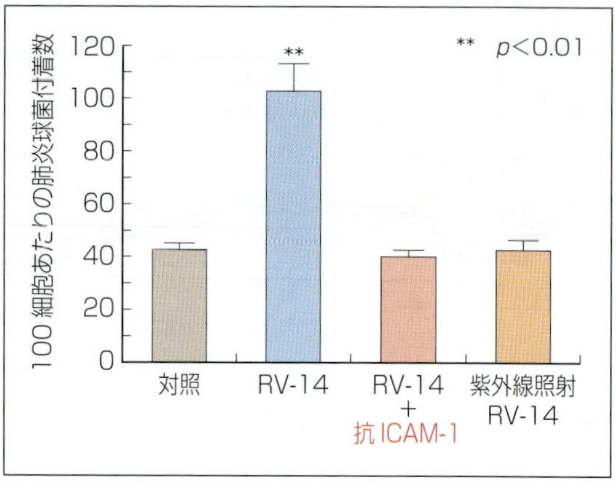

❻ライノウイルス感染による ICAM-1 の発現と肺炎球菌の感染

（Ishizuka S, et al. J Infect Dis 2003[7] より）

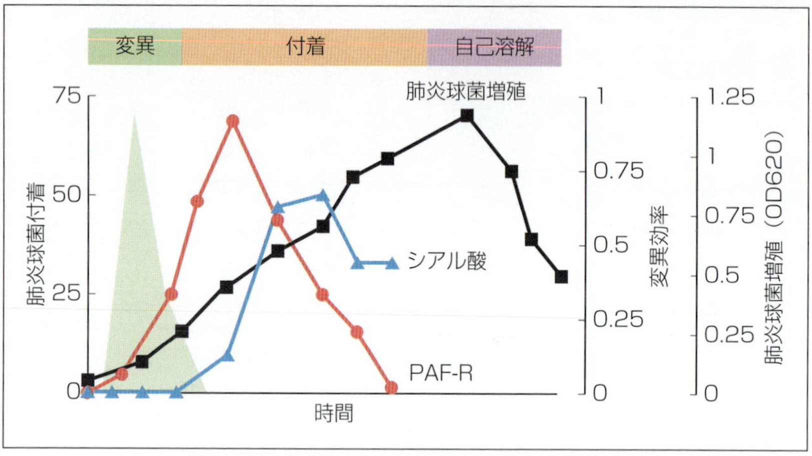

❺肺炎球菌の増殖とシアル酸，PAF-R の経時的変化

（Tuomanen EI, et al. Streptococcus pneumoniae. Mary Ann Liebert；2000[6] より）

炎球菌はウイルス感染により発現が亢進した PAF-R を介して上皮細胞へ付着することが考えられている（❼）[7,8]．

ウイルスの感染機序を利用した肺炎球菌の感染機序

- インフルエンザウイルスを気道上皮細胞に感染させた *in vivo* の検討では，上皮細胞へ肺炎球菌の付着が増加する．一方，ノイラミニダーゼ欠損インフルエンザウイルスを気道上皮細胞に感染させた場合には，肺炎球菌の付着は認められない．また，抗インフルエンザウイルス薬である rimantadine では肺炎球菌の上皮細胞への付着に変化は認められないが，ノイラミニダーゼ阻害薬（oseltamivir）により抑制される（❽）．また肺炎球菌自身でもノイラミニダーゼの産生が認められており，上皮細胞にあるシアル酸を切断することで，上皮細胞に発現する肺炎球菌付着因子（PAF-R，ICAM-1）を効率的に認識すると考えられる．これらのことから，肺炎球菌は，インフルエンザウイルスのもつノイラミニダーゼを利用し，上皮細胞へ付着・感染すると考

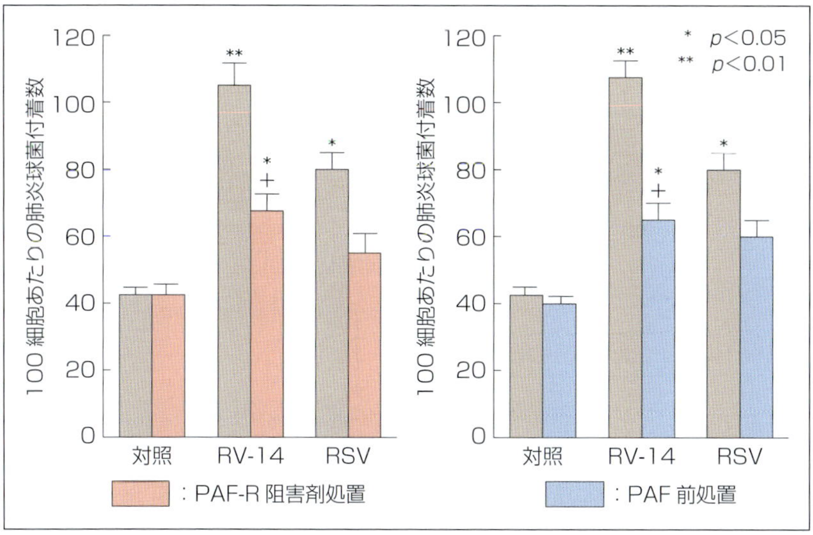

❼ RS ウイルス(RSV)/ライノウイルス（RV）感染による PAF-R の発現と肺炎球菌の感染

(Ishizuka S, et al. J Infect Dis 2003[7] /Cundell DR, et al. Nature 1995[8] より作成)

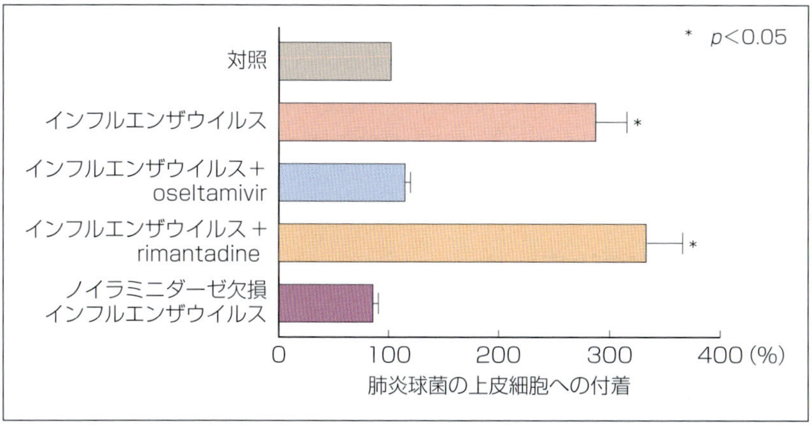

❽ インフルエンザウイルスの感染と肺炎球菌感染の関係

えられる[9-11].

- 同様に，インフルエンザ菌では，バイオフィルム形成はシアル酸の添加により増強されることが知られている．インフルエンザウイルスの感染時にノイラミニダーゼにより切断遊離されたシアル酸を利用し，インフルエンザ菌が高率にバイオフィルムを形成する可能性が考えられる[12].

風邪症候群に関連した急性中耳炎・急性鼻副鼻腔炎の診断と治療

- 風邪症候群により増悪した急性中耳炎および急性鼻副鼻腔炎の治療においては，微生物リスクと臨床リスク，重症度の 3 つのステップから難治化リスクを評価し，治療をステップアップする（❾）.
- ウイルス迅速検査や細菌迅速検査を活用した微生物学的リスクの評価を行う.
- 低年齢，薬剤耐性菌，反復感染の既往などの臨床的難治化のリスクを評価する.
- 急性中耳炎の診断では，臨床症状（啼泣・不機嫌，耳痛，発熱）と鼓膜所見

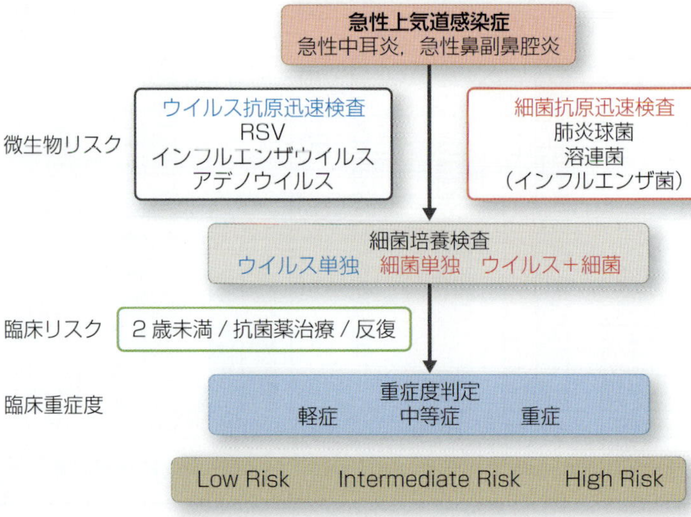

❾風邪症候群に関連した急性中耳炎・急性鼻副鼻腔炎の診断手順

（発赤，膨隆，耳漏）より重症度を評価する．

- 急性鼻副鼻腔炎の診断では，臨床症状（鼻漏，不機嫌，湿性咳嗽〈小児〉/顔面・前頭部痛・圧迫感〈成人〉）と鼻腔所見（鼻汁・後鼻漏）より重症度を評価する．

急性中耳炎の治療[13]（⓾）

軽症例に対する治療

治療では重症度に基づいた抗菌薬治療が重要

- 原則的には抗菌薬投与を行わず，消炎治療により 3 日間の経過観察を行う．
- 経過観察においては，フォローアップをしっかり行い，改善を認めない場合に抗菌薬治療を開始する．

SNAP★1：抗菌薬の処方箋を出しておき，2～3 日後に改善がないか，症状が悪化した場合に使用するように指導する．

WASP★2：処方箋を出さずに 2～3 日後に改善がないか，症状が悪化した場合に再受診を勧める．

★1 safety net antibiotic prescription

★2 wait and see prescription

- 鼓膜所見が改善しない場合には，アモキシシリン水和物（ワイドシリン®）常用量による治療を 3 日間行う．

中等症例に対する治療

- アモキシシリン水和物（ワイドシリン®）高用量の 3 日間投与を行う．
- 鼓膜所見が改善しない場合には，クラブラン酸カリウム・アモキシシリン水和物 1：14 製剤（クラバモックス®），セフジトレン ピボキシル（メイアクト®）高用量あるいは鼓膜切開のうえアモキシシリン水和物（ワイドシリン®）高用量による治療を 3 日間行う．

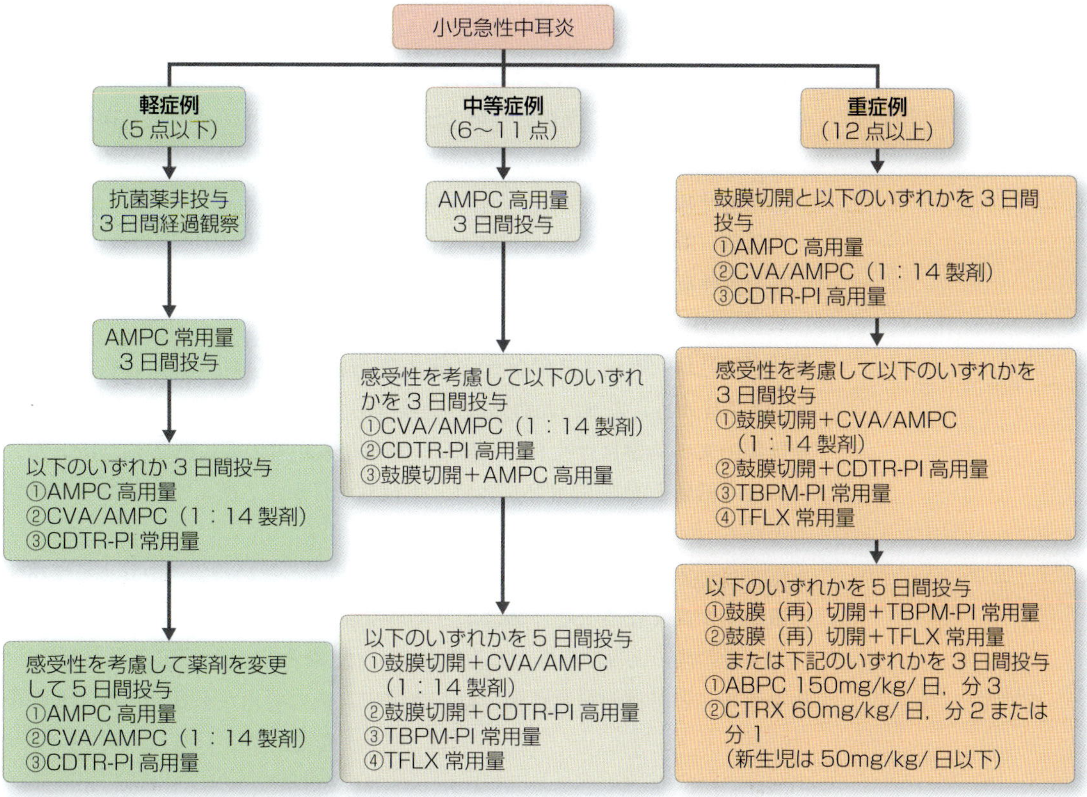

⑩重症度に基づく小児急性中耳炎治療アルゴリズム

(日本耳科学会,日本小児耳鼻咽喉科学会,日本耳鼻咽喉科感染症研究会編.小児急性中耳炎診療ガイドライン.2013年版.金原出版;2013[13]より作成)

重症例に対する治療

- クラブラン酸カリウム・アモキシシリン水和物1:14製剤(クラバモックス®),セフジトレン ピボキシル(メイアクト®)高用量による治療を3日間行うとともに鼓膜切開を行う.
- 鼓膜所見が改善しない場合には,起炎菌の薬剤感受性に基づき,鼓膜切開とともにクラブラン酸カリウム・アモキシシリン水和物1:14製剤(クラバモックス®),セフジトレンピボキシル(メイアクト®)高用量による治療か,テビペネム ピボキシル(オラペネム®)常用量,トスフロキサシン(オゼックス®)常用量による治療を3日間行う.

急性中耳炎の難治化の要因

急性中耳炎発症のリスク・ファクター

- 外的因子:集団保育(低年齢保育)や短い母乳の授乳期間は,低年齢からの鼻咽腔への原因菌の定着を起こすことで急性中耳炎の発症のリスクが増す.
- 内的因子:低年齢,とりわけ2歳以下の低年齢児では免疫学的に未成熟の状態であり,感染を繰り返す最大の要因といえる.急性中耳炎反復の既往や鼻副鼻腔炎の合併は局所における起炎菌の排除を減弱させるため,急性中耳炎の発症にリスクが高くなる．

集団保育・兄弟は薬剤耐性菌検出のリスクファクターとなる

薬剤耐性菌検出のリスク・ファクター

- 集団保育・兄弟は，薬剤耐性菌の伝播を起こすことから薬剤耐性菌検出の重要なリスク・ファクターとなる．ただし，集団保育・兄弟が急性中耳炎の難治化のリスク・ファクターとはならない．
- 低年齢（3 歳未満），1 か月以内の抗菌薬治療例，感染の反復の既往例では，薬剤耐性菌の検出率が高くなる．

難治化のリスク・ファクター（薬剤耐性菌を除く）

- 2 歳（24 か月）以下の乳幼児は，免疫学的に未成熟である[3]．
- 母親由来の胎盤移行性 IgG 抗体は，出生後 6 か月の間に低下し，4〜8 か月に最も低値となる．IgG2 抗体は，生後 6 か月から 2 歳までが最も低い時期となる．

生後 6〜12 か月以内に急性中耳炎に罹患すると，反復する確率がが高くなる

- 生後 6〜12 か月以内に急性中耳炎に罹患すると，その後急性中耳炎を反復する確率が高くなることから，より幼弱な年齢に急性中耳炎に罹患することが，その後の反復性を規定する重要な因子となる．

ウイルスと細菌の混合感染では急性中耳炎の経過が不良となる

- ウイルスと細菌の混合感染では，急性中耳炎の経過が不良であることが多い．

難治性中耳炎に対する対策

抗菌薬治療

- 急性中耳炎が難治化する可能性の高い 2 歳未満の重症例と反復･遷延例では，インフルエンザ菌の検出率が高く，2 歳以上の重症例では肺炎球菌の検出率が高い．
- 難治化高リスク例に対しては，抗菌薬治療によるすみやかな原因菌の排除とそれに伴う炎症の改善が重要となる．
- 難治例に対しては，テビペネム ピボキシル（オラペネム®）あるいはトスフロキサシン（オゼックス®）による改善が期待される[6]．

鼓膜換気チューブ挿入術

- 急性中耳炎の反復・遷延により中耳貯留液が長期間存在することで，より中耳粘膜の病的変化が起こり難治化する．
- 鼓膜換気チューブの挿入は，中耳貯留液の停滞を改善・防止し，病的中耳粘膜を正常化する．

急性鼻副鼻腔炎の治療[14]（⓫）

- 急性ウイルス性鼻副鼻腔炎はおおむね 10 日以内に治癒するが，膿性鼻汁が 10 日間以上持続する場合，また 5〜7 日後に悪化をみる場合は細菌の二次感染による急性細菌性鼻副鼻腔炎と診断する．

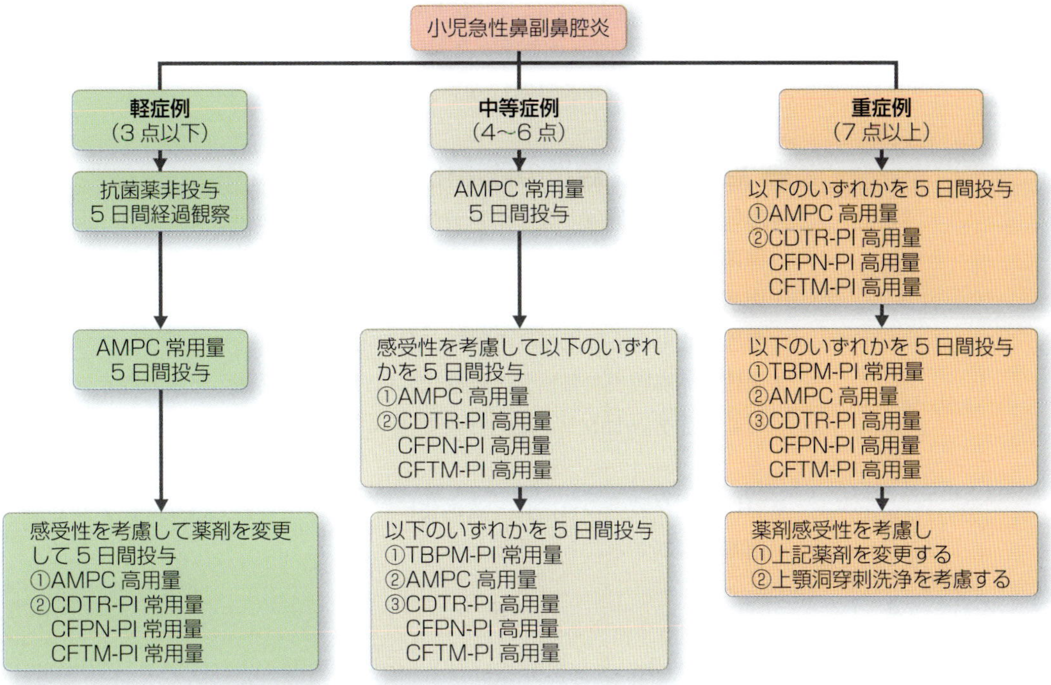

⑪重症度に基づく小児急性鼻副鼻腔炎治療アルゴリズム

（日本鼻科学会編．日鼻誌 2010[14] より）

治療では重症度に基づいた抗菌薬治療が重要

軽症例に対する治療

- ウイルス感染が主体のため，原則として抗菌薬非投与で 5 日間の経過観察を行う．
- 改善がみられない場合には，小児例ではアモキシシリン水和物（ワイドシリン®）常用量による治療を 5 日間行う．

中等症例に対する治療

- 小児例では，まずアモキシシリン水和物（ワイドシリン®）常用量による治療を 5 日間行う．
- 改善がみられない場合には，アモキシシリン水和物（ワイドシリン®）高用量，あるいはセフジトレン ピボキシル（メイアクト®），セフカペン ピボキシル（フロモックス®），セフテラム ピボキシル（トミロン®）高用量による治療を 5 日間行う．

重症例に対する治療

- 小児例では，まずアモキシシリン水和物（ワイドシリン®）高用量あるいはセフジトレン ピボキシル（メイアクト®），セフカペン ピボキシル（フロモックス®），セフテラム ピボキシル（トミロン®）高用量による治療を 5 日間行う．
- 改善がみられない場合には，テビペネム ピボキシル（オラペネム®）常用量，あるいは原因菌の薬剤感受性を考慮しアモキシシリン水和物（ワイドシリン®）高用量あるいはセフジトレン ピボキシル（メイアクト®），セフカペン ピボキシル（フロモックス®），セフテラム ピボキシル（トミロン®）高用量による治療を5日間行う．

急性鼻副鼻腔炎の難治化の要因と対策

- 急性鼻副鼻腔炎は，まず上気道へのウイルス感染が起こり，引き続いて好気性菌の感染が起こる．これらの感染によりostiomeatal complex（OMC）の閉塞が起こり感染を繰り返すことや，アレルギー性鼻炎，喘息，喫煙などの要因によりさらにOMCの閉塞が進むと考える．
- 急性鼻副鼻腔炎の難治化・遷延化には，薬剤耐性菌，とりわけβラクタマーゼ非産生アンピシリン耐性インフルエンザ菌（BLNAR）の関与が重要である．

難治化の予防にはOMC閉塞予防が重要

- 急性鼻副鼻腔炎の難治化・遷延化に対しては，鼻腔処置などによりOMCの閉塞を抑制することが重要となる．

（保富宗城，山中　昇）

引用文献

1） Heikkinen T, Järvinen A. The common cold. Lancet 2003；361：51-9.
2） Gwaltney JM Jr, et al. The microbial etiology and antimicrobial therapy of adults with acute community-acquired sinusitis：A fifteen-year experience at the University of Virginia and review of other selected studies. J Allergy Clin Immunol 1992；90：457-61.
3） Marom T, et al. Viral-bacterial interactions in acute otitis media. Curr Allergy Asthma Rep 2012；12：551-8.
4） Chonmaitree T, Heikkinen T. Viruses and acute otitis media. Pediatr Infect Dis J 2000；19：1005-7.
5） Beder LB, et al. Clinical and microbiological impact of human bocavirus on children with acute otitis media. Eur J Pediatr 2009；168：1365-72.
6） Tuomanen EI, Masure HR. Molecular and cellular biology of pneumococcal infection. In：Tomasz A, editor. Streptococcus pneumoniae：Molecular biology & mechanisms of disease. New York：Mary Ann Liebert；2000. p.295-308.
7） Ishizuka S, et al. Effects of rhinovirus infection on the adherence of Streptococcus pneumoniae to cultured human airway epithelial cells. J Infect Dis 2003；188：1928-39.
8） Cundell DR, et al. Streptococcus pneumoniae anchor to activated human cells by the receptor for platelet-activating factor. Nature 1995；377：435-8.
9） Peltola VT, McCullers JA. Respiratory viruses predisposing to bacterial infections：Role of neuraminidase. Pediatr Infect Dis J 2004；23：S87-S97.
10） McCullers JA. Effect of antiviral treatment on the outcome of secondary bacterial pneumonia after influenza. J Infect Dis 2004；190：519-26.
11） Uchiyama S, et al. The surface-anchored NanA protein promotes pneumococcal brain endothelial cell invasion. J Exp Med 2009；206：1845-52.
12） Apicella MA. Nontypeable Haemophilus influenzae：the role of N-acetyl-5-neuraminic acid in biology. Front Cell Infect Microbiol 2012 Mar 13；2：19.
13） 日本耳科学会，日本小児耳鼻咽喉科学会，日本耳鼻咽喉科感染症研究会編．小児急性中耳炎診療ガイドライン　2013年度版．東京：金原出版；2013．p.28-55.
14） 日本鼻科学会編．急性鼻副鼻腔炎診療ガイドライン．日本鼻科学会誌 2010；49：143-247.

アレルギー性鼻炎，気管支喘息

- アレルギー性鼻炎，気管支喘息などの気道アレルギー疾患は，ウイルス感染および細菌感染により病態が増悪する．ウイルスあるいは細菌に対する免疫応答により，局所の炎症の増悪をきたすことが原因である．
- 本項では，アレルギー性鼻炎および気管支喘息が，風邪症候群により増悪する原因について，免疫学的機序から解説する．

アレルギー性鼻炎，気管支喘息の現状

- アレルギー性鼻炎の有病率は 1998 年では 29.8 %，2008 年では 39.4 %と急激に増加している[1]．気管支喘息も同様で，小児で 9～14 %，成人で 9～10 %で，1960 年代が 1 %程度であったものが急激に増加している．
- アレルギー性鼻炎，気管支喘息ともに QOL の低下や労働生産性の低下をきたす疾患である．とくに喘息は生命に影響を及ぼす疾患であり，喘息死は減少しつつあるものの，2011 年（平成 23 年）の人口統計では人口 10 万人あたり 1.6 人である．喘息死に至る発作の誘因としては気道感染（感冒，下気道感染）が最も多く，ほぼ半数を占める（❶）ことから，気道感染は重要な喘息の増悪因子である．

気道感染は喘息の増悪因子

アレルギー性鼻炎，気管支喘息の病態（❷，❸）

- アレルギー性鼻炎でいうところのくしゃみ，鼻汁などの即時相反応や，アトピー型気管支喘息での即時型喘息反応は，病因アレルゲンに対する特異的 IgE 抗体が肥満細胞表面の FcεRI に結合しており，ここに病因アレルゲンが結合して架橋形成が起こり，肥満細胞からのヒスタミンなどのケミカルメディエーターの放出によって生じる．
- 局所に浸潤する Th2 細胞からのサイトカインは好酸球浸潤およびさらなるリンパ球浸潤を促す．さらに浸潤した炎症細胞，とくに好酸球で産生されるロイコトリエンおよびトロンボキサン A_2 によってアレルギー性鼻炎では遅発相反応としての鼻閉が，気管支喘息では気道平滑筋の収縮や気道の浮腫を生じる．

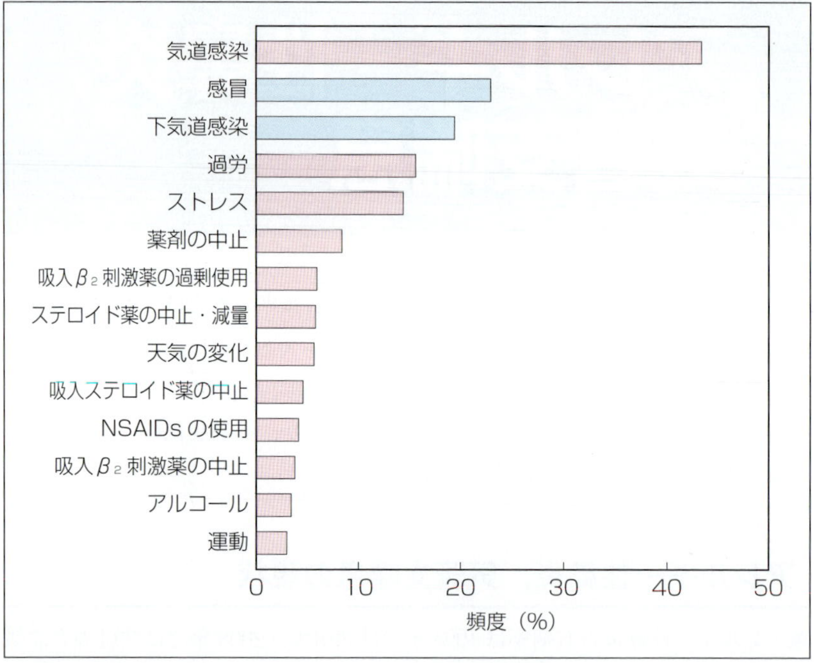

❶死亡に至る喘息発作の誘因

（『喘息予防・管理ガイドライン2012』作成委員．喘息予防・管理ガイドライン2012．協和企画；2012[2]より）

風邪症候群でアレルギー性鼻炎，気管支喘息が増悪するメカニズム

Toll様受容体（TLR）を介した気道炎症の増悪

- 風邪症候群のうち90％はウイルス感染症であり，残り10％がマイコプラズマ，肺炎クラミジア，一般細菌といわれている．ウイルスのなかでも，ライノウイルスが最も頻度が高く，コロナウイルス，パラインフルエンザウイルス，インフルエンザウイルス，RSウイルスの順で，いずれもRNAウイルスである[3]．
- 生体防御機構には，遭遇する抗原の特異性を認識して，特異的免疫応答を誘導する獲得免疫とは別に，異物に元来備わっている構造を認識して対応する自然免疫機構がある．自然免疫の標的分子は，病原体の発生学的に変化の乏しい分子パターンPAMPs（pathogen-associated molecular patterns）とよばれ，その受容体の一つとしてTLRがある．
- 現在，ヒトではTLR1から10までが報告されている．TLR3はRNAウイルスの複製過程で生じるdsRNAを認識するためエンドソームに存在する．細菌感染ではグラム陽性菌の細胞壁構成成分であるペプチドグリカン，リポプロテインおよびリポタイコ酸はTLR2によって，グラム陰性菌の細胞壁構成成分であるLPSはTLR4によって認識され，細胞膜に存在する[4]．
- 気道上皮細胞は鼻粘膜，下気道ともにTLR2, 3, 4を発現しているが，TLR4に関しては，鼻粘膜においてそのmRNA発現や受容体発現は下気道上皮細胞と比較して弱いようである．TLR3のリガンドであるpoly I：Cで気道上皮細胞を刺激すると，IL-6，IL-8，IFN-β，TNF-αなどの炎症性サイトカイ

TLRを介して炎症性サイトカイン，ケモカインの産生を生じる

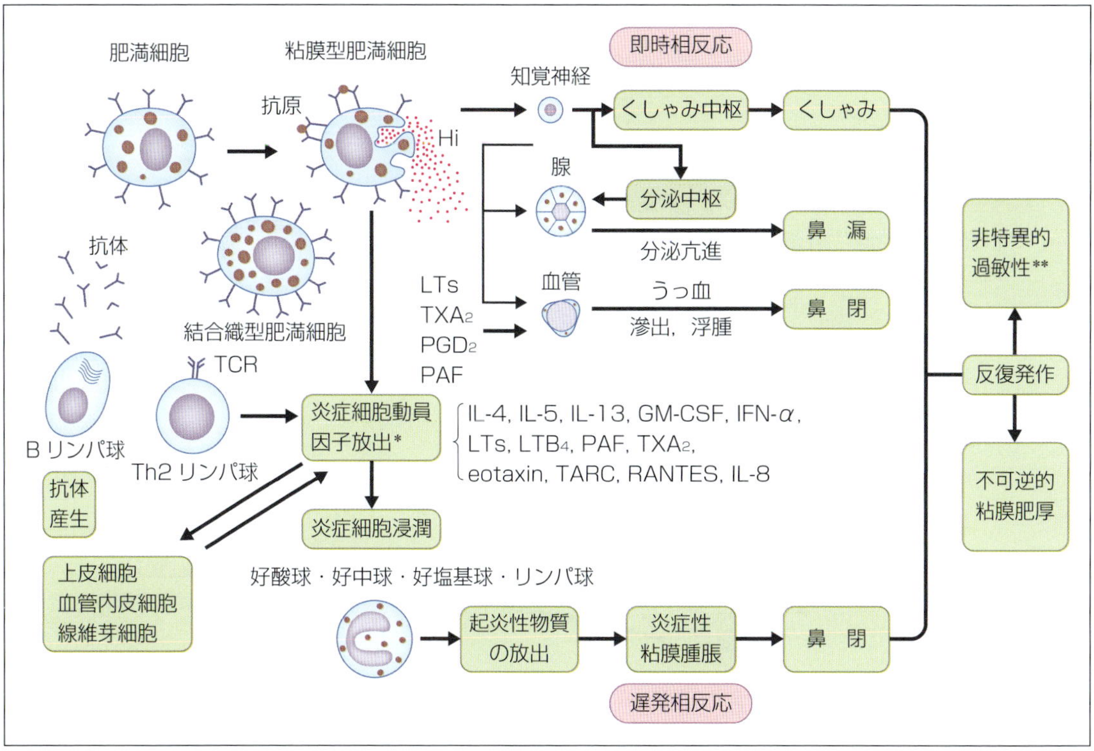

❷アレルギー性鼻炎のメカニズム

Hi：ヒスタミン，LTs：ロイコトリエン，TXA_2：トロンボキサン A_2，PGD_2：プロスタグランジン D_2，PAF：血小板活性化因子，IL：インターロイキン，GM-CSF：顆粒球 / マクロファージコロニー刺激因子，INF-α：インターフェロン -α，
TARC：thymus and activation-regulated chemokine,
RANTES：regulated upon activation normal T expressed, and presumably secreted,
TCR：T 細胞受容体.
*遊走因子については，なお一定の見解が得られていないので可能性のあるものを並べたにすぎない.
**アレルギー反応の結果，起こると指定されれる.
（鼻アレルギー診療ガイドライン作成委員会．鼻アレルギー診療ガイドライン—通年性鼻炎と花粉症— 2013 年版，改訂第 7 版，ライフ・サイエンス；2013[1] より）

ン，ケモカインが誘導され，もともとの気道炎症が増悪する．TLR2 あるいは TLR4 の刺激でも同様にサイトカイン，ケモカインが誘導される．また，これらのサイトカインにより上皮細胞間のタイトジャンクションの減弱をきたすことが報告されており，いわゆる上皮の透過性の亢進をきたす（❹）.

- ライノウイルスを気道上皮細胞に感染させた *in vivo* での検討でも，同様に炎症性サイトカイン，ケモカインの産生が認められており，また ICAM-1（intercellular adhesion molecule-1）の発現亢進が認められている．ライノウイルスは major type 受容体である ICAM-1 を介して気道上皮細胞に侵入するとされており，ウイルスの気道上皮細胞への感染自体が，さらなるウイルスの侵入を助長することともなる．アレルギー性鼻炎および気管支喘息において気道上皮細胞の ICAM-1 の発現が亢進していることが報告されており，健常者と比較し，ライノウイルスに感染しやすい状況であるのかもしれない[5].
- I 型アレルギーの最前線のエフェクター細胞である肥満細胞も，TLR2,3,4 のいず

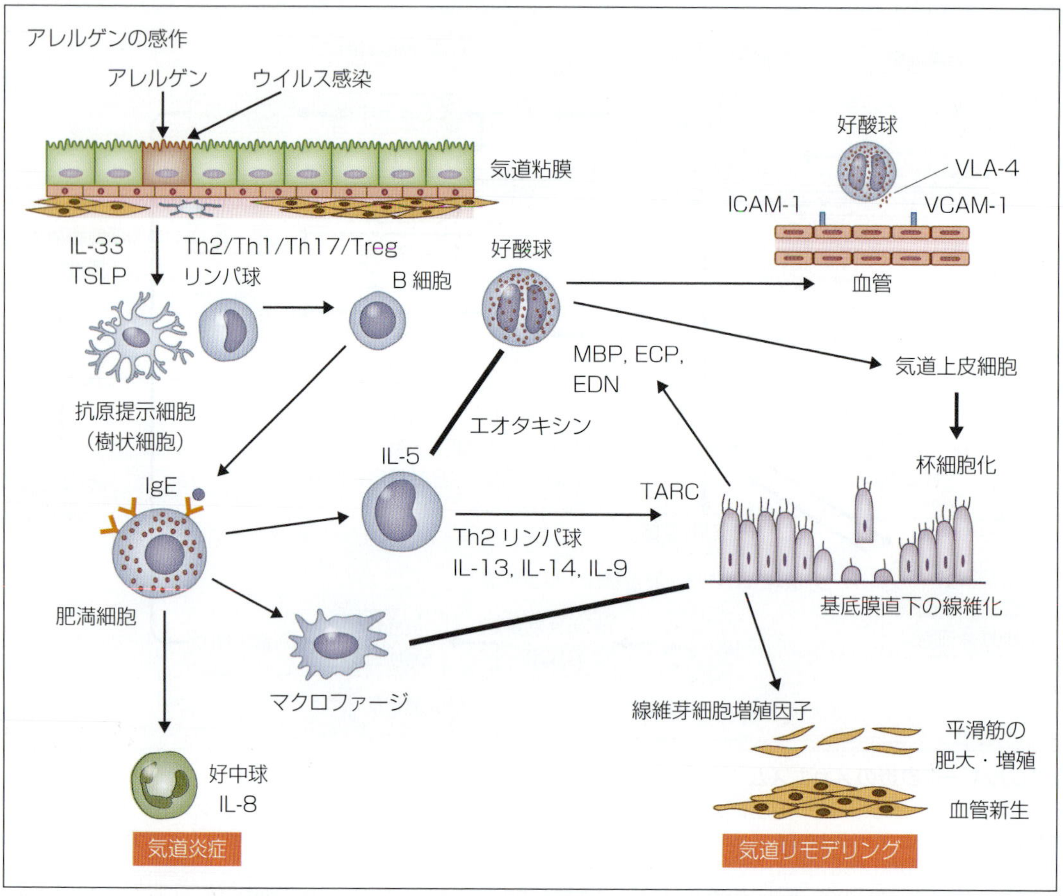

❸喘息における気道炎症の機序

(『喘息予防・管理ガイドライン 2012』作成委員. 喘息予防・管理ガイドライン 2012. 協和企画;2012[2] より)

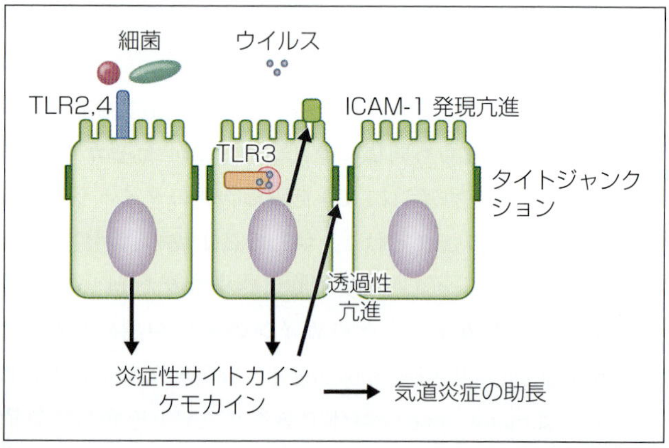

❹気道上皮細胞と TLRs

れも発現している. TLR2, 4 リガンドの刺激にて IL-5, IL-13, TNF-α, ロイコトリエンなどの Th2 サイトカインや炎症性サイトカインが産生され, 気道炎症が助長される (❺). 一方で, TLR3 についての報告は少ないが, TLR3 リガンドの刺激にて I 型インターフェロンの産生が誘導されるという報告もある.

IL-33を介した気道炎症の増悪

- ヒトゲノム配列の解明以降，患者と健常者のすべての遺伝子多型（SNP）についての検討が行われている．喘息についてはIL-33およびIL-33受容体の遺伝子について喘息発症に影響することが判明した[6,7]．
- IL-33は上皮細胞や内皮細胞の核内に恒常的に発現されており，感染，アレルゲンや細胞傷害による細胞壊死にて分泌される．IL-33の刺激により，Th2細胞，naïve CD4^{+}T細胞，NK細胞，NKT細胞からTh2サイトカインの産生が，肥満細胞，好塩基球，好酸球，マクロファージからのIL-6やTNF-αなどの炎症性サイトカインとケモカインの産生が報告されており，抗原に依存しないアレルギー炎症を引き起こす[8,9]．

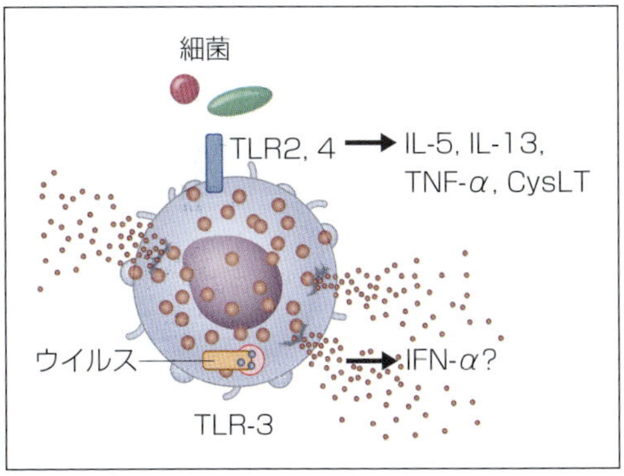

❺肥満細胞とTLRs

上皮細胞からのIL-33，TSLPは抗原に依存しないアレルギー炎症を引きおこす

TSLP（thymic stromal lymphoprotein）を介した気道炎症の増悪

- TSLPはIL-2ファミリーに属するサイトカインであり，IL-7に最も相同性が高い．主な産生細胞は胸腺，扁桃，気管，皮膚，消化管上皮細胞などの上皮細胞である．感染，アレルゲンなどの刺激により分泌される．
- 主な作用として，樹状細胞（DC）からのTh2ケモカインの産生を促し，さらにNKT細胞からIL-13の産生を促し，肥満細胞や好酸球からのTh2サイトカイン，炎症性サイトカイン，ケモカインの産生を促すことで局所に炎症を惹起する．さらに，このDCが二次リンパ組織へ遊走し，抗原特異的naïve CD4^{+}T細胞をTh2細胞へ分化させ，抗原に依存しないアレルギー炎症を引き起こす[8]．

風邪症候群で増悪したアレルギー性鼻炎に対する治療

- 風邪症候群にて増悪したアレルギー性鼻炎の鼻症状については，その重症度に応じて，鼻アレルギー診療ガイドラインに記載されている「通年性アレルギー性鼻炎の治療」に沿って，治療をstep upする（❻）．
- 鼻噴霧用ステロイド薬による細菌感染も懸念されるところではあるが，風邪症候群において，二重盲検試験にて鼻噴霧用ステロイド薬による風邪症候群への有効性は認められていないが，治療に伴う合併症の増加も認められていない[10]．
- アレルギー性鼻炎患者では，感冒により副鼻腔にも炎症を引き起こしやすいことが報告されており[11]，全身倦怠感，頭痛などのいわゆる感冒症状に加え，膿性鼻漏，膿性後鼻漏，顔面痛などの急性副鼻腔炎を疑わせる臨床症状を伴う場合には抗菌薬投与の適応である．

鼻噴霧用ステロイドの風邪症候群への有効性は認められない

❻通年性アレルギー性鼻炎の治療

重症度	軽症	中等症		重症	
病型		くしゃみ・鼻漏型	鼻閉型または鼻閉を主とする充全型	くしゃみ・鼻漏型	鼻閉型または鼻閉を主とする充全型
治療	①第2世代抗ヒスタミン薬 ②遊離抑制薬 ③Th2サイトカイン阻害薬 ①，②，③のいずれか1つ.	①第2世代抗ヒスタミン薬 ②遊離抑制薬 ③鼻噴霧用ステロイド薬 ①，②，③のいずれか1つ. 必要に応じて①または②に③を併用する.	①抗LTs薬 ②抗PGD_2・TXA_2薬 ③Th2サイトカイン阻害薬 ④鼻噴霧用ステロイド薬 ①，②，③，④のいずれか1つ. 必要に応じて①，②，③に④を併用する.	鼻噴霧用ステロイド薬 ＋ 第2世代抗ヒスタミン薬	鼻噴霧用ステロイド薬 ＋ 抗LTs薬または抗PGD_2・TXA_2薬 必要に応じて点鼻用血管収縮薬を治療開始時の1～2週間に限って用いる.
				鼻閉型で鼻腔形態異常を伴う症例では手術	
	アレルゲン免疫療法				
	抗原除去・回避				

症状が改善してもすぐに投薬を中止せず，数か月の安定を確かめて，ステップダウンしていく.
遊離抑制薬：ケミカルメディエーター遊離抑制薬.
抗LTs薬：抗ロイコトリエン薬.
抗PGD_2・TXA_2薬：抗プロスタグランジンD_2・トロンボキサンA_2薬.
（鼻アレルギー診療ガイドライン作成委員会. 鼻アレルギー診療ガイドライン―通年性鼻炎と花粉症― 2013年版. 改訂第7版. ライフ・サイエンス；2013[1]より）

喘息死を減少させるために

- 2010年の段階で喘息死者の88％が65歳以上の高齢者である. 喘息死を減少させるためには，高齢者の喘息死を減少させていくことが必須であり，喘息予防・管理ガイドラインにも，高齢者における適切な診断と治療が実施できることの必要性が記載されている. そのなかでも，慢性閉塞性肺疾患（COPD）の合併が問題であり，厚生労働科学研究「気管支喘息の有病率・罹患率およびQOLに関する全年齢階級別全国調査に関する研究」の全国全年齢階級喘息有病率調査によれば，高齢者喘息の約25％にCOPDの合併が認められると報告されている.

高齢者喘息はCOPD合併を考慮する

- 喘息とCOPDの鑑別が困難な場合も少なくなく，高齢者喘息の診療においては，COPD合併も考慮したうえで，吸入ステロイド薬とともに長時間作用性抗コリン薬などの気管支拡張薬の有効性を確認する必要がある. さらに吸入療法の必要性の説明，器具の使用法が適正かどうかの確認を繰り返し行う必要がある.

ポイント

①アレルギー性鼻炎，気管支喘息は風邪症候群により増悪する．

②ウイルス感染による局所での Th2 サイトカイン，炎症性サイトカイン，ケモカインなどの産生が亢進し，もともとの気道炎症を助長する．これには TLR，IL-33，TSLP などが関与しているものと思われる．

③風邪症候群にて増悪したアレルギー性鼻炎は，その重症度を評価し，ガイドラインに沿って治療を step up する．鼻噴霧用ステロイド薬も使用可能である．アレルギー性鼻炎患者では副鼻腔に炎症をきたしやすい．

④高齢者喘息による喘息死を減少させるためには，COPD の合併の有無について適切な診断が必要である．また十分な患者指導が必要である．

（青井典明）

引用文献

1）鼻アレルギー診療ガイドライン作成委員会．鼻アレルギー診療ガイドライン—通年性鼻炎と花粉症— 2009 年版．改訂第 7 版）．東京：ライフ・サイエンス；2013.

2）『喘息予防・管理ガイドライン 2012』作成委員．喘息予防・管理ガイドライン 2012. 東京：協和企画；2012.

3）Heikkinen T, et al. The common cold. Lancet 2003；361：51–9.

4）Kaisho T, et al. Toll-like receptor function and signaling. J Allergy Clin Immunol 2006；117：979–87.

5）Yamaya M. Virus infection-induced bronchial asthma exacerbation. Pulm Med 2012；Article ID 34826.

6）Gudbjartsson DF, et al. Sequence variants affecting eosinophil numbers associate with asthma and myocardial infarction. Nat Genet 2009；41：342–7.

7）Moffatt MF, et al. A large-scale, consortium-based genomewide association study of asthma. N Engl J Med 2010；363：1211–21.

8）Barrett Na, et al. Innate cells and T helper 2 cell immunity in airway inflammation. Immunity 2009；31：425–37.

9）Borish L, et al. Interleukin-33 in asthma: How big of a role does it play? Curr Allergy Asthma Rep 2011；11：7–11.

10）Hayward G, et al. Corticosteroids for the common cold. Cochrane Database Syst Rev 2012；Issue 10.

11）Alho OP, et al. Subjects with allergic rhinitis show signs of more severely impaired paranasal sinus functioning during viral colds than nonallergic subjects. Allergy 2003；58：767–71.

結膜炎

- わが国では約 2,000 万人のアレルギー性結膜炎の患者がおり，その大半は花粉症によるものであると推測されている[1]．アレルギー性結膜炎にウイルスや細菌が感染すると病態が増悪する．風邪症候群によりアレルギー性結膜炎が増悪する原因について解説する．

眼表面の常在菌と免疫機構

- 眼表面は，角膜上皮と結膜上皮で構成される．常に外界と接しており，異物や微生物の侵入の危険にさらされている．皮膚，口腔，腸内などと同様に常在細菌が生息する．22〜57 歳（平均年齢 42 歳）までの健常人 40 人における結膜嚢の細菌検出率を検討したところ，45％に表皮ブドウ球菌が，30％にアクネ菌が検出された[2,3]．
- 眼表面には常在細菌が存在するにもかかわらず，健常状態では炎症を認めない．眼表面には，炎症を制御する機構，つまり，眼表面固有の自然免疫機構が存在すると推測される[2]．
- 結膜嚢内の細菌叢の構成は，動的であり，外部からの影響を受けながらバランスを保っている．結膜嚢内は表皮や鼻腔内に比べ，眼の表面が涙腺でつくられる涙液で覆われているため，眼表面の自浄作用を有する．この涙液は，炎症が生じたときや，感情の変化で多く分泌される．眼表面は細菌が増殖しにくい清潔な環境といえる．

眼表面は細菌が増殖しにくい清潔な環境

風邪症候群による結膜炎

- 涙液は鼻涙管を通って鼻腔に流れていくが，風邪をひくと，鼻涙管の通りが悪くなり，涙液が眼に溜まるようになる．夜間に溜まった涙液が乾き，朝，眼が開けないほど眼瞼が膠着してしまうことがある．この乾いた涙液に病原菌が付着し，二次的に細菌性結膜炎になることもある．ほとんどは風邪の症状が改善するとよくなる．
- 通常，結膜炎だけでは発熱はしない．しかし，風邪の一つの症状として結膜炎になることはある．常在細菌が存在する眼表面は，健常な状態では菌体成分に対して炎症を惹起しにくくなっていると考えられる[4]．風邪をひいた場合に，腸内細菌の増殖により下痢を引き起こすように，結膜に存在する常在菌の増殖により結膜炎を起こすことがある．風邪による鼻水が手について，

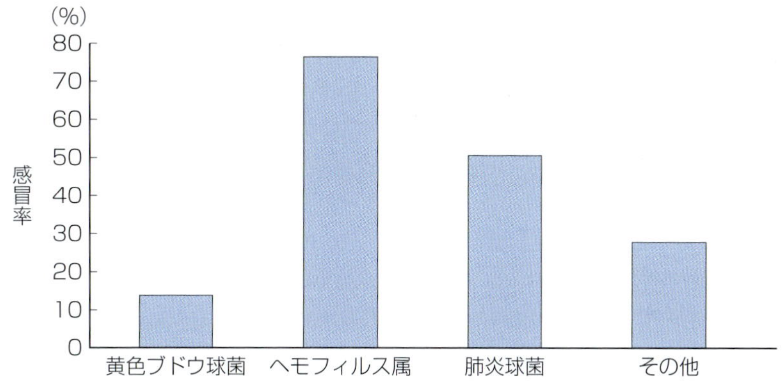

❶急性細菌性結膜炎における起炎菌ごとの臨床的特徴

（星　最智ほか．あたらしい眼科 2012[6] より作成）

その手で眼をこすってしまい，結膜炎になることもある．

- 急性結膜炎症例の場合，約7割は黄色ブドウ球菌，肺炎球菌，インフルエンザ菌の三大起炎菌が関与している[5]．2週間以内の感冒症状（感冒率）と，2週間以内の小児接触歴（小児接触率）を調査した結果では，感冒率と小児接触率に関しては，ヘモフィルス属（*Haemophilus*）による結膜炎では黄色ブドウ球菌やその他の結膜炎に比べて有意に感冒率が高かった（各々，$p < 0.001$，$p = 0.001$）[6]（❶）．さらに，肺炎球菌による結膜炎では，黄色ブドウ球菌による結膜炎に比べて有意に感冒率が高かった（$p = 0.012$）．黄色ブドウ球菌による結膜炎は地域性に発生し，一部の症例では鼻腔の黄色ブドウ球菌が結膜炎の発症に関与している可能性がある．肺炎球菌とインフルエンザ菌による結膜炎は流行性に発生し，主に小児からの飛沫が感染リスクと考えられている[6]．
- 小児で風邪を発症していると，結膜炎を発症しやすく，風邪の前駆症状になることもある．とくに，夏場に多い流行性結膜炎をアデノチェックの検査キットで判断する．発熱や上気道炎症状などの全身症状を伴う感冒様症状に結膜炎を伴う場合は，ウイルス性結膜炎，とくにアデノウイルス感染を示唆する．このほかにウイルスで起こる結膜炎は，流行性角結膜炎・咽頭結膜熱・急性出血性結膜炎などに分けられる．しかし，花粉性結膜炎の極期には感冒類似の上気道炎症状を呈する場合がある★1．
- 細菌性，ウイルス性結膜炎は他項に譲り，本項では，風邪症候群とアレルギー性結膜炎について言及する．

★1
アレルギー性鼻炎および気管支喘息において気道上皮細胞のICAM-1の発現が亢進していることが報告されており，健常者と比較し，ライノウイルスに感染しやすい状況であるのかもしれない[7]．アレルギーによる鼻炎や喘息のようにアレルギー性結膜炎でも同様の機序で増悪することが十分に考えられる．

▶細菌性，ウイルス性結膜炎については，第5章の「結膜炎」の項（p.108）を参照．

アレルギー性結膜炎とは

- アレルギー性結膜炎とは，I型アレルギーの即時型過敏反応が原因で起こる疾患である．アレルギー反応により，目の充血やかゆみが起こる．日本人のおよそ15～20％がかかっていると推定されている[1]．近年，患者数は増えている．アレルギー性結膜疾患には❷に示すように6つのものがある．
- アレルギー性結膜炎には，花粉症として知られている季節性アレルギー性結

アレルギー性結膜炎には，季節性と通年性がある

❷アレルギー性結膜疾患

結膜炎の種類		原因
アレルギー性結膜炎	季節性アレルギー性結膜炎	花粉症
	通年性アレルギー性結膜炎	ダニやハウスダストなど
アトピー性角結膜炎	アトピー性皮膚炎	
春季カタル		ハウスダスト，ダニ，花粉，動物のフケ，など
巨大乳頭性結膜炎		コンタクトレンズの長期装用
接触性皮膚炎	遅延型アレルギー	点眼薬，化粧品，など
フリクテン性結膜炎	遅延型アレルギー	

膜炎と，ダニやハウスダストなど1年を通して起こる通年性アレルギー性結膜炎がある．春季カタルは，春季から秋季にかけて症状が悪化し，冬季には良くなるということを繰り返す．アトピー性皮膚炎にアレルギー性角結膜炎を合併するものでアトピー性角結膜炎，コンタクトレンズの長期装用に起因する巨大乳頭性結膜炎などがある★2．

- アレルギー性結膜疾患で，最も多いのはアレルギー性結膜炎である．患者の90％以上が眼のかゆみを訴える．季節性アレルギー性結膜炎の場合は，ほとんどはスギやヒノキなどの花粉による結膜炎で，患者の約7割が「アレルギー性鼻炎」も併せて発症するといわれている．一方，通年性アレルギー性結膜炎の場合は，ダニやハウスダストなど，原因がほぼ年間を通して存在するため，症状に季節性はみられず，慢性化しやすい．
- 春季カタルの場合は，結膜に石垣のような凸凹ができる．原因としてはハウスダストやダニが考えられるが，そのほかに花粉や動物のフケなど多種類のものがかかわる場合も少なくない．5歳くらいから発症し，学童期を通して慢性に経過する．男児に多く，女児はまれである．思春期になると自然によくなることも多いという傾向を示すが，アトピー性皮膚炎が合併している場合は，なかなか治りにくい．

★2
接触性皮膚炎は眼瞼と結膜に起こる遅延型アレルギーである．原因の多くは点眼薬，化粧品，時に眼鏡枠の金属アレルギーもある．フリクテン性結膜炎も輪部付近の角結膜に生じる限局性の遅延型アレルギー反応である．

春季カタルでは，結膜に石垣のような凸凹ができる

風邪症候群でアレルギー性結膜炎が増悪するメカニズム

- 眼表面には，炎症を制御する機構，つまり眼表面固有の自然免疫機構が存在する．細菌やウイルスなどの病原微生物の侵入に対する感染防御機構は，自然免疫と獲得免疫に分類される．自然免疫は，好中球やマクロファージなどの貪食細胞，補体，抗菌物質などを中心とした非特異的防衛機構であると考えられてきた．しかし，Toll-like receptors（TLRs）が微生物の構成成分を特異的に認識し，自然免疫において重要な役割を担っていることが明らかとなった．
- TLRは細胞の表面にある受容体蛋白で，種々の病原体を感知し，自然免疫を作動させる機能がある．最近では，腸管上皮などの粘膜上皮細胞にも

TLRsが発現していると報告され，上皮細胞の自然免疫への関与が注目されている．ヒト結膜上皮は，TLR1～10すべてを発現している[8]．それぞれのTLRを活性化するTLRリガンドが同定されている．二本鎖RNAと機能的に類似した物質であるポリイノシンポリシチジン酸（polyinosinic-polycytidylic acid〈polyI：C〉）はTLR3により認識される．TLRを介したシグナル伝達経路は炎症に関わる遺伝子の発現誘導や免疫反応に重要な役割を担う．結膜上皮細胞をpolyI：Cで刺激すると，thymic stromal lymphopoietin（TSLP）を発現・産生する．TSLPはアレルゲンやウイルスなどの刺激により，上皮細胞から産生され，樹状細胞に作用し，Th2型細胞を誘導することにより間接的に好酸球を誘導する[9]．したがって，結膜上皮細胞に発現しているTLR3はTSLPの産生を介してアレルギー炎症の増悪に関与している．TLR3は，IL-6，IL-8，IFN-β，TNF-αなどの炎症性サイトカイン，ケモカインを誘導し，もともとの結膜炎が増悪する．これらのサイトカインは上皮細胞間のtight junctionの減弱を招き，上皮の透過性を亢進させる[3]．

- 結膜上皮のTLR5は，眼表面の病原菌を選択的に認識して炎症性サイトカインを産生する．さらに，結膜上皮層において，TLR5が基底層に限局して発現していることより，上皮の破綻に伴い細菌が基底層まで侵入した場合にのみ，TLR5が機能すると考えられる[4]．

アレルギー性角結膜疾患の発症機序

アレルギー性角結膜疾患はI型アレルギー反応が主体

- 現在，アレルギー性角結膜疾患の発症機序では，I型アレルギー反応が主体と考えられている．アレルギー性結膜炎の一般的な症状は，抗原曝露後，数十分以内に即時相の反応として，肥満細胞の脱顆粒によって放出されたヒスタミンにより，結膜浮腫，充血，かゆみ，眼瞼浮腫，粘液性眼脂などが起こる[3]．
- ヒスタミンやプロスタグランジンなどのケミカルメディエーターの遊離に引き続いて，インターロイキン（IL）-3，IL-4，IL-5，IL-6，マクロファージコロニー刺激因子（GM-CSF），腫瘍壊死因子（tumor necrosis factor-α：TNF-α）などのサイトカインが産生放出され，FcεRIの会合刺激が核内まで伝わることが知られるようになった．ヒスタミンなどの化学伝達物質や酵素，脂質メディエーターは，平滑筋の収縮，血管の透過性亢進，組織の浮腫などを惹起する[10]．
- 一方，これに引き続いて8～24時間後に遅発相の炎症反応が生じる．これは，結膜の局所部位への好酸球の浸潤を主体とする反応である．遅発相の好酸球浸潤は肥満細胞によって誘導される，と長年にわたって考えられてきた．しかし，好酸球浸潤に線維芽細胞やT細胞が重要な役割を担うという報告がなされた．アレルギー性結膜炎マウスモデルでは，肥満細胞欠損マウスにおいても，アレルギー性結膜炎遅発相の結膜に好酸球の浸潤が生じることから[11]，アレルギー性結膜炎の遅発相にみられる結膜の好酸球浸潤に肥満

★3
肥満細胞から遊離したTNF-αは局所の血管内皮細胞に作用して細胞接着分子（ELAM-1，ICAM-1，VCAM-1）の発現を引き起こし，好中球などの炎症細胞を局所へ誘導する[12]．

★4
しかし，ブタクサ抗原によるアレルギー性結膜炎の実験モデルでは，IL-17欠損マウスでも野生型マウスと同程度に炎症が誘導されるため，このモデルにおけるIL-17の関与は少ないと考えられる[16]．

細胞以外の細胞が関与していると考えられる★3．

- IL-33はIL-18と同様で，IL-1ファミリーに属するサイトカインである．その受容体はTh2細胞と好塩基球，好酸球などのアレルギー担当細胞に発現することから，IL-33はアレルギー疾患に関与する[13]．ブタクサ花粉とともにIL-33を点眼すると，結膜に好酸球浸潤が強く起こる．結膜上皮細胞の核内にはIL-33が局在し，アレルゲンに遭遇するとIL-33は増強する[14]．したがって，アレルギー性結膜炎の発症と増悪に内因性IL-33が関与すると考えられる．
- アレルギー性結膜炎はアトピー型喘息と同様に，Th2サイトカイン・好酸球優位なアレルギー性慢性炎症疾患と考えられている．本症の患者では，好酸球と好中球の浸潤が病変部位に認められる．IL-8の産生亢進がみられる[15]．好中球の浸潤を伴う点から，アレルギー性結膜炎の発症と病態形成にIL-17あるいはIL-17Fの関与が示唆される★4．

アレルギー性結膜炎とプロスタグランジン

- PGE_2は，生体を発熱させ，組織に腫脹，浮腫などをきたす炎症促進作用がある．反面，PGE_2は，TNF-αや産生を抑制し，炎症抑制作用もある．
- アレルギー性結膜炎を誘導すると，EP3のリガンドであるPGE_2ならびにその合成酵素の産生・発現が眼瞼中で上昇することから，EP3を介したアレルギー炎症抑制作用が生理状態下でも作用していることが明らかとなっている[17]．ヒト眼表面炎症の制御に，結膜上皮細胞に発現しているEP3が大きく関与している可能性を示している[18]．

アレルギー性結膜炎の治療

現在の治療薬

- 根本的にはアレルゲンを特定し，原因療法を行うことになるが，薬物による対症療法を併用する．本症のかゆみを抑えることが第一選択となり，点眼が中心になる．
- 臨床で広く応用されている抗アレルギー薬は，H_1受容体拮抗作用を有する塩基性抗アレルギー薬と，H_1受容体拮抗作用のない酸性抗アレルギー薬に分類される．レボカバスチンは局所用選択的H_1ブロッカーで，即時相反応の抑制に優れている．結膜血管や神経終末などのヒスタミン受容体をブロックする[19]．

レボカバスチンは即時相反応の抑制に優れている

- 化学物質遊離抑制作用を有する抗アレルギー点眼薬は，肥満細胞からヒスタミンの脱顆粒を抑制する．クロモグリク酸ナトリウムはIgE産生を抑制し，肥満細胞からのメディエーター遊離抑制とサブスタンスPを介したC線維由来の神経原性アレルギー反応を抑制する．

ステロイド点眼薬は長期使用は避けるべき

- ステロイド点眼薬はアレルギー性結膜疾患に有効で，即効性もあるため，臨床の現場ではよく使われている．しかし眼圧上昇作用があるため，長期的に使用することは避けるべきである[19]．

今後の開発に期待できる薬剤

- 抗アレルギー薬は，その臨床効果発現までに日数がかかる傾向がある．肥満細胞からの即時型メディエーターの遊離抑制作用やサイトカイン遊離抑制による二次的な効果が関与している可能性が考えられる．
- アレルギー性炎症は，上皮細胞を介して制御されている．上皮細胞によるアレルギー炎症制御機構が解明されれば，新たな治療薬の開発が進展する．マウスアレルギー性結膜炎モデルを用いた実験で，EP3作用薬が結膜上皮に発現しているEP3受容体に作用してケモカイン産生などを抑制することでアレルギー炎症を抑制することが明らかとなった[20]．これらの結果は，EP3作用薬のアレルギー治療薬としての可能性を示唆する．

（大平明弘）

引用文献

1）合田千穂，大野重昭．アレルギー疾患の最新疫学　眼のアレルギー．アレルギーの臨床 2006；26(1)：37-40.
2）Ueta M, et al. Polyclonality of Staphylococcus epidermidis residing on the healthy ocular surface. J Med Microbiol 2007；56：77-82.
3）木下　茂．角膜疾患の未来医療．日本眼科学会雑誌 2010；114(3)：161-201.
4）Kojima K, et al. Human conjunctival epithelial cells express functional Toll-like receptor 5. Br J Ophthalmol 2008；92(3)：411-6. doi：10.1136/bjo.2007.128322. Epub 2008 Jan 22.
5）星　最智，卜部公章．急性細菌性結膜炎の起炎菌と疫学．あたらしい眼科 2011；28(3)：415-20.
6）星　最智ほか．急性細菌性結膜炎における起炎菌ごとの臨床的特徴．あたらしい眼科 2012；29(3)：386-90.
7）Yamaya M. Virus infection-induced bronchial asthma exacerbation. Pulm Med 2012；2012：834826. doi：10.1155/2012/834826. Epub 2012 Aug 23.
8）Kojima K, et al. Human conjunctival epithelial cells express functional Toll-like receptor 5. Br J Ophthalmol 2008；92：411-6.
9）Matsuda A, et al. Functional role of thymic stromal lymphopoietin in chronic allergic keratoconjunctivitis. Invest Ophthalmol Vis Sci 2010；51(1)：151-5. doi：10.1167/iovs.09-4183. Epub 2009 Sep 9.
10）Hide I, et al. Suppression of TNF-alpha secretion by azelastine in a rat mast (RBL-2H3) cell line：Evidence for differential regulation of TNF-alpha release, transcription, and degranulation. J Immunol 1997；159(6)：2932-40.
11）Ueta M, et al. Development of eosinophilic conjunctival inflammation at late-phase reaction in mast cell-deficient mice. J Allergy Clin Immunol 2007；120：476-8.
12）Kyan-Aung U, et al. Endothelial leukocyte adhesion molecule-1 and intercellular adhesion molecule-1 mediate the adhesion of eosinophils to endothelial cells in vitro and are expressed by endothelium in allergic cutaneous inflammation in vivo. J Immunol 1991；146(2)：521-8.
13）善本知広．ブタクサ花粉特異的アレルギー性結膜炎モデルマウスの作製と結膜炎に対するIL-33の病因的役割．アレルギー 2011；60(1)：16-25.
14）Matsuba-Kitamura S, et al. Contribution of IL-33 to induction and augmentation of experimental allergic conjunctivitis. Int Immunol 2010；22(6)：479-89. doi：10.1093/intimm/dxq035. Epub 2010 May 25.

15）Miyoshi T, et al. Interleukin-8 concentrations in conjunctival epithelium brush cytology samples correlate with neutrophil, eosinophil infiltration, and corneal damage. Cornea 2001；20(7)：743-7.
16）Fukushima A, et al. Endogenous IL-17 does not play a significant role in the development of experimental murine allergic conjunctivitis. Int Arch Allergy Immunol 2008；147(3)：206-12. doi：10.1159/000142043. Epub 2008 Jul 2.
17）Ueta M, et al. Prostaglandin E receptor subtype EP 3 in conjunctival epithelium regulates late-phase reaction of experimental allergic conjunctivitis. J Allergy Clin Immunol 2009；123：466-71.
18）Ueta M, et al. Prostaglandin E receptor subtype EP3 in conjunctival epithelium regulates late-phase reaction of experimental allergic conjunctivitis. J Allergy Clin Immunol 2009；123(2)：466-71. doi：10.1016/j.jaci.2008.09.044. Epub 2008 Nov 8.
19）内尾英一．患者の症状から疑われる眼疾患を見逃さない診療のコツとポイント 2）かゆい．Progress in Medicine 2010；30(5)：1289-92.
20）Kunikata T, et al. Suppression of allergic inflammation by the prostaglandin E receptor subtype EP3. Nat Immunol 2005；6(5)：524-31. Epub 2005 Apr 3.

第7章 風邪症候群の鑑別診断

他疾患の初期症状との鑑別

小児に多い風邪関連ウイルス性疾患との鑑別

小児の風邪症候群に関与するウイルス

- 風邪症候群は，病原微生物感染に起因する，主に上気道の急性炎症により気道炎症状（発熱，鼻汁・鼻閉，咽頭痛・嗄声，咳嗽・喀痰など）を呈した病態であり，その多くはウイルス感染による．小児の風邪症候群に関与するウイルスには，RS ウイルス，ライノウイルス，ヒトメタニューモウイルス，アデノウイルス，エンテロウイルス，インフルエンザウイルス，パラインフルエンザウイルスなどがある．

ウイルス性発疹症は風邪症候群と鑑別を要する

- EB ウイルス感染症（伝染性単核症）や，突発性発疹，麻疹，風疹，伝染性紅斑などのウイルス性発疹症は，病初期に上気道炎症状を呈するため，風邪症候群と鑑別を要する．

Column　ウイルス感染症の診断

ウイルス感染症の診断は，感染部位よりウイルスを検出するのが基本である．培養細胞によるウイルス分離がゴールドスタンダードであり，目的とするウイルスに感受性のある細胞を用いて分離する．ただし，分離の困難なウイルスや血清型があること，分離率には検体採取の時期や保存方法が関与すること，分離同定までに数週間を要することなどに注意が必要である．

臨床症状に応じてウイルス増殖部位を推定し，咽頭ぬぐい液のほかに，眼瞼ぬぐい液，水疱液，血液，髄液なども採取し検体とする．咽頭ぬぐい液などを用いたウイルス抗原検査は迅速性があり，広く利用されている．しかし，キット間の検出感度にばらつきがあり，また偽陽性率の高い（特異度の低い）キットもあり，注意が必要である．検出感度を上げるには，良質の検体を採取することも重要であり，アデノウイルスなど細胞親和性の高いウイルスでは感染した粘膜細胞を擦過するように採取する必要がある．

PCR 法などのウイルス遺伝子検出法は，検出感度がきわめて高いこと，ウイルスを分離することなく検出・同定が可能であること，迅速性があることなどの利点がある．通常の組織培養では分離の困難なウイルスの検出に有効である．さらに，PCR 法により増幅された遺伝子の塩基配列を決定し，エンテロウイルス標準株の塩基配列とともに遺伝子系統解析することにより，ウイルスを遺伝子（血清）型別することも可能である．

血清診断は，間接的にウイルス感染を証明する方法である．多くの血清型があるウイルスであっても，臨床像からいくつかの血清型に特定される場合など，血清型がある程度絞られている場合に有効である．用いられる抗体測定法には，補体結合（complement fixation：CF），赤血球凝集抑制（hemagglutination inhibition：HI），中和試験（nutralization test：NT）などがある．他の感染症と同様に感染早期の急性期と発症後 2～4 週の回復期に血清を採取し，同時に抗体価を測定して４倍以上の上昇（あるいは陽転）を認めた場合，急性期に IgM 抗体を検出した場合を有意とする．

RS ウイルス感染症

- 生後1歳までに50％以上が，2歳までにほぼ100％がRS（respiratory syncytial）ウイルスの初感染を受ける．しかし，終生免疫は獲得されず，毎年多くの小児が再感染を経験する．新生児～乳幼児の初感染は肺炎，細気管支炎などの下気道感染症を引き起こす．感染を繰り返すたびに軽症化し，幼児期以降は主に上気道炎を呈するようになり，成人における感染は鼻炎症状になる．また，RS ウイルス感染症は，罹患後に気道過敏が持続することがあり，反復性喘鳴や喘息に関与すると考えられている．

2歳までにほぼ100％がRS ウイルスに初感染

- RS ウイルスは日本を含む温帯地方においては晩秋から春季に流行し，夏季に大きな流行はみられない．接触あるいは飛沫により，まず鼻粘膜に感染が成立し，4～5日の潜伏期を経て上気道炎症状が出現する．初感染では，その後30～40％が下気道炎へ進行する．ウイルスは，発症後10日間から2週間は気道分泌中に存在する．
- 臨床病型は上気道炎，喉頭気管支炎，細気管支炎，肺炎の4型に分けられ，下気道炎から急性呼吸不全に進行する例もある．合併症としては，急性中耳炎，無呼吸，ADH（抗利尿ホルモン）分泌異常症候群，急性脳症などがある．生後6か月以内では重症化しやすい．3週未満の児では哺乳不良，不機嫌，嗜眠など非特異的症状を呈し，無呼吸，突然死の原因となりうる．RS ウイルス感染症重症化の危険因子としては早期産児，男児，先天性心疾患，気管支肺異形成，先天性免疫不全症，神経筋疾患など基礎疾患の存在，同胞の存在，母親の喫煙，保育施設への通園，アトピーの家族歴などがある．

臨床病型は上気道炎，喉頭気管支炎，細気管支炎，肺炎の4型

治療

- 患者が下気道炎を発症しRS ウイルス感染症と診断される頃には，すでに感染後10日近く経過し，ウイルス増殖はほぼ最高に達し，サイトカインストームも完成している．現段階で有効性が確認されている特異的治療法はない．
- 下気道炎に対しては，適切な輸液，気道分泌物の機械的な除去，去痰薬の投与，適切な体位，加湿，酸素の投与などの対症療法が基本となる．呼吸不全が進行する重症例においては人工呼吸の適応となる．
- 薬物療法として確立したものはない．副腎皮質ステロイドのRS ウイルス細気管支炎に対する有効性については賛否両論がある．ロイコトリエン受容体拮抗薬は多施設二重盲検比較試験でRS ウイルス細気管支炎への有効性は否定された．キサンチン製剤は無呼吸に対して治療・予防効果がある．気管支拡張を期待しての効果は不明である．

確立した薬物療法はない

突発性発疹

- 突発性発疹（突発疹）は，約3日間の有熱期の後，解熱とともに発疹が出現

するという特徴的な臨床経過を示す．生後4～8か月ころ，初めての発熱で外来受診する例が多い．ヒトヘルペスウイルス6B（human herpesvirus 6B：HHV-6B）の初感染が多いが，HHV-7の初感染時にも突発疹の臨床経過をとることがある．HHV-7ではHHV-6より遅れ，生後2～4歳ころに2度目の突発疹として経験される．

- 母体由来HHV-6抗体の消失する乳児期後半に，保護者の唾液などから排泄されるウイルスが水平感染する．したがって，突発性発疹が好発する季節はない．ウイルス血症を起こす時期に発熱し，免疫の誘導によりウイルスは消退し，解熱とともに発疹が出現する．急性期には発熱を主症状とするため，上気道炎との鑑別が必要である．機嫌，食欲，全身状態は比較的良好であることが多い．また，大泉門の膨隆，両眼瞼浮腫，下痢を伴うことがある．咽頭所見では，口蓋垂根部の口蓋弓移行部に発赤した粟粒大の隆起病変（永山斑）を認めることがある．一方，HHV-7初感染時における特異的所見はない．
- 熱性痙攣，脳炎・脳症，肝炎は比較的遭遇する機会の多い合併症である．脳炎・脳症は有熱期に発症するもののほかに，有熱期に痙攣重積をきたした後，いったん痙攣が消失するが，解熱後に再度痙攣の群発を伴い発症する痙攣重積型脳症があり注意が必要である．また，まれではあるが，致死的な合併症として劇症肝炎，血球貪食症候群，心筋炎もある．

治療，予後

- 突発疹は，一般的には自然治癒し，予後良好な疾患であり，特異的な治療法を必要としない．しかし，まれに脳炎・脳症などの重篤な合併症を伴う症例があり，治療の対象となる．

アデノウイルス感染症

- アデノウイルスは幅広い病態に関与する．咽頭炎や扁桃炎などの上気道炎，気管支炎や肺炎などの下気道炎，咽頭結膜熱や流行性角結膜炎などの眼感染症，出血性膀胱炎，胃腸炎，脳炎などのほか，腸重積，腸管リンパ節炎，虫垂炎などにも関与する．また，アデノウイルス感染症では，他のウイルス感染症に比較してCRPなどの炎症反応が高値を示すことが多いため，細菌感染症との鑑別を要する場合がある．

アデノウイルスの血清型分類

- アデノウイルスは，抗原性によりA～Fの6つの群に分けられ，A群（12, 18, 31型），B群（3, 7, 11, 14, 16, 21, 34, 35, 51型），C群（1, 2, 5, 6型），D群（8～10, 13, 15, 17, 19, 20, 22～30, 32, 33, 36～39, 42～50型），E群（4型），F群（40, 41型）の血清型に分類される．分離される頻度の高いアデノウイルスは，血清型番号が比較的若い1～8型である．
- 気道感染症はB, C, E群でみられるが，とくに重症の肺炎は3, 7型などのB群が多い．咽頭結膜熱に関与するのは，3, 4, 7, 11型などB群とE

群が多い．流行性角結膜炎は多くはD群の8型で，19，37型においても同様の症状がみられる場合がある．胃腸炎などの消化器症状には，40，41型などのF群が関与する．

- アデノウイルスは，晩冬から春季，初夏に患者数の増加がみられるが，ほぼ年間を通して分離される．アデノウイルスの主要な感染経路は，上気道や結膜からのウイルスの直接侵入と考えられている．

主要な感染経路は上気道や結膜からの直接侵入

- 感染者は気道や結膜などからウイルスを排泄し，飛沫感染あるいは飛沫核感染する．また，アデノウイルスは腸管で無症候性に増殖し，糞便中へは多量に排泄されており，糞口感染や接触感染も起こす．ウイルス粒子は環境中においても失活されにくいため，感染媒体を介した伝播が問題になる．流行性角結膜炎は，眼科診療時に汚染した手指や器具を介して流行することがあり，院内感染対策上重要である．標準的予防策に加え，手洗いや手袋着用などの接触感染予防策を講ずる．

予防，治療

- アデノウイルスに対する使用可能なワクチンはない．アデノウイルス感染者は長期間糞便中にウイルスを排泄し，感染源となることを理解して感染対策をとることが，感染予防上最も重要である．
- 治療に関しても，急性感染症に有効な抗ウイルス薬はない．重症肺炎には，病態として想定される抗サイトカイン血症に対し，ステロイド療法が試みられている．

エンテロウイルス感染症（手足口病，ヘルパンギーナ）

- エンテロウイルスは，わが国を含む温帯地域においては夏季の急性熱性疾患にかかわる病原体の代表であり，世界中に普遍的に存在するウイルスである．ウイルスは体内に侵入後，腸管で増殖し，その一部が血液中に入り，ウイルス血症を起こす．血液を介して種々の臓器に運ばれ，各臓器で再び増殖して組織障害を引き起こし，さまざまな臨床症状を呈する．
- 病態としては，症状のほとんどない不顕性感染や発熱を主とする上気道炎が多いが，ヘルパンギーナ，手足口病，発疹症，無菌性髄膜炎，急性出血性結膜炎などの特異的病態を呈することがある．まれに，脳炎・脳症，ポリオ麻痺・ポリオ様麻痺性疾患，心筋炎・心膜炎，流行性筋痛症，肝炎などをきたすことがある．
- エンテロウイルスは，血清型によりポリオウイルス群（1～3型），コクサッキーウイルスA群（1～22，24型），コクサッキーウイルスB群（1～6型），エコーウイルス群（1～7，9，11～21，24～27，29～33型），エンテロウイルス群（68～71型）に分類されている．

エンテロウイルスの血清型分類

- 臨床像と血清型にある程度の関連性がみられる．たとえば，ヘルパンギーナと小さい番号のコクサッキーウイルスA群，手足口病とコクサッキーウイ

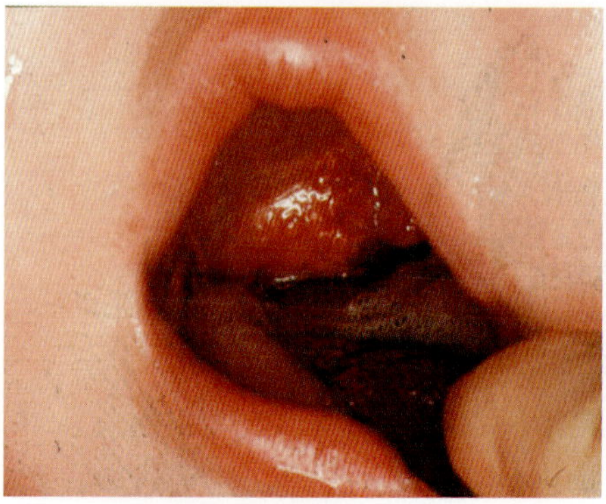

❶ヘルパンギーナの臨床像
口蓋弓部に水疱や潰瘍を形成している.

ルスA群16型（A16）やエンテロウイルス71型，急性出血性結膜炎とエンテロウイルス70型やコクサッキーウイルスA群24型（A24），脳幹脳炎とエンテロウイルス71型，心筋炎とコクサッキーウイルスB群などである.

- 手足口病は，文字どおり手足口に水疱性発疹がみられる疾患である．手掌，手背，指間，足底，足背，口腔粘膜にみられ，時に下腿，膝関節，殿部にも出現する．原因ウイルスはコクサッキーウイルスA16とエンテロウイルス71型が多い．通常，手足口病は軽症であるが，時に中枢神経合併症として髄膜炎，脳幹脳炎，ポリオ様麻痺，ギラン・バレー（Guillain-Barré）症候群などを引き起こすことがある.
- ヘルパンギーナの特徴は，咽頭の口蓋弓部に水疱や潰瘍を形成する点である（❶）．アフタ性の潰瘍は数個から十数個，孤立性に散在する．典型的には，突然の発熱で始まり，口腔内の潰瘍形成に伴い食欲減退，咽頭痛，流涎などを呈するようになる．一般には軽症で，数日の経過で軽快するが，水分・食餌摂取の不良や高熱のため，入院加療を要することがある．番号の小さいコクサッキーウイルスA群は熱性痙攣を併発する頻度が高く，ヘルパンギーナの経過中に熱性痙攣をきたすことも多い.

予防，治療

- エンテロウイルス感染症は一般に自然治癒する予後の良い疾患であり，治療は主に対症療法となる．しかし，新生児期の髄膜炎，脊髄炎・脳炎・脳症，心筋炎などは重篤である．エンテロウイルスに対する中和活性を有する免疫グロブリンは，ウイルス血症を抑制する．無ガンマグロブリン血症などの免疫不全や新生児期の重症エンテロウイルス感染症には免疫グロブリン製剤が有効であろう.
- エンテロウイルスは手指を介した接触感染あるいは飛沫感染するので，罹患者に接する場合は，標準的予防策に加え，接触感染予防策をとる．とくに，おむつ交換時には十分な注意が必要で，交換後は手洗いを励行する.

EBウイルス感染症

- Epstein-Barr（EB）ウイルスはヘルペスウイルス科のウイルスである．EBウイルス（EBV）初感染は，乳幼児では軽微な上気道炎などの非特異的症状で終わることが多い．一部の小児では伝染性単核症（infectious mononucleosis：IM）に進展するが，自然治癒する．しかし，EBウイルス関連血球貪食症候群を合併する場合や，EBウイルス感染細胞がクローナルに増殖して多臓器障害を及ぼす慢性活動性EBウイルス感染症（chronic active EBV infection：CAEBV）をきたす場合もある．また，EBウイルスは上皮細胞にも持続感染することが知られており，鼻性NK/T細胞腫，上咽頭癌，胃癌などの原因となる．

- EB ウイルスは飛沫，唾液を介して咽頭上皮より侵入し，B 細胞に感染する．感染 B 細胞は不死化し増殖するが，NK 細胞，ウイルス特異的細胞傷害性 T 細胞（cytotoxic T lymphocyte：CTL）などにより制御される．EB ウイルス特異的免疫成立後，ウイルスは B 細胞に潜伏感染する．IM は EB ウイルス感染 B 細胞を制御するために惹起された NK 細胞および CTL の増殖・活性化と IL-1，TNF-α，IFN-γ などの炎症性サイトカインによる全身炎症が病態の主因である．EB ウイルス関連血球貪食症候群では EB ウイルスが B 細胞のみならず $CD8^+$ T 細胞，もしくは NK 細胞に感染増殖し，これらの細胞から過剰に産生された TNF-α や IFN-γ がマクロファージを活性化し，血球貪食および，さらなるサイトカイン産生に引き続く全身の炎症反応の亢進が起こる．CAEBV は T 細胞，NK 細胞へのウイルス感染に基づく腫瘍性リンパ増殖症と位置づけられている．
- IM は発熱，扁桃炎，頸部リンパ節腫脹，肝脾腫などの臨床症状とリンパ球優位の白血球増加，異型リンパ球増加，血清学的検査所見で診断する．トランスアミナーゼ上昇などの肝障害もしばしば認める．10％以上の異型リンパ球の出現は本症を疑わせる．異型リンパ球は EB ウイルス感染 B 細胞ではなく，ウイルス特異的 CTL などの活性化 T 細胞が主体である．IM の症状に加えて血球減少を認めたら EBV 関連血球貪食症候群を疑う．IM 様症状が持続あるいは再発する場合は CAEBV を考慮する．

10%以上の異型リンパ球の出現は IM を疑う

治療

- 上気道炎症状のみの場合や IM では，対症療法で経過観察する．二次感染を合併していない限り抗菌薬は必要ない．
- 高度な気道閉塞を合併する例ではステロイドの短期投与の適応がある．血球貪食症候群では高サイトカイン血症の制御目的で，副腎皮質ステロイド，シクロスポリン，大量ガンマグロブリン投与を行う．EBV 感染細胞減量のためにエトポシドの投与も考慮されるが，二次発癌の問題があるので慎重に行う．難治例には血漿交換，造血幹細胞移植が必要である．CAEBV では，これまでに抗ウイルス療法（アシクロビル，ビダラビン，ガンシクロビル），免疫療法（IFN-α，IL-2，ガンマグロブリン大量療法），免疫抑制療法（ステロイド，シクロスポリン A），免疫化学療法（エトポシド＋ステロイド＋シクロスポリン A）など，さまざまな治療法が試みられてきたが，いまだ確立した治療法はない．

高度な気道閉塞でステロイド短期投与の適応

- EBV 感染細胞の駆逐と抗 EBV 免疫の再構築を目的に行われる造血幹細胞移植が理論的に最も根治性が高い．しかし，成功率は 5 割を超える程度で，移植関連死亡例，再発例の報告もあり，その適応・時機・移植方法など今後の課題が多い．

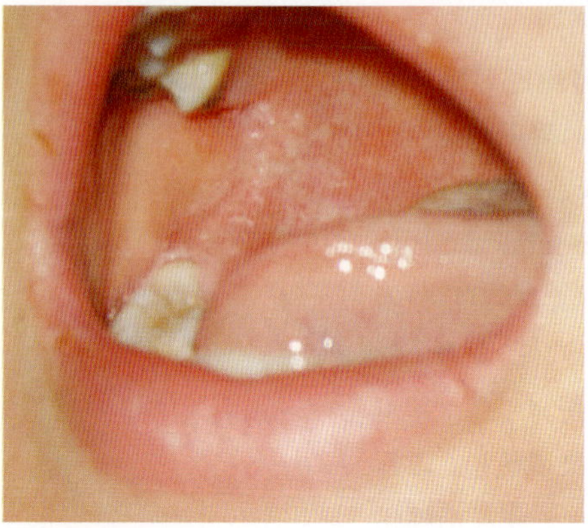

❷ Koplik 斑
頬粘膜に紅暈に囲まれた白色斑点を認める.

麻疹

- 麻疹は，麻疹ウイルスの初感染により生じる急性熱性発疹性疾患である．医療が進歩した今日においても，感受性者が罹患すると肺炎や脳炎などの合併症により死亡することもある重篤な感染症である．数年前まで，わが国においては年間数万人の麻疹罹患者があり，数十人が麻疹のために命を落としていた．近年，麻疹ワクチンの2回接種が普及し，日本における麻疹罹患者は年間数百人と減少傾向にある．
- 麻疹ウイルス感染後10〜12日に，38℃以上の発熱，咳嗽，鼻汁，結膜充血，眼脂，咽頭痛などの症状が出現し（カタル期），次第に増悪する．発熱3日目ころから頬粘膜に特徴的なKoplik斑（❷）が出現し，このころ一時的に発熱は軽減する．しかし，再度急激に上昇し（二峰性発熱），40℃前後の高熱になる．再発熱に合わせるように発疹が出現する（発疹期）．発疹は耳介後部・顔面から始まり，体幹や四肢に拡大する．出現当初は孤立した紅斑性丘疹で，次第に融合傾向を示すが，健康皮膚面を残す．発疹が4〜5日続いた後に消褪し始め，ようやく解熱傾向となり，色素沈着を残して消失する（回復期）．
- 母親からの移行抗体が残存する時期，曝露後のガンマグロブリン投与，あるいはワクチン接種後の免疫が低下している時期に麻疹に感染し発症すると，一般の麻疹よりも軽症に経過する（修飾麻疹）．これは，体内に残存する中和抗体などにより麻疹ウイルスの増殖が抑制されるためである．

麻疹の合併症

- 麻疹の合併症には，中耳炎，肺炎，脳炎，細胞性免疫の一時的低下などがある．中耳炎は約15％に合併し，多くは細菌の二次感染である．肺炎合併は約6％に認めるとされ，主に免疫不全者にみられるウイルスの直接的増殖による巨細胞性肺炎，ウイルス増殖に対する免疫反応による間質性肺炎，細菌の二次感染による細菌性肺炎の3種類がある．脳炎の合併は罹患者1,000例に1〜2人である．主として免疫不全者にみられる麻疹ウイルスの直接的増殖による麻疹封入体脳炎，自己免疫学的機序により発症する急性散在性脳脊髄炎（acute disseminated encephalomyelitis：ADEM）に類似する麻疹後脳脊髄炎，麻疹ウイルスの変異により罹患後数年を経過して発症する遅発性ウイルス感染症である亜急性硬化性全脳炎（subacute sclerosing panencephalitis：SSPE）の3種類がある．麻疹による死亡の主な原因は肺炎と脳炎である．

予防，治療

- 麻疹に対する特異的な治療法はなく，あくまでも対症療法になる．したがって，ワクチンによる予防が重要になる．麻疹生ワクチンの抗体陽転率は95〜98％と高く，免疫原性，安全性ともに優れている．麻疹ワクチン接種後数年から10年を経過すると，獲得した免疫が徐々に低下するため，小学校入学前に2回目を接種する（定期接種）．

伝染性紅斑

- ヒトパルボウイルスB19感染症の典型的初感染臨床像が伝染性紅斑（りんご病）である．合併症として，関節炎，出血斑，心筋炎，脳炎・脳症などのほか，妊娠中の母体感染による胎児水腫★1，先天性溶血性貧血患者の感染における aplastic crisis（無形成発作）★2 が重要である．
- ヒトパルボウイルスB19は，パルボウイルス亜科エリスロウイルス属に分類され，エリスロウイルスB19と命名されている．エンベロープをもたない一本鎖DNAウイルスで，赤血球P抗原を受容体とするため，主な感染標的細胞はヒト赤芽球系細胞である．自然宿主はヒトのみであり，実験的にはチンパンジーにも感染可能である．主な感染経路は，飛沫感染による経気道感染であるが，血液製剤による感染および経胎盤感染による胎児感染も重要な感染経路である．顕性感染率は小児期には80～90％であるが，成人では40％程度に低下し，感染に気づかれていない場合が多い．
- 伝染性紅斑は秋季から春季にかけて流行するが，最近は夏季でも散発している．流行の周期は，かつては7～10年間隔で大流行していたが，現在は地域ごとに約5年周期の小流行がある．一度感染すれば終生免疫となると考えられているが，わが国における抗体保有率は20～50％であり，妊婦の半数以上は感受性があり，感染する危険性がある．
- 発疹が出現する前はウイルス血症を起こしている時期で，感染源となるが，発疹が出現した時期には抗体が産生されているので，感染源にはならない．伝染性紅斑発症者は，発疹が出現する前の感染者から感染したか，あるいは不顕性感染者から感染しており，感染源や感染時期が特定できない場合が多い．
- ウイルス感染後5～10日に数日間のウイルス血症を生じ，この時期に発熱，倦怠感，頭痛，筋肉痛などの感冒症状がみられるが，軽微なことが多い．その後，通常は両側頬部に孤立性淡紅色の斑丘疹が現れ，3～4日のうちに融合して蝶形紅斑あるいは平手打ち様紅斑となるため，俗にりんご病とよばれる．四肢の発疹は伸側に目立ち，典型的には破れレース様あるいは大理石紋様と称される．紅斑は頸部や体幹にも出現するが，先に消褪し，顔面と四肢の発疹が1～2週間続く．運動やストレスで再燃することもある．出血斑を伴うことがあるが，これは血小板減少による場合と血管内皮細胞障害による場合がある．関節痛はよく成人感染例に合併する．対称性の末梢性多関節痛が特徴で，時に慢性化する．その他，心筋炎，急性脳炎・脳症などの重篤な合併症を伴うことがある．

ヒトパルボウイルスB19感染症の典型的初感染臨床像が伝染性紅斑（りんご病）

★1 胎児水腫
母体が妊娠初期（妊娠20週以前）に伝染性紅斑に感染すると，パルボウイルスは胎児に感染し，赤芽球系細胞で増殖してこれを破壊する．胎児は低酸素症や心不全などから，約10％が流産や死産となり，約20％が全身の皮下浮腫と腔水症をきたした胎児水腫となる．母体が明らかな伝染性紅斑の症状を呈さない場合があるので，周囲で伝染性紅斑が流行している場合は十分な注意喚起と妊娠管理が必要である．

★2 Aplastic crisis（無形成発作）
先天性溶血性疾患を基礎にもつ場合，パルボウイルスが赤芽球系細胞に感染し，これを破壊すると，急激に貧血が進行する．高度の貧血にもかかわらず，網状赤血球の増加がみられず，回復までに時間を要する．貧血により倦怠感，動悸，呼吸促迫などの症状を伴う場合は輸血を必要とする．

治療

- 伝染性紅斑は基本的には自然治癒する予後良好な疾患である．発疹はウイルス抗原に対する生体の反応と考えられるので，特別な治療はないが，瘙痒がある場合は抗ヒスタミン薬などで対症的に治療する．一般にステロイド薬を必要とすることはない．

（細矢光亮）

参考文献

1. Cherry JD. Textbook of Pediatric Infectious Disease. 5th ed. Philadelphia : Saunders ; 2004.
2. 岡部信彦 編集．小児感染症学．改訂第2版．東京：診断と治療社；2011.
3. 五十嵐隆 総集編，細矢光亮 専門編集．小児感染症—最新カレンダー＆マップ．小児科臨床ピクシス．東京：中山書店；2011.

他疾患の初期症状との鑑別

インフルエンザ

- インフルエンザは冬季を中心に多くの患者が罹患し，外来を訪れるが，同時期にはいろいろなウイルス感染症や細菌感染症の患者も来院する．治療を行ううえで，鑑別は重要である（❶）．そこでインフルエンザの疫学，流行時期および症状・診断に関して述べる．
- 2009年にブタ由来の新型インフルエンザ（H1N1）が発生し，世界的大流行（pandemic）を引き起こした．この2009年pandemicインフルエンザA（H1N1）ウイルスと元来の季節性（H1N1およびH3N2）との違いについて解説する．

疫学

- インフルエンザウイルスの発見は，1933年である．当時は分類が不可能であったが，このウイルスはA型である．1940年にはB型，1949年にはC型が発見されている．C型はヒトのみ罹患するが，A，B型と症状が異なり，上気道のみに症状が発現し，地域性があるためそれほど流行することはない．A型は鳥類を中心に哺乳類にも宿主として受け継がれている．B型はヒトにのみ受け継がれ，亜型がない．このためA型のみが世界的大流行を起こす可能性がある．

A型のみが世界的大流行を起こす

Salon de Festina lente

endemicとpandemic

一般的なA，B型は，飛行機などの交通機関の発達によりpandemic（世界的規模）な状況で流行するが，新型はまずendemic（地域的）にみられる．高病原性鳥インフルエンザA（H5N1）は1997年香港で初めて人への感染が確認され，2003年中国を中心に再び出現し，人への感染が再確認された．アジアを中心に2013年8月29日までに637例が発症し，378例が死亡し，pandemicの手前である．2009年のブタ由来の新型インフルエンザA（H1N1）はメキシコで出現し，またたくまに世界中に拡大し，短期間でpandemicな状態になった．2013年2月19日鳥インフルエンザA（H7N9）が上海市で発見され，人への感染がWHOに報告された．8月現在中国，ベトナムのみ（endemic）で発症し，総患者数は136名（死亡45名）である．人は新型ウイルスに抗体がないため，容易に感染し，交通機関の発達などの要因で短期間にendemicからpandemicになる可能性が高い．

●今まで世界的大流行を起こしたのは，スペインかぜ〔A（H1N1 亜型）（1918〜1919 年）〕，アジアかぜ〔A（H2N2）（1957〜1958 年）〕，香港かぜ〔A（H3N2）（1968〜1969 年）〕，ソ連かぜ〔A（H1N1 亜型）（1977〜1978 年）〕，2009 年 pandemic インフルエンザ〔A（H1N1）〕である[1]．

●2009 年 4 月にメキシコで発生し，4 月 28 日に WHO が新型インフルエンザ発生宣言を行った．わが国では 5 月 9 日に成田空港で初めて患者が発見され，5 月中に神戸市，大阪市に広がり，6 月 29 日には沖縄県でも 1 人の患者が発生し，全国に蔓延したことが確認された．

●新型であるため当初は大流行が予想され，致死率も高いと考えられていた．新型インフルエンザは人口の 15 %ぐらいが感染したが，季節性インフルエンザの致死率と同じく 0.1 %未満（新型インフルエンザでの死亡者数は 200 人未満）であったと報告されている．スペインかぜでは世界で約 48 万人，アジアかぜでは約 4 万人，香港かぜで約 8 万人の死亡者が出たが，新型インフルエンザの死亡者数はきわめて少なかった．

鳥インフルエンザの世界的大流行は非常に危険

●近い将来，鳥インフルエンザ〔A（H5N1 亜型）〕が世界的大流行を起こす可能性がある．この型はヒトに重症な感染症を起こすことが知られている．2009 年の新型インフルエンザで学んだ検疫，隔離などにわれわれも積極的にかかわり，世界的大流行を防御する必要がある．

診断の手順（❶）

●冬季に多い急性上気道感染症を惹起する原因の 80 %以上がウイルスである．アデノウイルス，ライノウイルス，コロナウイルス，エコーウイルス，コク

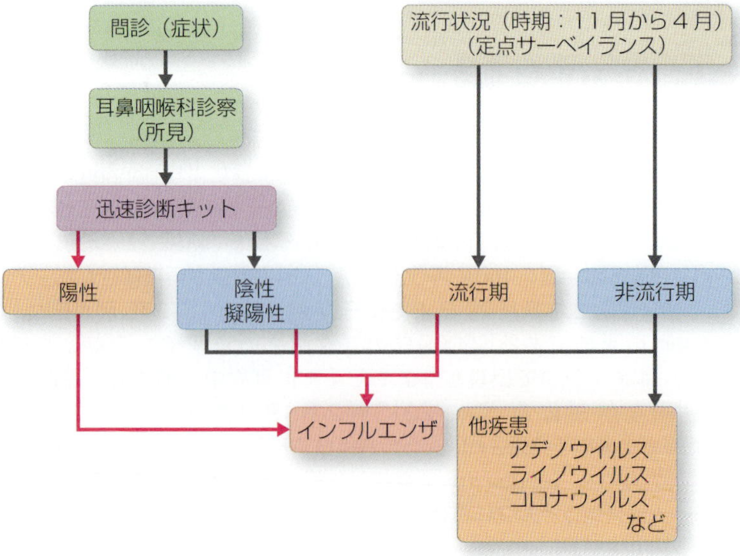

❶診断の手順

サッキーウイルスなどをあげることができる．

- ウイルス疾患の５％以下がインフルエンザであるが，乳幼児，高齢者や免疫能の低下した患者では重症化し，時に死亡することがあるので，最も注意を要するウイルス疾患である．
- 重症化を防ぐための非常に有効な薬剤が存在するので，早期に診断し，重症化の可能性のある患者に積極的に治療を行わなければならないため，早期に診断するための手順は重要である．

インフルエンザはウイルス疾患の５％以下である

症状

- ① 38℃以上の突然の高熱（有熱期間 2～3 日），②頭痛，③鼻閉，鼻汁，咽頭痛，咳などの上気道症状，④関節痛，⑤筋肉痛，⑥全身倦怠感などの全身症状をあげることができるが，インフルエンザ感染症特有の症状はない．肺炎を合併しない限り，肺の聴診で異常は認められない．
- 咽頭痛は強いが著明な発赤を認めることは少なく，咽頭後壁のリンパ濾胞の軽度の腫脹を認めることは多いが特徴的な所見はない．A 型，B 型により症状の違いはあまりないと考えるが，経験的あるいは一部の文献にも記載されているが B 型は関節痛や筋肉痛を伴うことが多く，発熱期間も長い．
- 今までの季節性インフルエンザと新型インフルエンザの症状の違いに関する報告は多くある．Belongia ら [2] はアメリカでの両者の症状の比較や予後などを報告している．新型は低年齢者に多く，症状はやや軽度で，肺炎の合併率および予後など両者に差はなかったと報告している．また国立感染症研究所が報告した 105 人の症状では季節性のものと差はなく，下痢などの消化器症状がやや多かったと報告している．
- このように，多少症状は異なるが，症状により季節性，新型インフルエンザあるいは他の感染症を症状で鑑別することは不可能である．

季節性，新型および他の感染症の症状の違いはほとんどない

流行

- 流行は例年 11 月から 4 月である．1999 年 4 月に制定された感染症法に基づき 4 類感染症として定点サーベイランスが行われている．全国の約 5,000 か所（小児科約 3,000 施設，内科約 2,000 施設）の医療機関がインフルエンザ定点として指定され，週ごとに患者数が保健所に報告され，都道府県から厚生労働省へ報告され，最終的には感染症情報センターが集計し，医療機関に情報を還元している [3]．
- 感染症法は 2003 年に改定されてインフルエンザは 5 類感染症となったが，この定点報告は継続されている．インフルエンザを初期症状で診断することは不可能で，流行状況は非常に重要な点であり，公表データをすみやかに得る必要がある．

流行状況（定点サーベイランス）を把握し，診断に活用

検査

- インフルエンザ感染を確実に診断するためにはペア血清（急性期と回復期）

❷インフルエンザA型の感染実験

- 接種後：1日目からウイルスは排出される．2日目がピーク．7日目以降も排出．
- 症状（発熱，筋肉痛，倦怠感，頭痛）：3日目がピークで，8日目にはほとんどなくなる．

（Carrat F, et al. Am J Epidemiol 2008[5] より）

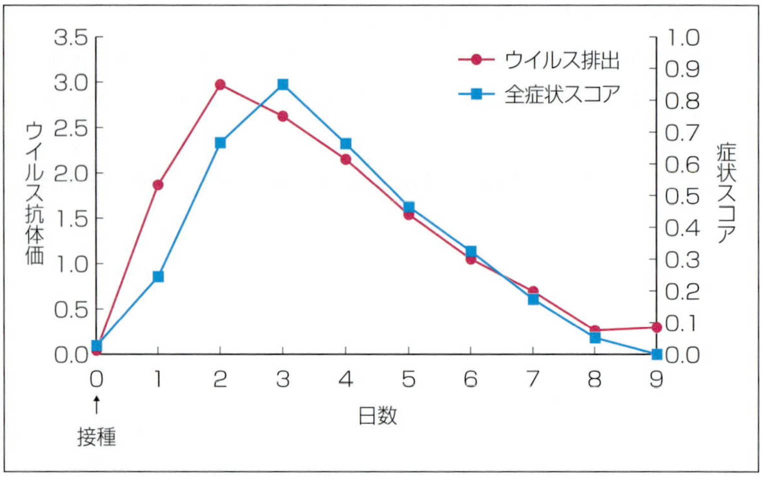

で抗体価が4倍以上あるいはウイルスの確認（ウイルス分離，遺伝子検出法〈RT-PCR法，リアルタイムRT-PCR法〉）を行う必要がある．時間や費用および専門機関への依頼とインフルエンザ感染症を確定するまでに多くの時間と経費を要し，臨床現場で一般的に活用することは困難である．

- そこで迅速診断キットが広く活用されている[4]．アメリカを中心にこの検査の信頼性は低いとの報告があるが，わが国では高い精度を有することが確認されている．この違いに関して諸説がある[1]．ここでは詳しく述べないが，検体の採取方法や採取時間が最も重要な要因と考える．2012年までに販売されているキットは20種類以上ある．
- 症状および流行状況でほぼ診断がつくことは周知の事実である．一般的に本疾患は予後が良いが，迅速診断キットは重症化が予想される患者への早期の抗インフルエンザ薬投与の判断に重要な検査である．

インフルエンザ迅速診断キットの実際の手順

- A型，B型ウイルスの検出に有効であり，抗原抗体反応を利用し，金コロイドなどを使用したイムノクロマト法の検査である．
- 判定時間は発売が早いもののほうが長く最長15分間で，最近のものは1分間である．ほとんどの製品の特異度は90％以上のものが多い．またわが国では感度は80％以上を示すことが多いが，前述したように欧米では信頼性が低く小児で60％以上，大人で40％以上との報告もある．これは検体採取時期，採取量および方法などが原因と考えられている．

採取時期

検体の採取は発症12〜48時間，上咽頭から採取

- Carratらの報告[5]を❷に示すが，ウイルス抗体価は2日目が最大である．三木らの報告[6]では発症後0〜12時間で約70〜80％，12〜24時間で約70〜90％の陽性率であったと報告している．

症状と流行状況により診断．迅速キットは補助に使用

- われわれが日常診療で注意しなければならないことは，発症直後に来院し，

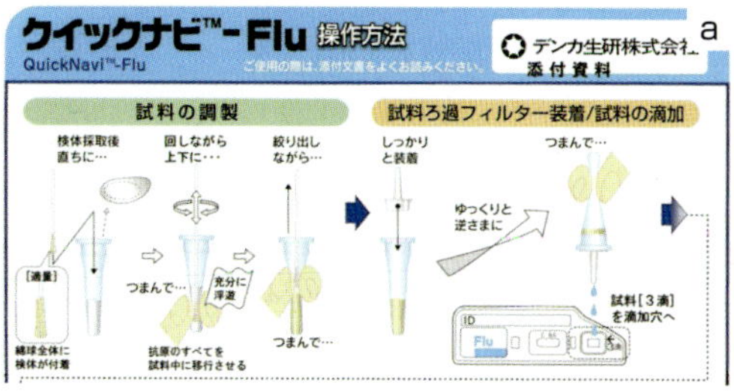

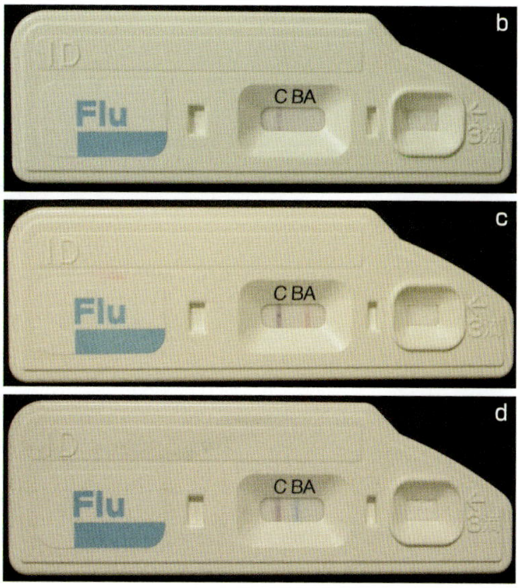

❸インフルエンザ迅速診断キット

a：操作方法．検体：咽頭・鼻腔・上咽頭からのぬぐい液，鼻かみ液・喀痰．
b〜d：判定．b：陰性（コントロール），c：陽性（A型），d：陽性（B型）．

陰性あるいは擬陽性と判定された場合でも症状や流行状況により現実に則した診断をしなければならないことである（病状の増悪で翌日来院したら再度検査をすることも必要）．

検査で陰性でも疑いがあれば再検査

検体採取部位

- 咽頭，鼻腔，上咽頭からのぬぐい液，鼻かみ液および喀痰などを検体として採取する．感度に関して鼻かみ液はやや低く，喀痰は高いとの報告もある．筆者は付属の綿棒を鼻腔から上咽頭に挿入して検体を採取している．鼻汁に比較して陽性率は高い．
- 迅速キットの操作方法および判定の実際を❸に示す．

まとめ

- 急性呼吸器感染症の80％以上はウイルスが原因である．ライノウイルスやコロナウイルスが多く，症状は軽いが，初期症状でインフルエンザ感染症と他の感染症を正確に鑑別診断することは臨床的および文献的にみて，不可能である．初期症状は重要であるが，その時期のインフルエンザ感染症の流行状況を勘案し，診断しなければならない．
- インフルエンザは5％以下であるが，症状が強く，重症化すると死亡する場合もある．とくに重症化しやすい患者に対しては迅速キットを用いて早急に診断する必要がある．
- 迅速キットの判定が擬陽性あるいは陰性であっても，周辺の流行状況を勘案し，インフルエンザと診断し，重症化しやすい患者には積極的に抗インフルエンザ薬を使用しなければならない．

（原田　保）

引用文献

1）藤崎誠一郎ほか．インフルエンザの歴史と疫学．呼と循　2011；59：961-71.
2）Belongia EA，Irving SA．Clinical characteristics and 30-day outcomes for influenza A 2009（H1N1），2008-2009（H1N1），and 2007-2008（H3N2）infections．JAMA 2010；304：1091-8.
3）岡部信彦．わが国におけるインフルエンザの疫学．臨床・臨床検査 2008；52：23-7.
4）三田村敬子ほか．インフルエンザの迅速診断．医学のあゆみ 2012；241：101-10.
5）Carrat F，Vergu E．Time lines of infection and disease in human influenza：A review of volunteer challenge studies．Am J Epidemiol 2008；167：775-85.
6）三木　誠ほか．カゼとインフルエンザの見分け方．外来診療で見落してはならない所見．インフルエンザハンドブック．東京：中外医学社；2006．p.152-60.

他疾患の初期症状との鑑別

アレルギー性鼻炎，スギ花粉症，急性細菌性鼻副鼻腔炎

はじめに

- アレルギー性鼻炎，スギ花粉症は，くしゃみ，水様性鼻漏，鼻閉を３大症状とする．急性細菌性鼻副鼻腔炎においても初期にはくしゃみ，水様性鼻漏，鼻閉を症状として示すことが多い．
- 風邪症候群は，ある種のウイルス感染により生じた急性炎症性疾患であり，ウイルスの種類，ウイルス量，個体の反応性などにより，上気道炎，鼻炎，咽喉頭炎，扁桃炎，気管支炎など多くの病態を示す．これらのうち，鼻炎型，上気道炎型においては初期症状として，くしゃみ，水様性鼻漏，鼻閉を示すことが少なくない．
- 鼻炎症状としてみた場合，上記の疾患はその初期においては鑑別は難しい．治療法，経過も異なるためこれらの鑑別は重要であり，本項では風邪症候群の鼻炎症状と鑑別を有する上記３疾患について，それぞれの相違点を主に記載する．

鑑別すべき疾患

- スギ花粉症はアレルギー性鼻炎に含まれるが，ここではアレルギー性鼻炎は室内塵，ダニなどを原因とする通年性アレルギー性鼻炎とし，それぞれ別に概要を説明する．

アレルギー性鼻炎

病因，発症

- IgE を介するⅠ型アレルギー反応による．発作時期から大きく通年性と季節性に分類される．
- 通年性アレルギー性鼻炎の原因抗原（アレルゲン）としては，室内塵（house dust：HD），ダニが主たるものである．イヌやネコなどのペット類，ゴキブリ，ユスリカなどの昆虫類なども原因となる場合がある．ある環境で発症，増悪する場合には職業性も考慮する必要がある．なお，花粉が原因の場合はとくに花粉症といわれている．これについては後述する．

環境・季節の変化による症状の悪化も

- 発作は通年性であるが，実際には季節の変わり目，気温の変化時（冷房など）などに発症，悪化する．
- 一日のうちでは朝（起床時）と夜に悪化しやすい．雨の降る前に悪化する場

❶アレルギー検査成績の程度分類

検査法	程度				
	卌	廾	+	±	−
皮内テスト	赤斑 41mm 以上 膨疹 16mm 以上	40〜20mm 15〜10mm	40〜20mm 9mm 以下		19mm 以下 9mm 以下
鼻誘発テスト*	症状 3 つ とくにくしゃみ 6 回以上	症状 3 つ	症状 2 つ	症状 1 つ	0
鼻汁好酸球数	群在	（卌）と（+）の中間	弱拡で目につく程度		0

*症状 3 つ：①くしゃみ発作・鼻瘙痒感，②下鼻甲介粘膜の腫脹蒼白，③水性分泌．
スクラッチ（プリック）テストは施行後 15〜30 分に膨疹または紅斑径が，対照の 2 倍以上，または紅斑 10mm 以上もしくは膨疹が 5mm 以上を陽性とする．
（鼻アレルギー診療ガイドライン作成委員会．鼻アレルギー診療ガイドライン―通年性鼻炎と花粉症― 2013 年版．改訂第 7 版．ライフ・サイエンス；2013[1] より）

合も少なくない．

症状

- 典型例ではくしゃみ，水様性鼻漏，鼻閉，鼻のかゆみを訴える．眼のかゆみ，流涙などの眼症状は小児例以外では頻度は低い．
- 時に喘息の合併を認めることがあるが，耳のかゆみ，皮膚のかゆみ，全身倦怠感，微熱などの全身症状はまれである．

所見

下鼻甲介粘膜は蒼白腫脹する

- 下鼻甲介粘膜は蒼白腫脹する．罹病期間が長いほど，重症であるほど蒼白になりやすい．
- 小児では眼の周囲，鼻の入り口付近を擦ることにより色素沈着を認める．

診断法

- 鼻汁好酸球数，皮内テスト（血清特異的 IgE 検査），鼻誘発テストより診断を行う（❶）[1]．
- 病歴，問診と検査成績（特異的 IgE 検査）との一致が重要である．鼻汁好酸球は，必ずしも陽性を示さない．とくに小児では好中球優位の場合がある．
- 小児例や他アレルギー疾患合併例では，血清総 IgE の高値や血中好酸球増多を認める場合がある．

スギ花粉症

病因，発症

スギ花粉症は日本特有

- スギ花粉を原因抗原としたI型アレルギー反応による．わが国特有の花粉症であり，他の国ではほとんどみられない．

- 症状は，2〜4 月のスギ花粉飛散時期に認められる．約 70 %の患者はヒノキ科花粉症も合併している．
- 晴れた風の強い日に悪化しやすい．雨の翌日にも悪化しやすい．

症状

- 典型例ではくしゃみ，水様性鼻漏，鼻閉，鼻のかゆみなどの鼻症状だけでなく，眼のかゆみ，流涙などの眼症状も訴える．
- 発作初期では重症のくしゃみ，水様性鼻漏が，ピーク時以降は鼻閉の訴えが増える．
- 耳のかゆみ，皮膚のかゆみ，全身倦怠感，頭痛，微熱などの全身症状も訴えることも少なくない．その頻度は花粉飛散量に比例する．典型的な喘息の合併はまれである．

所見

- 発作初期では下鼻甲介粘膜は発赤・腫脹する．
- 眼球結膜の充血をしばしば認める．

診断法

- 鼻汁好酸球数，皮内テスト（血清特異的 IgE 検査），鼻誘発テストより診断を行う（❶）[1]．
- スギの飛散時期，飛散状況と症状発症，増悪との一致が重要である．
- 鼻汁好酸球の陽性率はピーク時以外では低い．
- 血清総 IgE 値や血中好酸球数は，正常範囲のことが多く診断的価値は低い．

急性細菌性鼻副鼻腔炎

病因，発症

- 風邪症候群に続く二次感染が多い．直接の細菌感染の場合もある．まれには歯が原因となる（歯性上顎洞炎）．

直接，細菌感染する場合も．まれに歯性上顎洞炎も

症状

- 初期にはくしゃみ，水様性鼻漏，鼻閉を訴える．眼のかゆみなどの眼症状は伴わない．
- 1 週間ほどで，鼻汁は粘性，粘膿性となる．
- しばしば頭痛，頬部痛，後鼻漏，嗅覚障害などを訴える．発熱，全身倦怠感などを伴う場合がある．

所見

- 下鼻甲介粘膜は発赤・腫脹する．初期には水様性鼻漏であるが，数日後から粘性〜粘膿性の鼻漏に変化する．時に，悪臭あり．

❷感染症とアレルギー性鼻炎との鑑別

		原因	発症	症状	鼻汁	鼻鏡所見	全身症状	経過	随伴症
アレルギー性鼻炎	花粉症	アレルギー	花粉開花期（春，夏，秋），発作性	くしゃみ，水様性鼻漏，鼻閉，眼や鼻のかゆみ	多量，水様性	発赤，腫脹，水様性鼻漏	寒気，頭痛	開花期中	眼，咽頭，皮膚症状
	通年性		気温の変化，朝起床時など発作性			蒼白腫脹，粘膜肥厚，水様性鼻漏		通年性	喘息，アトピー性皮膚炎，眼アレルギー
急性鼻炎		風邪，感染，急性伝染病	風邪が多い，成因による	乾燥感，くしゃみ，鼻汁，鼻閉，頭痛	多量，水様性→粘膿性，脱離上皮細胞	発赤，腫脹，浮腫	発熱，頭痛，全身倦怠感，咽頭痛	1～2 週間	副鼻腔炎，咽喉頭炎，下気道炎
急性・慢性副鼻腔炎		急性副鼻腔炎，風邪，感染，歯カリエス	成因による	頭痛，頬部痛，歯痛（急性），鼻閉，鼻漏，嗅覚障害	粘膿性，時に悪臭	発赤，腫脹，中鼻道浮腫状膿汁	発熱，頭痛，全身倦怠感（急性）	1～2 週間（急性）	同上，まれに眼症状，頭蓋内合併症

（鼻アレルギー診療ガイドライン作成委員会．鼻アレルギー診療ガイドライン―通年性鼻炎と花粉症― 2013 年版．改訂第 7 版．ライフ・サイエンス；2013[1] より）

診断法

- 鼻内所見，鼻汁の性状，その経過が重要である．発熱，咽頭痛などの合併症状にも注意する．
- 鼻汁細胞診検査では好中球優位である．
- 副鼻腔 X 線撮影，副鼻腔 CT，MRI などが診断に有用である．

風邪症候群の初期症状との鑑別

- ❷は，鼻アレルギー診療ガイドラインにおけるアレルギー性鼻炎（花粉症，通年性），急性鼻炎，急性・慢性副鼻腔炎の鑑別についての記載である[1]．それによると，急性鼻炎，急性・慢性副鼻腔炎の成因は風邪が最も重要であるとしている．このように風邪症候群と急性細菌性鼻副鼻腔炎の疾患に関する考え方，分類は明確でない場合も多い．
- 実践的鑑別法を❸に示し，鑑別の際に有用な症状，所見，検査などの相違について記載する．

水様性鼻漏

- いずれの疾患でも初期には認められる．それだけでは鑑別は難しい．風邪症候群，急性細菌性鼻副鼻腔炎では，1 週間ほどで粘性～粘膿性に変化する．

眼症状

- 風邪症候群，急性細菌性鼻副鼻腔炎ではみられない．スギ花粉症ではほとんどの症例で合併する．アレルギー性鼻炎では年齢，アレルゲン，重症度などにより異なる．

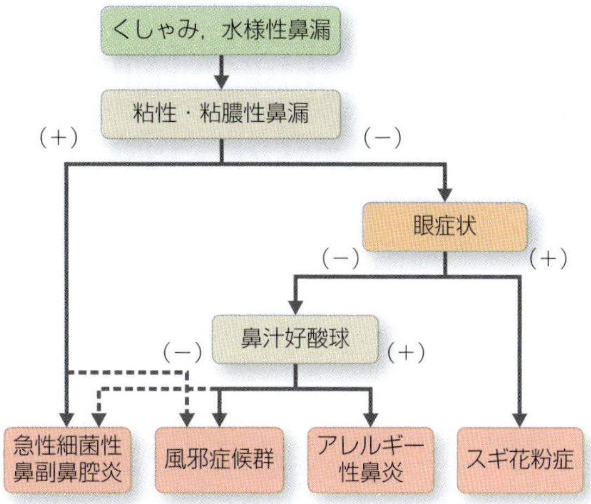

❸鑑別アルゴリズム

鼻腔所見

- 下鼻甲介粘膜の色調は風邪症候群では正常〜発赤，スギ花粉症では発赤，急性細菌性鼻副鼻腔炎では正常，時に発赤，アレルギー性鼻炎では蒼白が多い．

鼻汁細胞診検査

- アレルギー性鼻炎，スギ花粉症では好酸球優位であり，風邪症候群，急性細菌性鼻副鼻腔炎では好中球が優位であるが，当てはまらない場合も少なくない．

皮膚テスト，特異的 IgE 検査

- アレルギー性鼻炎，スギ花粉症では陽性を示す．

副鼻腔 X 線撮影，副鼻腔 CT，MRI

- 急性細菌性鼻副鼻腔炎では陰影を認める．急性細菌性鼻副鼻腔炎，アレルギー性鼻炎，スギ花粉症では診断的価値は低い．

ポイント

実践的鑑別方法（❸）

①初期のくしゃみ，水様性鼻漏だけでは鑑別診断は難しい．
②風邪症候群では多くは数日〜1 週間以内に，鼻漏は粘性〜粘膿性に変化する．
③風邪症候群では眼症状を伴わない．
④下鼻甲介粘膜は発赤・腫脹している．
⑤鼻汁好酸球検査，特異的 IgE 検査はアレルギー性鼻炎，スギ花粉症の除外に有用である．

（荻野　敏）

引用文献

1）鼻アレルギー診療ガイドライン作成委員会．鼻アレルギー診療ガイドライン－通年性鼻炎と花粉症－ 2013 年版．改訂第 7 版．東京：ライフ・サイエンス；2013.

他疾患の初期症状との鑑別

急性(口蓋)扁桃炎，扁桃周囲炎・扁桃周囲膿瘍，急性喉頭蓋炎，レミエール症候群

- 本項では，風邪症候群を鑑別すべきいくつかの疾患について概説する．これらの疾患は風邪症候群に比べて重篤であり，それぞれ初期に適切な治療を要する疾患である．もちろん風邪症候群に続発して起こる場合もある．
- 咽喉頭の疾患であるので，時に呼吸困難を合併する場合がある．咽頭や喉頭をしっかり視診すれば容易に診断がつく場合も多い．喉頭は耳鼻咽喉科医であれば，視診可能であり，見逃してはならない病態である．
- 風邪症候群との鑑別のポイントを❶に示す．

急性（口蓋）扁桃炎

- 扁桃炎は口蓋扁桃に起こることが多い（急性口蓋扁桃炎）．ただし，一般には炎症は扁桃に限局しているのでなく，咽頭炎も併発している．
- 起炎菌としては，溶血性連鎖球菌（とくにＡ群 β 溶血性連鎖球菌），ブドウ球菌，肺炎球菌のグラム陽性菌，インフルエンザ菌などのグラム陰性菌があげられる[1]．
- Ａ群 β 溶血性連鎖球菌には迅速診断対応キットがあるが，陽性例は約 30 ％とされている．
- 風邪症候群より症状は強い．咽頭痛が著明で 38 ℃以上の発熱をみることが多い．血液検査では白血球増多，CRP 上昇をみる．

口蓋扁桃の陰窩に膿栓を認める

- 視診上，口蓋扁桃の陰窩に膿栓を認める．両側性がほとんどである．圧痛を伴う頸部リンパ節腫脹を伴うことが多い．
- 診断では風邪，インフルエンザ，伝染性単核球症，および以下に述べる扁桃

❶風邪症候群との鑑別のポイント

	急性扁桃炎	扁桃周囲炎（膿瘍）	急性喉頭蓋炎	レミエール症候群
特徴的症状	咽頭痛 高熱	咽頭痛 高熱	呼吸困難（感） 嗄声 嚥下困難	先行する上気道感染 高熱 肺症状
全身症状	＋	++	＋	+++
診察所見	扁桃膿栓	一側性腫脹	喉頭蓋腫脹	頸部痛
有効な検査	細菌検査	頸部 CT 膿瘍形成	喉頭内視鏡 頸部Ｘ線	頸部・胸部 CT 血栓性静脈炎 septic emboli

周囲炎・扁桃周囲膿瘍を除外する．とくに伝染性単核球症との鑑別は注意を要する．伝染性単核球症はEBウイルス（EBV）感染症であり，臨床所見の特徴として，扁桃が白色偽膜様を呈し，頸部リンパ節腫脹はより著明で，肝脾腫を伴うことがある．血液検査では肝酵素の上昇，異型リンパ球の出現が特徴的である★1．EBV特異抗体の測定も行われる★2．ペニシリン系，セフェム系抗菌薬で皮疹が誘発されることが知られている．

- 治療は軽症例では抗菌薬内服，重症例では点滴投与される．ペニシリン系が第一選択であるが，無効例ではセフェム系，ニューキノロン系が選択される．重症例では消炎にステロイド薬も有効である．

伝染性単核球症との鑑別にはとくに注意

★1
細菌性かウイルス性か判断できない場合には血液検査を「至急」で施行する．

★2
急性期にはVCA-IgM抗体が一過性に上昇する．

扁桃周囲炎・扁桃周囲膿瘍

- 扁桃周囲炎あるいは扁桃周囲膿瘍は，口蓋扁桃の炎症が扁桃被膜と咽頭収縮筋とのあいだの疎性結合組織に波及し，蜂窩織炎あるいは膿瘍を形成する疾患である．口蓋扁桃炎に続発することが多い．
- 症状は風邪症候群，さらには急性扁桃炎より強い．一般的には一側性である．高熱を伴い，咽頭痛（嚥下時痛）が強く，痛みは耳に放散することがある．炎症が翼突筋に波及すると開口障害を伴う．炎症は下方に進展すると，喉頭の浮腫によって呼吸障害を伴う．
- 扁桃周囲膿瘍は一側の扁桃周囲の腫脹，発赤が著明であり，視診で容易に診断がつく．膿瘍の広がりは可能であればCTを撮影する．いわゆる深頸部膿瘍に進展する例があるので，症状が強い症例や呼吸困難を伴う症例では必須の検査である★3．血液検査で白血球増多，CRP上昇を認める．呼吸困難を伴う例では入院が基本である．
- 検出菌は好気性が2/3，嫌気性が1/3といわれている．嫌気性菌が疑われる場合には，ペニシリン系，セフェム系抗菌薬に加えてクリンダマイシンを投与する．消炎を期待してステロイド薬の投与も有効である．
- 膿瘍に対する外科的処置として，穿刺吸引と切開排膿がある．外科的処置の有用性は一般に認められている．穿刺吸引と切開排膿では有効性に差異がないという報告がある．
- 本疾患の再発率は10～15％といわれている．習慣性扁桃炎の既往は再発率を高くする要因であり，年数回以上の習慣性扁桃炎を有する場合，待機扁摘の適応であるとされている[2]．

一側の扁桃周囲の腫脹・発赤が著明

★3
単純CTより造影CTがわかりやすい．

急性喉頭蓋炎

- 喉頭蓋の化膿性炎症であり，急激な呼吸困難を生じることのある緊急性の高い疾患である．中咽頭のレベルの所見が乏しいことが多く，また胸部の聴診でも異常を認めないため，喉頭の観察が一般的でない他科の医師にとっては見逃しやすい疾患である．

❷急性喉頭蓋炎の臨床症状の出現頻度

咽頭痛（嚥下痛）	97〜100％
発熱	57〜65％
嚥下困難	37〜67％
呼吸困難	20〜37％
嗄声	13〜14％

（河田　了．日耳鼻 2006[4] より）

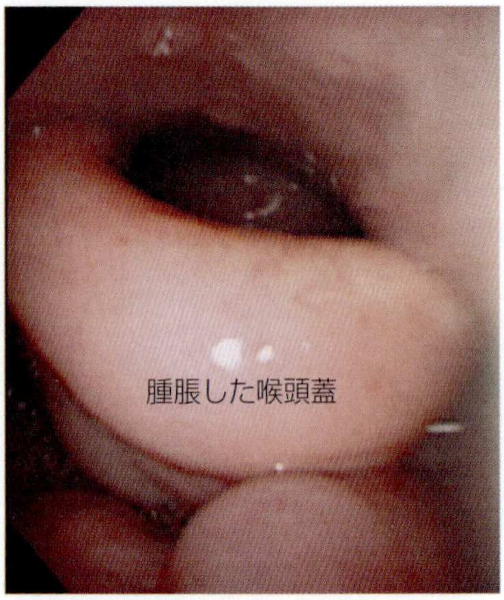

❸急性喉頭蓋炎のファイバースコープ所見

- 診断の遅れが気道閉塞の発見の遅れとなり，致死的な病態に陥ることがある．日本の調査では全国の年間発症数は3,200例（人口10万対2.5例），うち死亡例は7〜8例と推定された[3]．
- 症状で頻度の高いものから並べると，咽頭痛（嚥下痛）＞発熱＞嚥下困難＞呼吸困難＞嗄声である（❷）．喉頭疾患に特徴的である嚥下困難，呼吸困難，嗄声といった症状が必ずしも高頻度ではない★4．
- 局所所見で最も特徴的なのは，当然，喉頭蓋の腫脹である（❸）．腫脹といっても，喉頭蓋の舌面のみのもの，喉頭面の及んでいるもの，さらには披裂喉頭蓋ヒダ，披裂部，仮声帯にまで及ぶ場合がある．
- 原因は細菌感染とされ，白血球増多およびCRP上昇を認める．喉頭（頸部）単純X線は有用であり，喉頭蓋の腫脹および気道の状態を確認することができる．喉頭ファイバースコープがすぐに施行できないときには，まず行うべき検査である．
- 抗生物質の投与は静脈内投与が基本で，1週間程度必要である．ステロイド薬は強力な抗炎症作用，抗浮腫作用を有するため，本疾患の治療に有効である．喉頭ネブライザー（吸入療法）はあくまで補助治療である．
- 急性喉頭蓋炎治療の最大のポイントは気道の確保（気管内挿管，気管切開）であり，それをどのような症例に，またどのようなタイミングで施行するかが問題となる．過去の報告をみると，気道確保を必要とした症例は平均すると6〜11％である[4]．

★4
喉頭の観察を怠ってはならない．

Advice　急性喉頭蓋炎における気管切開術の特殊性

急性喉頭蓋炎の気管切開は喉頭の狭窄による呼吸困難を伴った状態で施行されることになるので，以下の点で特徴的である．

①気管内挿管ができないことがあり，局所麻酔下で施行しなければならないことがある．
②急激に進行する例では，術中に呼吸困難が増悪する場合がある．
③中年男性症例に比較的多く，頸部が太いときは手技が難しい．
④呼吸困難のため頸部伸展位が取りにくい場合がある．
⑤挿管を試み，失敗した場合，呼吸状態はさらに悪化して，より緊急度の増した手術になる．

以上のような理由から，呼吸困難を伴う急性喉頭蓋炎は術者にとってストレスの多い手術である．

可能ならば，気管内挿管後，全身麻酔をかけて気管切開を行うのが，安全，確実である．挿管の安全性，可能性について，事前に麻酔科医と十分に検討する必要がある．挿管を試みて失敗した場合，呼吸状態はさらに悪化して，事態はさらに深刻になるから，挿管を試みるか否かは重大な判断である．一方，呼吸困難を伴っている症例に対する局所麻酔下気管切開術は危険を伴う手術である．術者の技量，麻酔医の有無，そのときのマンパワーなどでその選択は変わってくる．局所麻酔下で行うにしても，十分な器具，環境などの点で，手術室で行うことが基本であり，麻酔医の協力があることが望ましい．挿管そのものに危険性を伴う急性喉頭蓋炎の場合，挿管および局所麻酔下気管切開の安全性と危険性をよく考慮して判断しなければならない．

● 気道確保の指標として，起座呼吸がある，披裂部の腫脹がある，症状発現から24時間以内に呼吸困難を生じている症例などが考えられる（❹）.

❹急性喉頭蓋炎の気道確保の適応

- 自覚的に呼吸困難を伴う
- 喉頭蓋のほか，披裂喉頭蓋襞，披裂部，仮声帯に腫脹が及ぶ
- 咽頭痛発現から呼吸症状まで24時間以内
- 白血球数増加（2万/μL以上）
- 基礎疾患合併例

（河田　了．日耳鼻 2006[4] より）

Lemierre 症候群（レミエール症候群）（❺）

● 1936年にLemierreが自験例20例を報告したことから命名された．抗菌薬の普及により，本疾患はまれなものになったが，現在でも症例報告が散見される★5.

● 上気道感染（主に扁桃炎，扁桃周囲膿瘍）を契機に，感染性静脈内血栓を形成し，全身に転移性微小血栓を引き起こす疾患である.

❺レミエール症候群の特徴

- 先行する上気道感染（咽頭炎，扁桃炎）
- 嫌気性菌，とくに *Fusobacterium necrophorum* による感染
- 健常な若年者に多い
- 内頸静脈の血栓性静脈炎
- 転移性感染は肺に多い（septic emboli）

● 若年者に発生することが多い．原因は主に *Fusobacterium necrophorum* によるものであるが，嫌気性菌であることもあり，細菌学的に確定できない場合も多い.

● 内頸静脈の血栓性静脈炎から，静脈性にseptic emboliをきたし，さまざまな遠隔感染巣を発症する．肺病変が最も頻度が高く（80〜100％），骨や関節に波及することもある.

● 診断はまず本疾患を知っていることであるといわれている．抗菌薬の進歩とともに，forgotten diseaseとされている．頸静脈の血栓性静脈炎は超音波エコーや造影CTで確認できる．肺病変は胸膜直下にみられる多発結節影が特徴的である.

● 抗菌薬の選択はペニシリン系抗菌薬，クリンダマイシン，メトロニダゾールがよいとされている．ただし，*Fusobacterium necrophorum* の約20％はβラクタマーゼ産生株との報告がある．抗凝固療法に対するEBMは確立されていない.

（河田　了）

★5
forgotten diseaseといわれるまで減少した.

上気道感染より全身に転移性微小血栓を引き起こす

引用文献

1）小林一女．耳鼻咽喉科外来　薬の選び方・使い方・投与期間．急性扁桃炎．MB ENT 2009；100：95-100.
2）藤原啓次ほか．扁桃摘出術のガイドライン．JOHNS 2004；20：705-9.
3）中西　啓ほか．Lemierre症候群例．耳鼻臨床 2008；101：473-7.
4）河田　了．耳鼻咽喉科・頭頸部外科の救急医療．嚥下痛―急性喉頭蓋炎．日耳鼻 2006；109：712-5.

他疾患の初期症状との鑑別

微熱をきたす他疾患の初期症状との鑑別

はじめに

- 風邪症候群では，微熱，全身倦怠感，咽頭痛といった症状を呈するが，このような症状は，風邪症候群を引き起こすウイルス感染症以外にも悪性腫瘍，膠原病・血管炎，特殊な細菌感染症，肝疾患などの膨大な数の疾患においても認められる．ここでは，プライマリケアの現場で比較的よく遭遇し，風邪症候群と初期症状が類似している疾患へのアプローチ，鑑別診断，除外診断のポイントについて概説する．
- 風邪症候群と他疾患との鑑別診断において，最も大切なことは，発熱，全身倦怠感，白血球数，CRP といった全身的マーカーに固執せず，臓器特異的なマーカーや疾患特異的マーカーに重点をおき，できるだけ複数のパラメーターを総合的かつ継時的に推測して，多くの可能性のある疾患を念頭におきつつ診断を進めることである．

発熱は鑑別診断の指標ではなく，参考所見

- 微生物の細胞壁や腫瘍抗原が体内に存在すると，好中球やマクロファージといった白血球系の免疫担当細胞は，異物を認識し貪食を行う．これらの貪食の刺激を受けた免疫担当細胞からは，インターロイキン１（IL-1），インターロイキン６（IL-6），腫瘍壊死因子（TNF），インターフェロン（IFN）などの炎症性サイトカインが産生され，視床下部近傍の血管網内皮細胞に運ばれ，プロスタグランジン E_2（PGE_2）の産生分泌が促される．
- サイトカインは，免疫担当細胞から分泌される蛋白質で，多様な生物活性または抑制作用を有し，特定の細胞に情報伝達をする，いわゆる細胞間の「言葉」である．つまり，炎症反応はサイトカインネットワークによって規定されている．サイトカインの指令により産生されたプロスタグランジン E_2（PGE_2）は間脳の視床下部にある体温調節中枢に作用し，セットポイントが上昇することにより，体温が上昇する．
- 微生物の構成成分であれ，腫瘍壊死物質であれ，生体免疫反応で非自己（異物）と認識された場合には，発熱といった症状が顕在化してくることとなる．つまり，感染症，悪性腫瘍，膠原病のいずれにおいても発熱は生体防御反応の一つであり，発熱のパターンや体温の高低は，鑑別診断をつけるための参考所見にとどまる．

発熱の３大原因は，感染症，悪性腫瘍，膠原病である

熱型の臨床的意義は少ない

- 風邪症候群においては，38.5℃以下の発熱が，長くとも2週間以内といった限られた期間においてみられやすいため，フルコース抗菌薬が5日以上反応せず局所所見が改善しない場合や，高熱が持続する場合などでは，悪性腫瘍，膠原病，特殊な感染症などを鑑別診断に考える．

発熱しやすい悪性腫瘍

- 発熱，全身倦怠感を，異物に対する生体防御反応の一種と考えると，微生物（とくにウイルス）と腫瘍とでは，これら症状において大差がない．大きく分けて，悪性リンパ腫，慢性骨髄性白血病といった免疫担当細胞を含む血液腫瘍や大量の腫瘍壊死物質が体内に存在する固形癌，炎症性サイトカインを産生しやすい発生組織由来の悪性腫瘍において，発熱の症状がみられやすい傾向がある．
- また，慢性の発熱，寝汗，体重減少，貧血を伴う場合には悪性腫瘍を積極的に疑う．まだ悪性腫瘍と診断がついていない場合を想定すると，発熱をきたしやすい具体的な悪性腫瘍としては，リンパ系腫瘍（悪性リンパ腫，ホジキン病，非ホジキン病，成人T細胞白血病）が最も多く，次いで，大腸癌（高齢者），肝癌，膵臓癌，腎癌と続く★1．加えて，緩徐増殖性の乳癌の骨転移，慢性骨髄性白血病の急性転化時など癌細胞が増殖スイッチにアクセルを入れた状態も，発熱，倦怠感が初発症状として認められやすい．白血球増多，貧血といった一般的な採血結果より慢性骨髄性白血病などの血液疾患の診断の糸口となることも少なくない（❶）．

発熱をきたしやすいリンパ系腫瘍

★1
日本人の部位別癌死亡の多いのは，1位肺，2位胃，3位大腸（2009年）．

❶よくみられる発熱を伴いやすい悪性腫瘍

	有用な検査	備考
悪性リンパ腫	生検：免疫染色などの病理検査 骨髄穿刺	リンパ節腫脹 扁桃腫脹 寝汗，体重減少
大腸癌	大腸内視鏡検査 注腸造影	高齢者 便が細くなる 血便・貧血 日本では増加傾向
肝細胞癌	腹部CT 腹部エコー	ウイルス性肝炎 (HBV，HCV) 肝硬変 ほぼ無症状
膵臓癌	腹部MRI，造影CT 腹部エコー	画像診断が難しい ほぼ無症状
腎癌	腹部CT 腹部エコー	喫煙者 血尿 無症状
乳癌の骨転移	PET-CT	肋骨，脊椎の疼痛 初回治療後数年経過
白血病の急性転化	骨髄検査 白血球増多	慢性期は無症状

- 細胞傷害性T細胞（cytotoxic T lymphocyte：CTL）とナチュラルキラー（NK）細胞は，ウイルス感染細胞や腫瘍抗原発現細胞を認識し，これらの細胞を崩壊させる．このように，ウイルス特異的な宿主免疫応答と，ある種類の腫瘍抗原発現細胞に対する免疫応答とは，非常に共通性をもったメカニズムで作用している．乱暴な言い方をすれば，癌患者の免疫状態は風邪に罹りやすく，CTLとNK細胞の機能といった限定された視点からは，ウイルス性の風邪に罹りやすい宿主は，癌に対する抵抗性が弱いといえるのかもしれない．さらに，癌治療を受けている場合には，①皮膚や粘膜バリア機能の低下，②腫瘍の増大・転移による臓器不全や血流障害，血栓症，③免疫不全，④好中球減少症，⑤脱水，などが相まって易感染状態となる．このため，担癌患者には，風邪症候群はもとよ

❷発熱を伴う主な膠原病とその特徴

	特徴	備考
側頭動脈炎／リウマチ性多発筋痛症	高齢者 側頭痛・眼症状 頸部肩部筋肉痛	頭痛がない症例もある
成人 Still 病	高熱 関節炎，朝のこわばり 紅斑，丘疹	診断が難しい
SLE	若い女性 関節炎 蝶形紅斑 痛みのない口内炎，脱毛	抗 ds-DNA 抗体 抗 Sm 抗体（?） 抗リン脂質抗体
高安動脈炎／大動脈炎症候群	若い女性（女性が 9 割） 微熱，全身倦怠感 進行すると胸痛，背部痛	大血管の狭窄 脈なし病

り，低病原性微生物による日和見感染症が合併しやすい．

- 嚥下時咽頭痛をきたしやすい悪性腫瘍としては，舌癌，咽頭癌などがあげられるが，視診をルーチンに行う耳鼻咽喉科医にとっては診断が容易であるため，割愛する．

膠原病・血管炎

- 多くの膠原病では，風邪と類似した 37℃台の微熱が続き，全身倦怠感，易疲労感などが随伴する．経験的に，膠原病の発熱は午前中に起こることが多く，細菌感染症では午後に起こることが多いと考えられているが，科学的根拠は明らかではない．加えて，膠原病の発熱の場合には，悪寒は随伴しても，意識的に止めようとしても止められないような戦慄を伴うことはほとんどないとされる．
- 風邪と類似した症状を引き起こし，かつ比較的よくみられ，若年女性に多い膠原病に，高安動脈炎と全身性エリテマトーデス（SLE）がある．一方，高齢者で発熱，全身倦怠感，体重減少を引き起こし，よくみられるものとしてリウマチ性多発筋痛症や側頭動脈炎があげられる．側頭部の頭痛や視力障害がない場合に，診断が困難となる．
- 皮疹や関節炎などの所見に留意し，炎症反応や自己抗体を検査し診断を進めるが，膠原病の本質は自己抗体が引き起こす病態のみでなく，自己抗体産生を誘導する因子が重要なため，自己抗体検査の感度・特異度には限界があることに注意が必要である．SLE，成人 Still 病，血管炎における関節炎は，単関節もしくは少数関節で間欠性，遊走性の特徴が認められる．

自己抗体検査は疾患の種類に応じて感度・特異度にかなりのバラツキがあることに注意

- また，まれではあるが，高熱で発病する膠原病として成人 Still 病がある．夕刻から夜間にかけて 39℃またはそれ以上の発熱，関節炎，皮疹が出現する．本疾患は血管炎症候群やホジキン病などとともに診断が難しく，確定診断への決め手となる検査は現在のところないため，除外診断と並行して診断を進める（❷）．

咽頭痛で受診する見逃したくない重篤疾患

- 心臓や胸部大血管に分布する求心性線維は頸部交感神経節や交感神経を経路としているために，心筋梗塞，狭心症を含む虚血性心疾患や大動脈解離の際に，初発症状や関連痛として咽頭痛がみられることがある．とくに，咽頭と同時に左肩や左腕にも放散する痛みがないかどうか，sudden onset（急激な痛み）なのかどうか，咽頭に腫脹，発赤などの所見はないかに着目し，必要に応じて，心電図，胸部CTといった精査を進めることが重要である．

- また，くも膜下出血では，典型的な激しい頭痛がなく，「のどが痛い」などの訴えにとどまる場合があり，主訴は非常にバリエーションに富んでいるため，診断が厄介である．実際に，くも膜下出血では64％の患者に意識障害が存在せず，出血量が少ない段階においては風邪症候群や片頭痛と誤りやすい．加えて，ごく初期の段階ではCTにて出血が描出できないことが多いため確定診断が困難であるが，風邪症候群との鑑別において，くも膜下出血は必ず念頭におかなければならない．1週間以内に激しい頭痛や嘔吐・悪心を認める場合には，緊急で再受診が必要となるといった患者への丁寧な説明を心がける．

風邪症候群との鑑別でくも膜下出血を必ず念頭に

- 狭心症においても，「下顎の鈍痛」や「歯が浮く感じ」として受診する場合があり注意が必要である．
- また，Stanford A型であると緊急手術が必要となる大動脈解離では，典型的な症状は，突然の引き裂かれるような胸部の激痛である．しかし，頸部動脈に解離がなく，胸部大動脈解離であっても，咽頭痛，発熱で発症することもあるため，高血圧の中年男性では念頭におくべき疾患である．

風邪症候群では不明熱には至らない

- 風邪症候群を引き起こすウイルスによる上気道感染症は，その多くが2～3週間で「自然に良くなる」ことが多い．不明熱は一般的に「通常38℃を超す体温が3週間以上続き，1週間にわたる病院内での原因検索にもかかわらず熱の原因が不明である」[1]と定義される．上気道感染症によって，このような定義を満たす不明熱は引き起こされない．これは，日本における医療レベルや患者の医療アクセスの利便性は世界的にみても高いレベルにあり，国民への抗菌薬，抗インフルエンザ薬による治療が幅広くなされており，重症感染症の頻度が低いことを反映している．不明熱の主な原因は，感染症，悪性腫瘍，膠原病であるが，わが国でも比較的よくみられる重症の感染症に，感染性心内膜炎，腎盂腎炎，腹腔内膿瘍などがあげられる．
- なかでも感染性心内膜炎は，緊急疾患であり，かつ臨床像からの診断がたいへん難しい疾患の一つである．弁膜症などの先天性基礎疾患がない症例の場合には，敗血症と心内膜炎は表裏一体の関係であり，血中に多量の細菌が存在すると考えられる．疑わしい場合，血液培養（2セット）を至急に行い，感染巣を特定し，早期の段階で抗菌薬による治療を開始すべきである．敗血症では，発熱，悪寒，振戦，頻脈，頻呼吸，神経過敏，倦怠感，軽い意識障害，認知障害などがみられるので，医師の五感・経験を使い「重症感染症ではないのか」「何かいつもと違う」といったインスピレーションを働かせる．適切な診断・治療・全身マネージメントがなされなければ，重症敗血症は，多臓器不全，ショックへと進行し，致死的な経過をとる．

依然として多い結核

- 現在，日本の結核罹患率は2010年に人口10万人あたり18.2人で減少傾向であるものの，10人以下となっている欧米先進国に比べてまだまだ結核は多く，世界の中では依然として「中蔓延国」である．新規登録患者の約半数は70歳以上であり，10～20年以上前の初感染の後，主に肺に持続生残菌が存在しており，あるとき突然に再び増殖を開始して発病することが多い．典型的な肺結核の症状は，2～3週間以上長引く咳，痰と微熱，ならびに体重減少であり，症状からは風邪症候群と類似している．
- 肺結核症が疑われれば，喀痰の抗酸菌検査，胸部X線写真，胸部CT検査，ツベルクリン検査，クオンティフェロン検査（QuantiFERON®：QFT），生検などを行い，結核専門施設での多剤化学療法を行う．BCGワクチンの発病予防効果についてはエビデンスが確立されておらず，乳幼児の粟粒結核症の進展には有効であるとする報告が多い一方，高齢者の肺結核の進展予防に対する効果はきわめて低いとされる．最近では，ニューキノロン薬が抗酸菌の増殖を一過性に抑制することから，一時的に改善したようにみえた後，結核が増悪してくる症例や，HIV感染症（AIDS）が結核を契機に発見される症例が多数報告されている．

風邪症候群の範疇に紛れ込んでしまっている特殊感染症

- Q熱，レジオネラ感染症，リケッチア感染症，クラミジア感染症などがある．
- 細胞内寄生菌のいくつかは，グラム染色や細菌培養検査での起炎菌判定がたいへん難しい．とくに風邪症候群に症状が類似した，日本でみられる細胞内寄生菌に *Coxiella burnetii* 感染症であるQ熱，*Legionella pneumophila* 感染症のレジオネラ感染症（ポンティアック熱），ツツガムシ病などのリケッチア症，肺炎クラミジア症などがあげられる．

Salon de Festina lente

全身性炎症反応症候群（systemic inflammatory response syndrome：SIRS）

細菌感染症による敗血症や手術など強い侵襲によって引き起こされた全身性炎症反応で，複数の臓器の機能不全が起こる．多臓器不全のなかでも，急性肺障害（ALI または ARDS とよばれる）は発症率が高い．血中の TNF-α，IL-1，IL-6 などの炎症性サイトカインが高い値を示し，サイトカインストームとよばれる．細菌による敗血症は，菌の増殖のみならず SIRS のような宿主反応が病態と深くかかわっている．

Q熱

- *Coxiella* は日本でも自然界に広く分布し，感染動物の尿，糞，乳汁などに排泄される．ヒトは主にこの汚染された環境中の粉塵やエアロゾルを吸入し，感染するが，畜産関係者のみならず，愛玩動物などから一般人が感染していると考えられる．
- 急性Q熱の約半数が不顕性感染で，残りの約半数がインフルエンザ様上気道炎の症状を示す．*Coxiella burnetii* 感染症については，疫学的な実態が把握できていないのが現状であり，保険適用のある有用な臨床検査は現在のところ存在しない．

レジオネラ感染症

- レジオネラ症（在郷軍人病）は *Legionella pneumophila* を代表とする細菌感染症で，劇症型の肺炎と一過性のポンティアック熱がある．軽症のポンティアック熱は，身体所見からは風邪症候群と区別がつかない．本菌も *Coxiella* と同様に，もともと普通に土壌中に存在する菌である．本菌はアメーバやマクロファージ中の殺菌機構を逃れて，細胞質内で増殖する．
- また，日本での特徴は，温泉施設でのエアロゾルからの集団発生事例が多いことである．入院を必要とするような肺炎の2～25％を占めると考えられており，肺炎の起炎菌としてはcommon pathogenの一種である．*Legionella pneumophila* SG1では尿中抗原検出キットが簡便で広く用いられているが，SG1血清群以外の血清型では陰性となることに留意する必要がある．

リケッチア感染症

- 日本でのリケッチア感染症で発生頻度が多いものに，ツツガムシ病と日本紅斑熱がある．リケッチア症は，ツツガムシやダニなどの菌種に特定の飛び道具（ベクター）が存在する．感染したベクターに偶発的にヒトが咬まれることによってリケッチア感染が引き起こされるため，感染ベクターが存在する地域で発生しやすい．
- 高熱と皮疹，全身倦怠感といった症状が認められるが，皮疹が発熱から遅れて出現したり，刺し口が明らかではない場合に，風邪症候群と誤診されることがある．近くの山にトレッキングや散策に出掛けた高齢者が，2週間後に高熱が出現し，近医でセフェム系抗菌薬の投与を受けるも効果なく死亡するといった報道が散見される．

クラミジア感染症

- 加えて風邪症候群と鑑別が難しい細胞内寄生菌として，*Chlamydophila pneumoniae* による肺炎クラミジア感染症がある．日本での肺炎クラミジア抗体保有率は，成人男性で60～70％に達することから，本菌も普遍的に存在するcommon pathogenである．
- このように感染機会が多いにもかかわらずそのほとんどが不顕性感染であ

り，風邪症候群に類似した上気道炎にとどまることが多い．

- Q 熱，レジオネラ感染症（ポンティアック熱），リケッチア症，肺炎クラミジア症といった偏性細胞内寄生菌★2に対しては，セフェム系などの細胞内移行性が低い抗菌薬の効果がほとんどない．また，common pathogen の場合には，日和見感染であるため，宿主の免疫状態によって，症状の出現は大きく異なることが多い．このため，細胞内寄生菌による感染症を疑い，旅行歴，動物との接触歴，生活歴などの問診を行い，継時的な症状の出現・変化を丁寧に観察することが重要である．

（佐野千晶）

★2
偏性細胞内寄生菌であるクラミジア，リケッチアは，細菌とウイルスとの中間の性質を有する．

引用文献

1）Durack DT, Street AC. Fever of unknown origin--reexamined and redefind. Curr Clin Top Infect Dis 1991；11：35-51.

参考文献

1. 青木　眞．レジデントのための感染症診療マニュアル．東京：医学書院；2008.
2. 岸田直樹．誰も教えてくれなかった「風邪」の診かた．東京：医学書院；2012.
3. 松本慶蔵．病原菌の今日学的意味．改訂 4 版．大阪：医薬ジャーナル社；2011.
4. 吉田眞一ほか．戸田新細菌学．改訂 33 版．東京：南山堂；2007.
5. Hayakawa K, et al. Fever of unknown origin: An evidence-based review. Am J Med Sci 2012；344(4)：307-16.

経過が長い場合の鑑別診断

はじめに

- 風邪症候群において，咳嗽などの呼吸器症状が持続する場合は，他疾患との鑑別が必要となる．
- 風邪症候群の症状の一つである咳嗽は持続期間により，3 週間未満の急性咳嗽，3 週間以上 8 週間未満の遷延性咳嗽，8 週間以上の慢性咳嗽に分類される[1]．急性咳嗽の原因の多くは風邪症候群を含む気道の感染症であるが，持続期間が長くなるにつれて感染症が原因である可能性は低下する．
- 本項では咳嗽を含めた気道症状が遷延する場合における鑑別診断について記載する．

咳嗽は持続期間が長くなるにつれ感染症が原因の可能性が低下する

遷延する咳嗽の鑑別診断

- 遷延する咳嗽の原因疾患としては感染後咳嗽，咳喘息，副鼻腔気管支症候群，胃食道逆流症（gastroesophageal reflux disease：GERD），慢性下気道感染など多岐にわたる．それらの鑑別についてフローチャート（❶）[2] が参考になる．
- 咳嗽が遷延する場合には，まず咳嗽を誘発する因子（ACE 阻害薬や NSAIDs，β 遮断薬，小柴胡湯などの内服，喫煙など）の確認や胸部 X 線検査での器質的異常の有無の確認が必要となる．

遷延する咳嗽をきたし，胸部異常影を伴う主な疾患

マイコプラズマ肺炎（*Mycoplasma pneumoniae*）

症状

- 発熱，咳嗽，頭痛，気分不良などの症状をきたし，上気道症状（咽頭痛，鼻炎）を認めることもある．下気道症状の主なものは乾性咳嗽で，夜間不眠になるほど強くしつこい場合があり，3〜4 週くらい経過すると湿性咳嗽となる場合もある．

検査，診断

- 抗体検査：①微粒子凝集法（particle agglutination：PA），②イムノカード（IC）．PA 法ではペア血清での 4 倍以上の上昇もしくは単一血清にて 320 倍または 640 倍を陽性とする基準があるが[3]，単一血清では抗体価の上昇が数か月認められる場合があり，解釈に注意が必要である．IC 法はマイコプラ

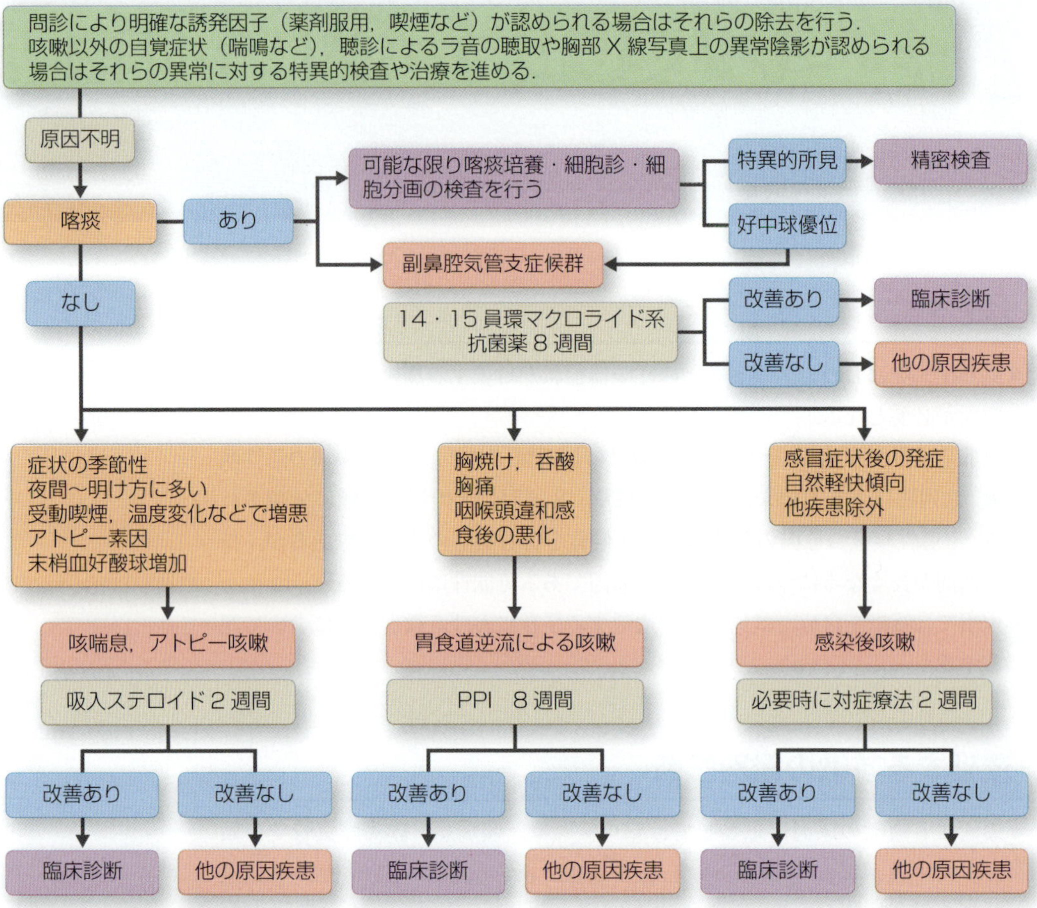

❶遷延する咳嗽の鑑別診断

（日本呼吸器学会編．咳嗽に関するガイドライン．第 2 版．日本呼吸器学会；2012[2] より一部省略）

ズマ特異的 IgM を検出する検査で，発病初期にも診断が行えるとされているが，偽陽性も多い[4]．

- 培養検査（PPLO 培地）：早期診断には適さず，確定診断として有用である．
- 遺伝子検出検査：① PCR 法，② loop-mediated isothermal amplification (LAMP 法)[4]★1．PCR 法については手技がやや煩雑であり，また保険適用がないことが難点である．LAMP 法は咽頭ぬぐい液を検体とし，保険適用もある．

★1
LAMP 法は PCR 法と原理の異なる遺伝子増幅法である．マイコプラズマ肺炎での LAMP 法の感度は 78.4 %，特異度は 97.3 %の報告がある[5]．

治療

- 第一選択薬はマクロライド系抗菌薬であるが，近年マクロライド耐性菌が増加しており注意が必要である．その他の治療薬としてテトラサイクリン系抗菌薬やニューキノロン系抗菌薬が用いられるが，副作用の面から小児への投与は慎重に行うべきである．

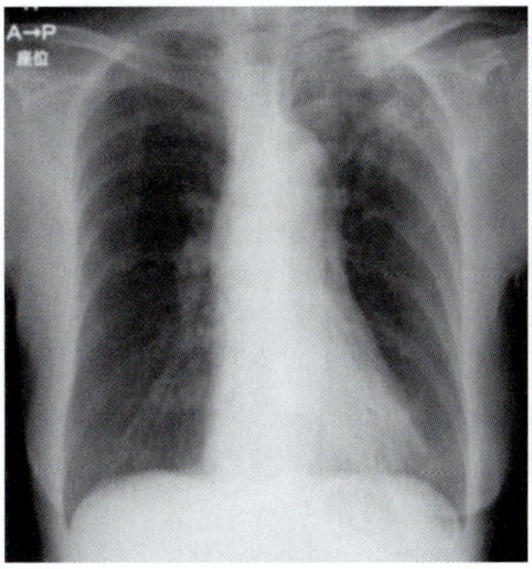

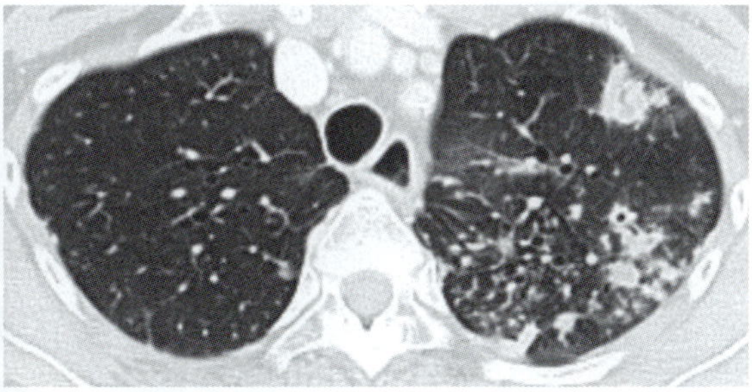

❷肺結核の症例
左上肺野に結節影と粒状影を認め，喀痰の抗酸菌検査にて結核菌を検出し，肺結核と診断した．

クラミドフィラ肺炎（*Chlamydophila pneumoniae*）

症状

- 主なものとして咽頭痛，乾性咳嗽，および発熱であり，一部の患者では嗄声をきたすこともある．

検査，診断

- 菌の分離培養や PCR 法は一般検査室での実施は難しく，抗体検査を用いる．日本では酵素免疫法（ELISA 法）が一般的であり，IgA，IgG のペア血清測定が有用であるが，早期診断には適さない．
- 急性期診断として IgM 抗体を用いることがあるが，偽陽性も多く，参考程度となる．

治療

- マクロライド系，テトラサイクリン系およびニューキノロン系の抗菌薬が有効である．

肺結核（*Mycobacterium tuberculosis*）

症状

- 結核特有の症状はない．発熱や盗汗，全身倦怠感，体重減少などの全身症状と，咳嗽，喀痰，血痰などの呼吸器症状を認めた場合，診断の手がかりとなる．

画像所見

- 上肺野優位の散在性の粒状影，空洞性病変が特徴的所見ではあるが（❷），浸潤影や網状影など多彩な陰影をとることも多い．

検査，診断

- 喀痰の抗酸菌検査（塗抹，Tb-PCR，培養）を行う．補助診断としてインターフェロンγ遊離試験（クオンティフェロン〈QFT〉検査[5] ★2 や T-SPOT 検査）を検討する．
- 喀痰の喀出が困難な場合は胃液での抗酸菌検査を行うが，すべて陰性でも臨床的に肺結核を強く疑う場合には，気管支鏡検査での精査も検討する．

★2
QFT 検査の感度は 80 %，特異度は 79 %の報告がある[6]．

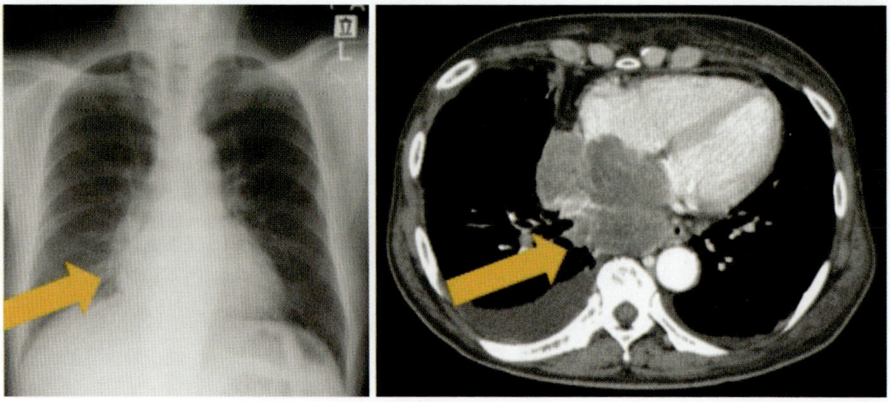

❸ **肺癌（中枢型）の症例**

慢性咳嗽を契機に撮影した胸部X線写真にて右下肺野縦隔側の異常影を疑い，精査にて小細胞肺癌と診断した．

Column　クオンティフェロン（QFT）検査

QFT 検査は患者の結核菌に対する細胞性免疫の有無を確認する検査であり，患者血液を結核菌特異抗原で刺激し，患者自身のT細胞から産生されるインターフェロンγ（IFN-γ）を ELISA 法で定量する．よって，現在のところは活動性結核に罹患していなくても，過去に結核の罹患歴があれば陽性となることもある．従来の QFT-2G では，ESAT-6 と CFP-10 の2種類の抗原を用いていたが，現在は，新たな抗原として TB7.7 を加えた QFT ゴールド（QFT-G）が主に行われている．

治療

- 年齢や肝機能などを考慮のうえ，抗結核薬による治療を行う．糖尿病の合併や免疫抑制状態にある場合は治療期間の延長が必要とされる[7]．

肺腫瘍

症状

- 特有の症状がないが，咳嗽や喀痰，血痰などの気道症状が遷延し，病状が進行すると胸痛や呼吸困難などの症状が出ることがある．

画像

- 末梢型の肺癌では胸部X線にて早期に異常を指摘できることがあるが，中枢型の場合は早期では肺野の異常を指摘しにくいこともあり（❸），CT での画像評価や気管支鏡検査での気管支内腔観察も必要となる．

検査，診断

- 喀痰細胞診検査，気管支鏡検査や CT ガイド下肺生検での組織検査で悪性所見の確認を行う．
- CEA，CYFRA，ProGRP などの腫瘍マーカーも診断の補助となる．

胸部画像にて異常所見を呈さない（もしくは，呈しにくい）疾患

百日咳（*Bordetella pertussis*）

症状

- 2週以上続く咳，発作性の咳込み，吸気性笛声，咳込み後の嘔吐など強い気道感染症状がある．
- 臨床経過としてカタル期（約1〜2週間），痙咳期（約2〜3週間），回復期（2〜3か月）に分けられる．

検査，診断

- ❹のフローチャートを参照されたい[2,8,9]．

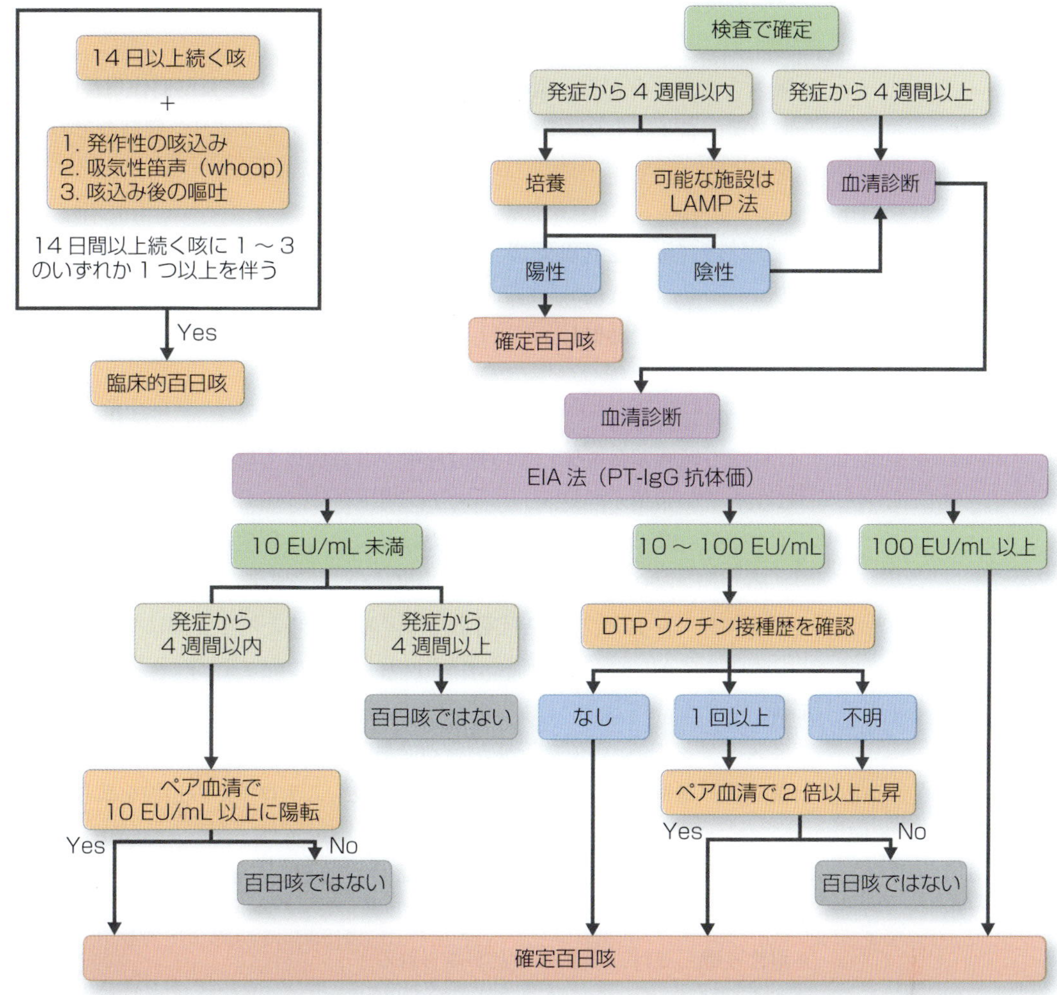

❹百日咳診断のフローチャート

（日本呼吸器学会編．咳嗽に関するガイドライン．第2版．日本呼吸器学会；2012[2] より一部省略）

治療

- 第一選択薬はマクロライド系抗菌薬であり，カタル期に投与を開始すれば痙咳期に進ませずに軽快させることができる．
- 痙咳期以降では除菌効果は期待できるが，症状が遷延することが多く，支持療法が必要となる．

咳喘息

症状

- 夜間から明け方にかけて咳嗽の増強があり（昼間にのみ認めることもあり）．症状の季節性がしばしば認められる．湿性咳嗽をきたすこともある．

診断基準★3

- 以下の2項目を満たす．
  ①喘鳴を伴わない咳嗽が3週間以上持続．聴診上 wheeze も認めない．

★3 参考所見
- 末梢血・喀痰好酸球増多，呼気中NO濃度高値を認める．
- 気道過敏性が亢進している．
- 咳症状にしばしば季節性や日内変動があり，咳嗽がとくに夜間から明け方に悪化する．

②気管支拡張薬（β_2 刺激薬）が有効.

治療

- 吸入ステロイドが第一選択薬となる．重症度に応じて長期間作用性吸入 β_2 刺激薬，ロイコトリエン受容体拮抗薬，徐放性テオフィリン製剤などの併用を行う.

非喘息性好酸球性気管支炎（日本でのアトピー咳嗽）

症状

- 症状は咳喘息に類似し，しばしば咽喉頭部のかゆみ，違和感を訴える.

診断基準

- 以下の 4 項目を満たす.
  ①喘鳴や呼吸困難を伴わない乾性咳嗽が 3 週間以上持続.
  ②気管支拡張薬が無効.
  ③アトピー咳嗽を示唆する所見または誘発喀痰中好酸球増加の 1 つ以上を認める.
  ④ヒスタミン H_1 受容体拮抗薬または／およびステロイド薬にて咳嗽発作は消失.

治療

- ヒスタミン H_1 受容体拮抗薬が有効である．通常ヒスタミン H_1 受容体拮抗薬を第一選択とし，効果不十分であれば吸入ステロイドの追加を試みる.

上気道咳嗽症候群（鼻炎・副鼻腔炎に伴う後鼻漏や副鼻腔気管支症候群）

症状

- 湿性咳嗽，鼻汁，咳払いなどがみられる.

診断基準

- 以下の 3 項目を満たす.
  ① 8 週間以上続く呼吸困難発作を伴わない湿性咳嗽.
  ②次の所見のうち 1 つ以上を認める.
    1）後鼻漏，鼻汁，咳払いなどの副鼻腔炎様症状
    2）敷石状所見を含む口腔鼻咽頭における粘液性あるいは粘膿性の分泌液
    3）副鼻腔炎を示唆する画像所見
  ③ 14 員環・15 員環マクロライド系抗菌薬や去痰薬による治療が有効.

治療

- 第一選択薬は 14 員環マクロライド系抗菌薬の少量長期療法である.

胃食道逆流症（GERD）

症状

- 胸やけ，咳払いなどの胃食道逆流による症状を伴い，会話や食事，起床直後に増悪しやすい咳嗽.

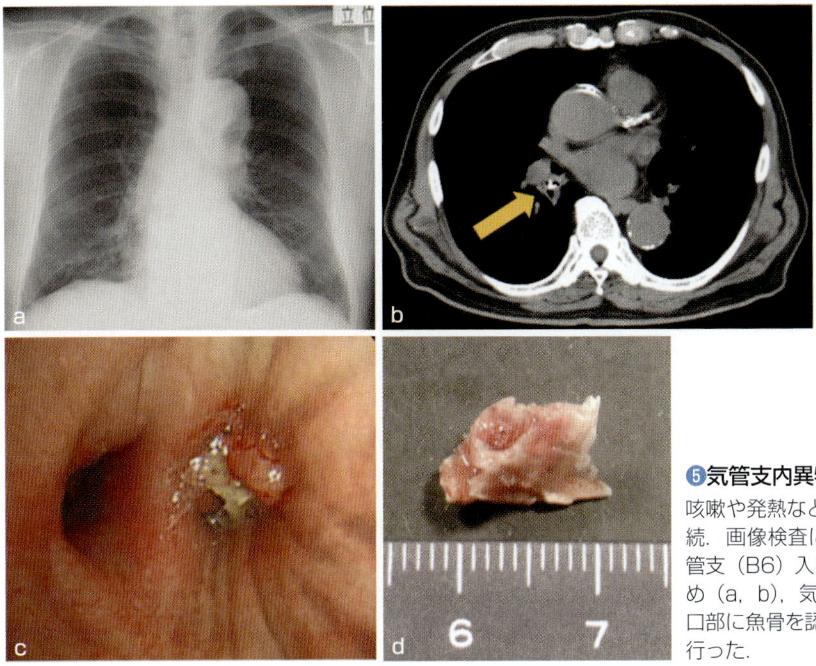

❺気管支内異物の症例

咳嗽や発熱などの呼吸器感染症状が 2 か月持続．画像検査にて右肺 S6 に無気肺とその気管支（B6）入口部に石灰化を伴う異常影を認め（a，b），気管支鏡検査（c）にて右 B6 入口部に魚骨を認め，経気管支的に摘出（d）を行った．

診断基準

- 8 週間以上持続する慢性咳嗽で，以下のいずれかを満たす．
  - ①胸やけ，呑酸など胃食道逆流の食道症状を伴う．
  - ②咳払い，嗄声など胃食道逆流の咽喉頭症状を伴う．
  - ③咳が会話，食事，起床，上半身前屈，体重増加などに伴って悪化する．
  - ④咳嗽の原因となる薬剤の服用がなく，気管支拡張薬，吸入ステロイド薬，抗アレルギー薬などの治療が無効か，あるいは効果不十分．

治療

- プロトンポンプ阻害薬が第一選択薬である．食道症状は数日で改善することが多いが，咳の改善には 2〜3 か月を要する場合もある．
- GERD のリスク因子（喫煙，激しい運動，飲酒，チョコレート，炭酸水，柑橘類）の回避もしばしば有効である．

気道内異物，中枢気道の腫瘍や結核

- 慢性咳嗽に対して，上記の各種治療に対する効果が乏しく，胸部 X 線にて異常を認めない症例の場合には，気管支内異物，中枢気道の肺腫瘍や結核などについても鑑別が必要であり，喀痰検査やＣＴ検査などを検討する．
- 気道内異物では，50〜60 % に咳嗽がみられ[10)]，誤嚥後に突然の咳嗽発作，喘鳴の症状を呈することが多いため診断は比較的容易であるが，症状が軽微であるときは長期間見逃されることもある（❺）．

ポイント

慢性咳嗽の各原因疾患に特異的な病歴について以下にあげる[7].

①マイコプラズマ感染：強い乾性咳嗽．発熱や上気道炎症状を伴うことあり．

②肺結核：咳嗽に体重減少や喀血などを伴うことがある．

③肺腫瘍：進行に伴い，咳嗽や喀血，呼吸困難，胸痛をきたすことがある．

④百日咳：発作性の強い咳込みや吸気性笛声，咳込み後の嘔吐を伴うことがある．

⑤咳喘息：夜間～早朝の悪化，症状の季節性や変動性がある．

⑥アトピー咳嗽：咳喘息と類似した症状，しばしば咽喉頭のイガイガ感や瘙痒感を伴う．

⑦上気道咳嗽症候群（鼻炎・副鼻腔炎に伴う後鼻漏や副鼻腔気管支症候群）：慢性副鼻腔炎の既往・症状，膿性痰の存在．

⑧ GERD：食道症状の存在，会話時・食後・起床直後・上半身前屈時の悪化，体重増加に伴う悪化．

慢性咳嗽に対し，上記の各種治療に対する効果が乏しく，胸部X線にて異常を認めない場合には，気道内異物，中枢気道の肺腫瘍，気管・気管支結核などについて鑑別が必要である．

（高木弘一，濵﨑哲郎，井上博雅）

引用文献

1）Irwin RS, Madison JM. The diagnosis and treatment of cough. New Engl J Med 2000；343：1715-21.

2）日本呼吸器学会　咳嗽に関するガイドライン第2版作成委員会編．咳嗽に関するガイドライン．第2版．日本呼吸器学会；2012.

3）Yamasaki T, et al. Comparison of PCR for sputum samples obtained by induced cough and serological tests for diagnosis of *Mycoplasma pneumoniae* infection in children. Clin Vaccine Immunol 2006；13：708-10.

4）成田光生．マイコプラズマ感染症診療における IgM 抗体迅速診断検出法の有用性と限界．感染症誌 2007；81：149-54.

5）Gotoh K, et al. Detection of *Mycoplasma pneumoniae* by loop-mediated isothermal amplication（LAMP）assay and serology in pediatric community-acquired pneumonia. J Infect Chemother 2012；18：662-7.

6）Sester M, et al. Interferon-{gamma} release assays for the diagnosis of active tuberculosis：A systematic review and meta-analysis. Eur Respir J 2011；37：100-11.

7）日本結核病学会編．結核診療ガイドライン．東京：南江堂；2009.

8）Crowcroft NS, Pebody R. Recent developments in pertussis. Lancet 2006；367：1926-36.

9）De Melker H, et al. Specificity and sensitivity of high levels of immunoglobulin G antibodies against pertussis toxin in a single sample for diagnosis of infection with *Bordetella pertussis*. J Clin Microbiol 2000；38：800-6.

10）Cataneo AJ, et al. Foreign body in the tracheobronchial tree. Clin Pediatrics 1997；36：701-6.

血液学的所見，画像診断での特徴など

要約

- 風邪症候群の主な原因はウイルス感染によるものであり，多くは 1 週間以内に自然軽快することが多い．くしゃみ，鼻汁，鼻閉，咽頭痛，咳嗽などのいわゆる風邪症状を呈し，発症から数日以内の経過であれば，検査などは行わず臨床的に風邪と診断するが，典型的な臨床症状・経過と合わない場合には必要に応じて血液・画像検査を行い，他疾患の鑑別を行う必要がある．
- 日常診療においては，臨床症状やバイタルサイン，身体所見などが重要であることはいうまでもないが，細菌感染症を鑑別する一つの指標として，C 反応性蛋白（CRP）やプロカルシトニン（PCT）値は参考になる．
- 咳嗽が遷延する場合にはマイコプラズマ，肺炎クラミドフィラ，百日咳などによる感染性咳嗽を鑑別する必要がある．
- 急性喉頭蓋炎，後咽頭膿瘍，扁桃周囲膿瘍，口底蜂窩織炎，レミエール症候群（感染性血栓性頚静脈炎）などは「killer sore throat（致死的な咽頭痛）」といわれ，風邪症候群と鑑別すべき疾患であるが，これらの鑑別に頚部 X 線撮影および CT 検査が有用である．
- 胸部 X 線検査は簡便で患者の負担も少ないため，肺炎を疑わせる症状・所見があれば積極的に行う．

鑑別に有用な血液検査

C 反応性蛋白（CRP）

- CRP は感染症，自己免疫疾患，悪性腫瘍など，さまざまな病態で上昇する★1 ため，疾患特異的なマーカーとはいえないが，気道感染症において，その原因がウイルス性か細菌性かを鑑別するカットオフ値を検討した報告がいくつか存在する．
- 気道感染症患者 402 人を対象に血清 CRP 測定と胸部 X 線検査を行い，CRP 値と胸部浸潤影の有無との関連性について検討した報告[1]では，CRP 2 mg/dL をカットオフ値にすると，その陰性的中率，つまり CRP が 2 mg/dL 未満の患者が肺炎でない確率は 98.6％であった．しかし陽性的中率，すなわち CRP が 2 mg/dL 以上の患者が肺炎である確率は 12.7％と低かった．このことは，CRP が 2 mg/dL 未満であれば肺炎でない可能性がきわめて高いが，CRP が 2 mg/dL 以上であってもほとんどの患者は肺炎ではなかったことを

★1
CRP は主に IL-6 が肝細胞に結合することで産生される．抗 IL-6 抗体製剤（アクテムラ®）を使用中の患者では CRP 上昇が抑制されることに留意する．

❶気道感染症における CRP 値を参考にした抗菌薬投与の判断

血清 CRP 値（mg/dL）	抗菌薬投与の必要性
0～2	きわめて低い
2～5	低い
5～10	あり*
10 以上	高い

- 本表を参考に，他の臨床所見と合わせて抗菌薬投与の判断を行う．
- PCT も測定している場合，PCT のほうが細菌感染症診断の感度・特異度が高いため，❷を参考にする．
- 他疾患でもともと CRP 値が上昇している患者では本表は参考にならない．

*インフルエンザウイルス感染の急性期でも 5～10 mg/dL 程度の上昇はありうるため，細菌感染症を疑う症状・所見があるときのみ，抗菌薬投与の適応となる．

（Cals J, et al. BMC Fam Pract 2007[4] より）

意味する．

- 上気道炎患者を対象に血清 CRP 値の経時的な変化を原因ウイルス別に調べた報告[2]によれば，A 型インフルエンザウイルスによる上気道炎では発症後 3 日目の CRP 値は平均で 7 mg/dL であり，10 mg/dL まで上昇する症例も認めた．また，インフルエンザウイルス以外の上気道炎では平均の CRP 値は 2 mg/dL 未満であるが，5 mg/dL 程度まで上昇した症例も認められている．特記すべきことは，インフルエンザウイルス感染症を含めた風邪症候群において，発症後 3～4 日目をピークに CRP 値が上昇するが，1 週間経過すればほとんどすべての症例で CRP 値は 2 mg/dL 未満に低下しており★2，発症後 1 週間が経過してもなお CRP が高値（2 mg/dL 以上が目安）の場合には，細菌感染合併の可能性を考慮する必要がある．
- 咳嗽や鼻汁などの症状を有する 431 人の患者を対象に行われたランダム化比較試験では，CRP 値を❶のように 4 つのレベルに分け，治療方針決定の参考にできるようにした．その結果，CRP 測定群で有意に抗菌薬処方を減少させることができた（31％vs 53％，P=0.02）が，症状改善度や治療の満足度は対照群と比較して差はなかった[3,4]．他のランダム化比較試験でも同様の結果が得られ，この CRP 値を用いたストラテジーは非常に有用であることが示されている．
- 自己免疫疾患や悪性腫瘍など，CRP が上昇しうる疾患に罹患している患者では，❶が参考にならない場合がある．そのような患者では，今後の感染症発症に備え，ベースラインの CRP 値を把握しておくとよい．

★2
風邪症候群では CRP ≦ 2 mg/dL が一つの目安であるが，発症後 3～4 日をピークに 5 mg/dL（インフルエンザ感染症なら 10 mg/dL）まで上昇しうること，しかし 1 週間以内に 2 mg/dL 以下に低下することを理解する．

発症 1 週間後も CRP 高値なら細菌感染の合併も考慮する

プロカルシトニン（PCT）

- PCT は甲状腺や肺の神経内分泌細胞から恒常的に産生されるカルシトニンの前駆蛋白であるが，細菌の構成成分や IL-6 や IL-1β，TNF-α などの炎症性サイトカインの刺激により全身の細胞から産生される．PCT 産生はウイルス感染時に上昇する IFN-γ によって抑制されるため，CRP よりも高い感度，特異度で細菌感染症を診断できるマーカーである[5]★3．

★3
PCT は刺激を受けると 6～12 時間以内に産生され，感染症がコントロールされると 24 時間以内に半減するため，病勢をリアルタイムに反映するマーカーといえる．

❷気道感染症における PCT 値を参考にした抗菌薬投与の判断

血清 PCT 値（ng/mL）	抗菌薬投与の必要性
0～0.10	きわめて低い
0.10～0.25	低い
0.25～0.50	あり
0.50 以上	高い

- 本表を参考に，他の臨床所見と合わせて抗菌薬投与の判断を行う．
- 甲状腺髄様癌や肺小細胞癌でも PCT が高値となることがあり，注意が必要である．
- PCT は CRP よりも細菌感染症診断の感度・特異度が高い．

（Schuetz P, et al. Arch Intern Med 2011[7] より）

- 急性気道感染症患者（ほとんどは風邪などの上気道炎患者）550 人の血清 PCT 値を調べた論文では，90％の患者は 0.1 ng/mL 未満，97％の患者で 0.25 ng/mL 未満であったと報告されている[6]．
- 気道感染症を中心として感染症診療における過剰な抗菌薬処方を抑制する目的で，抗菌薬開始あるいは中止の指標として血清 PCT 値を測定することの有用性を示した研究が数多く報告されている[7]．これらの研究では PCT 値を 4 つのカテゴリーに分け，診療の参考にすることで，治療の質を落とすことなく有意に抗菌薬処方を減少できたと報告されている（❷）．
- 風邪症状を呈する患者で血清 PCT 値が 0.25 ng/mL 未満，とくに 0.1 ng/mL 未満であればウイルスの単独感染である可能性を強く示唆し，抗菌薬処方の必要性は低いといえる．逆に PCT 値が 0.25 ng/mL 以上であれば，細菌感染合併の可能性を考慮すべきである．
- マイコプラズマや肺炎クラミドフィラによる肺炎では，肺炎球菌やインフルエンザ桿菌などが原因のいわゆる定型肺炎に比べ，PCT は上昇しにくいことが知られており，注意が必要である．
- 甲状腺髄様癌，肺小細胞癌などのホルモン産生腫瘍では PCT は上昇することが知られているため，❷が参考にならない場合がある．そのような患者では，今後の感染症発症に備え，ベースラインの PCT 値を把握しておくとよい．

各種呼吸器病原体の血清抗体価検査

- 咳嗽は風邪の主要症状の一つであるが，咳嗽が遷延する場合には感染性咳嗽を鑑別する必要がある．遷延性咳嗽の原因となる主要な原因微生物として，マイコプラズマ，肺炎クラミドフィラ，百日咳菌などがあげられるが，これらの診断に血清抗体価測定が有用である．
- マイコプラズマ感染症の血清診断には種々の方法があるが，わが国では主に微粒子凝集（PA）法が用いられ，これは主に IgM 抗体を測定する方法である．シングル血清では 320 倍以上（640 倍以上でより確実），また 2～4 週後に採取したペア血清で 4 倍以上の抗体価上昇があれば陽性と判断する．
- イムノカード®マイコプラズマ抗体は 10 分以内に測定できる迅速診断法で，

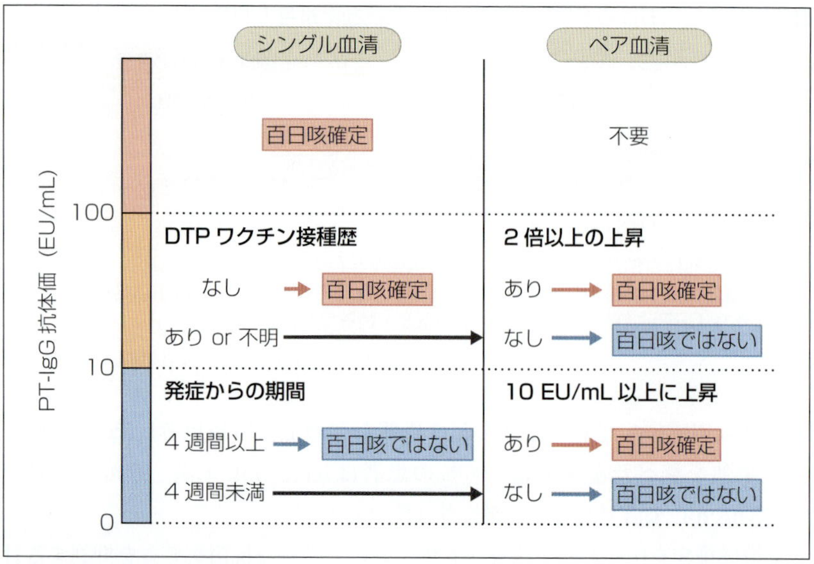

❸百日咳における血清診断

（日本呼吸器学会編．咳嗽に関するガイドライン．第 2 版．日本呼吸器学会；2012[10] を参考に作成）

臨床現場において頻用されているが，偽陽性が多く注意が必要である．

- わが国では，肺炎クラミドフィラの抗体価測定は ELISA 法を利用した HITAZYME 法が普及しており，HITAZYME IgM の cut-off index が 2.0 以上であれば陽性と診断する[8]．しかし偽陽性率が 10〜30％と高率であるため，近年，新しい抗体価測定法であるエルナス法が導入され，測定可能となっている[9]．
- 百日咳の血清診断には EIA 法による PT（pertussis toxin）-IgG 抗体価測定が有用である★4．シングル血清では 100 EU/mL 以上で陽性，10〜100 EU/mL の範囲なら DTP ワクチンの接種歴に応じて判断する．症状発症から 4 週間以上経過している患者で PT-IgG 抗体価が 10 EU/mL 未満であれば百日咳ではないと判断する（❸）[10]．

★4
百日咳菌東浜株および山口株に対する凝集素価を測定する方法は感度が低く，WHO はその使用を推奨していない．

鑑別に有用な画像診断

上気道感染症

- 風邪症候群の診断において画像検査は行わないことが多いが，たとえば激しい咽頭痛を訴えるわりに咽頭所見に乏しい場合，流涎や嚥下困難がある場合，片側の咽頭のみが腫脹している場合，頸部痛を訴える場合など，風邪症候群としては非典型的でウイルス感染のみでは説明できない症状・所見があれば，積極的に画像検査を行う必要がある．
- 急性喉頭蓋炎，後咽頭膿瘍，扁桃周囲膿瘍，口底蜂窩織炎，レミエール症候群（感染性血栓性頸静脈炎）は「killer sore throat（致死的な咽頭痛）」を呈する疾患群であり，風邪症候群と鑑別を要する．これらを診断するうえで，

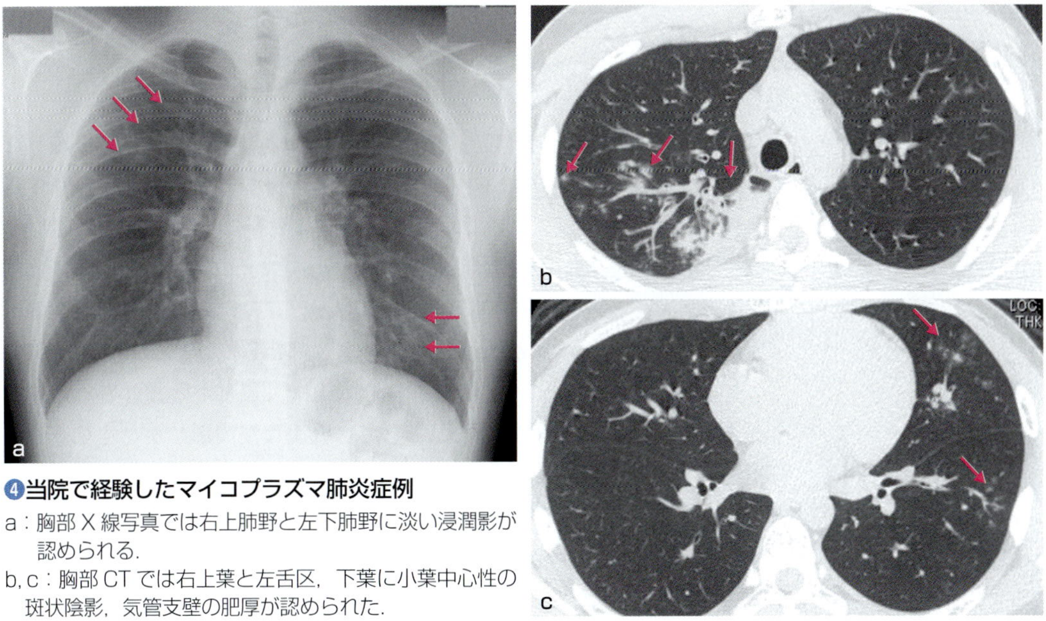

❹当院で経験したマイコプラズマ肺炎症例

a：胸部 X 線写真では右上肺野と左下肺野に淡い浸潤影が認められる.

b, c：胸部 CT では右上葉と左舌区，下葉に小葉中心性の斑状陰影，気管支壁の肥厚が認められた.

頸部 X 線検査や CT 検査などの画像検査が有用である.

- 急性喉頭蓋炎と後咽頭膿瘍は頸部側面 X 線検査で診断できることがあり，前者では喉頭蓋の腫大化（thumb sign），後者では咽頭後壁〜頸椎前面間の腫脹が特徴的所見である．クループは乳幼児に多いウイルス性の喉頭気管炎であるが，頸部正面 X 線検査にて声門下の狭窄所見（steeple sign）が特徴的である.

下気道感染症

- 胸部 X 線検査は簡便で患者の負担も少ないため，肺炎を疑わせる症状・所見があれば積極的に行う.
- 右肺は 3 つ（上葉，中葉，下葉），左肺は 2 つ（上葉と下葉）の大葉から成り，大葉は多数の小葉から構成される．肺炎の画像診断においては，大葉性肺炎なのか小葉性肺炎（気管支肺炎）なのかの鑑別が重要である.
- 肺炎球菌，クレブシエラ，レジオネラによる肺炎では，肺の最小単位である肺胞が炎症の主座で，滲出液は肺胞間のトンネルである肺胞孔を介して周囲へと広がっていく．したがって，浸潤影は気管支の走行によって規定される肺区域を無視して胸膜に沿って広がり（非区域性分布），進展すると大葉性肺炎のパターンを呈することが多い.
- インフルエンザ桿菌，黄色ブドウ球菌，マイコプラズマによる肺炎では，気管支・細気管支周囲の局所的な滲出がみられ，区域性の気管支肺炎（小葉性肺炎）の像を呈することが多い．小葉（Miller の二次小葉）の大きさは 1.5〜2.0 cm 大であり，胸部 X 線写真では斑状陰影を呈する．CT では区域性分布[★5] の小葉中心性陰影，気管支壁（気管支血管束）の肥厚などが認められ

★5
気管支にまとわりつくような病変の分布を区域性分布と表現する.

る．

症例提示

- 最近，筆者らの病院で経験したマイコプラズマ肺炎患者の胸部X線写真とCT画像を提示する（❹）．4日前からの39℃台の発熱と乾性咳嗽を主訴に来院したが，呼吸副雑音は聴取されず，血液検査では白血球数は基準値内，CRPは2.49 mg/dL，PCTは0.05未満，そしてマイコプラズマ抗体価は陰性（40倍未満）であった．胸部X線写真を撮影したところ，右上肺野縦隔側と左下肺野に淡い浸潤影が認められ，肺炎と診断された．このような症例は，多忙な外来診療の場では胸部X線写真なしで「風邪」と誤診される可能性があり，また胸部X線写真を撮影しても軽微な浸潤影しかなく見逃される可能性もあると思われ，注意が必要である．同日撮影された胸部CTでは右上葉と左下葉に斑状影を認め，気管支壁の肥厚と小葉中心性陰影も認められた．マイコプラズマ肺炎が強く疑われたため，喀痰，鼻咽腔ぬぐい液のPCR検査を行ったところマイコプラズマDNAが検出され，最終的にマイコプラズマ肺炎と診断できた．なお，後日採取したペア血清ではマイコプラズマ抗体価は320倍に上昇していた．

（金城武士，藤田次郎）

引用文献

1）Melbye H, et al. Laboratory tests for pneumonia in general practice：The diagnostic values depend on the duration of illness. Scand J Prim Health Care 1992；10：234-40.
2）Melbye H, et al. The course of C-reactive protein response in untreated upper respiratory tract infection. Br J Gen Pract 2004；54：653-8.
3）Cals J, et al. Effect of point of care testing for C reactive protein and training in communication skills on antibiotic use in lower respiratory tract infections：Cluster randomized trial. BMJ 2009；338：b1374.
4）Cals J, et al. Improving management of patients with acute cough by C-reactive protein point of care testing and communication training（IMPAC^{3}T）：Study protocol of a cluster randomized controlled trial. BMC Fam Pract 2007；8：15.
5）Simon L, et al. Serum procalcitonin and C-reactive protein levels as markers of bacterial infection：A systematic review and meta-analysis. Clin Infect Dis 2004；39（2）：206-17.
6）Burkhardt O, et al. Procalcitonin guidance and reduction of antibiotic use in acute respiratory tract infection. Eur Respir J 2010；36：601-7.
7）Schuetz P, et al. Procalcitonin algorithms for antibiotic therapy decisions：A systematic review of randomized controlled trials and recommendations for clinical algorithms. Arch Intern Med 2011；171：1322-31.
8）Kishimoto T, et al. Assay of Chlamydia pneumonia-specific IgM antibodies by ELISA method — reduction of non-specific reaction and resetting of serological criteria by measuring IgM antibodies. Jpn J Infect Dis 2009；62：260-4.
9）Miyashita N, et al. Comparison of serological tests for detection of immunoglobulin M antibodies to Chlamydophila pneumonia. Respirology 2008；13：427-31.
10）日本呼吸器学会　咳嗽に関するガイドライン第2版作成委員会編．咳嗽に関するガイドライン．第2版．東京：社団法人日本呼吸器学会；2012．p.33-6.

第8章 風邪症候群の治療

風邪症候群の治療

概説

- 風邪症候群はウイルス感染によって発症する疾患であり，基本的に自然寛解する．
- 原因ウイルスに対する抗ウイルス薬はない．抗菌薬の効果も期待できない．治療は症状を軽減させる対症療法である．安静や水分・栄養の十分な摂取が重要である．

風邪症候群に有効な抗ウイルス薬はない．また抗菌薬の有用性も証明されていない

- 原因ウイルスは多岐にわたり風邪症候群の病型も多様なので，対症療法として用いられる薬剤はさまざまである．
- 治療上で注意すべき点は，風邪症候群に関連して増悪する疾患や二次的に発症する疾患（細菌感染など），また風邪症候群と鑑別すべき疾患に対する知識と迅速な対応である．これらについては他項を参照されたい．

治療に際しては，まず細菌感染などの合併症や類似する疾患の鑑別を行う

▶「第７章　風邪症候群の鑑別診断」の各項を参照．

- 風邪症候群の治療薬として葛根湯をはじめ種々の漢方薬が用いられているが，漢方薬に関しても他項を参照されたい．

▶本章の「漢方薬の処方の実際」の項（p.223）を参照．

- 本項では，合併症や二次的な細菌感染のない風邪症候群の一般的治療について述べる．乳幼児や高齢者などでは特別な配慮が必要であるが，詳しくは他項を参照されたい．

▶第 10 章の「乳幼児」の項（p.246）および「高齢者」（p.266）の項を参照．

一般的な対症療法

治療の原則は，安静・睡眠や十分な栄養摂取である

- 風邪症候群は免疫能が正常であれば自然寛解する疾患であり，“体調”管理が重要である．すなわち，体力を消耗しないように安静にし，バランスに留意した栄養と水分摂取，また十分な睡眠をとるように指導する．
- 適度な加温・加湿（20℃前後で 60～70％が望ましいとされる）も重要である．加湿により鼻閉や咽頭乾燥の軽減が期待できる．
- 発熱時には水分摂取を心がける．体温上昇は感染したウイルスの増殖を抑制する効果も期待されるので，必ずしもクーリングは必要はない．水枕や冷却剤の前額部貼付などは患者が気持ちの良い範囲で行えばよい．また，発熱時にとくに保温する必要もない．

薬物による対症療法

薬物療法は対症的であり必要に応じて処方する

- 風邪症候群はさまざまなウイルス感染によって生じるが，有効な抗ウイルス

❶解熱鎮痛薬

ピラゾロン系（ピリン系）			スルピリン（メチロン®など），など
アニリン系（非ピリン系）			アセトアミノフェン（カロナール®，アンヒバ®など），など
NSAIDs	酸性	サリチル酸系	アスピリン（アスピリン®など），アスピリン・ダイアルミネート配合（バファリン®），など
		アントラニル酸系	メフェナム酸（ポンタール®），など
		アリール酢酸系	ジクロフェナク（ボルタレン®など），インドメタシン（インダシン®など），など
		プロピオン酸系	イブプロフェン（ブルフェン®など），ロキソプロフェンナトリウム（ロキソニン®など），など
		オキシカム系	ピロキシカム（フェルデン®など），など
	中性		セレコキシブ（セレコックス®）
	塩基性		チアラミド塩酸塩（ソランタール®など），など

（注）括弧内は代表的な製品名.

薬はなく，薬物療法は対症療法である.

発熱への対応

- ウイルスが感染すると，マクロファージや単球が応答して IL-1，TNF-α，IFN-α などのサイトカインが産生され，これらは内因性発熱物質として働く.
- プロスタグランジンは体温中枢に作用して体温設定を上昇させ，悪寒や震えにより熱産生を促し体温を上昇させる．体温上昇はウイルスの増殖を抑制し生体の免疫能を亢進させるので，感染初期の防御因子として有用である.
- 発熱は全身倦怠感や全身の消耗を生じるので，患者の苦痛や社会的要件に応じて解熱薬を適時用いる（❶）.
- 解熱薬として安全性が高く最も推奨されるのはアセトアミノフェンである．主に中枢性に作用するとされるが，その詳しい機序は明らかでない．大量投与や長期連用で肝障害が報告されているが，解熱薬として適量を適時用いるならばほぼ安全である．小児への投与も問題なく，妊婦投与への禁忌もない．また，プロスタグランジン合成酵素であるシクロオキシゲナーゼ（COX）への抑制作用は弱く，非ステロイド性抗炎症薬（non-steroidal anti-inflammatory drugs：NSAIDs）としての副作用はない.
- NSAIDs は抗炎症薬であるが解熱作用も有している．解熱の作用機序は主に視床下部におけるプロスタグランジンの合成抑制によると考えられている．NSAIDs は副作用として胃腸障害がしばしば問題となる.
- イブプロフェンは胃腸障害が比較的少なく，解熱を期待して用いる NSAIDs として推奨されている．小児へも投与可能である（小児例への薬物療法の注意は後述）.

安全性が高く最も推奨される解熱薬はアセトアミノフェン

咽頭痛への対応

鎮痛薬を漫然と処方することは避けるべきである

- 咽頭痛は風邪症候群の代表的な症状であるが，口蓋扁桃炎など他の疾患でも生じる．なかには急性喉頭蓋炎や扁桃周囲膿瘍など緊急対応が必要な疾患もあり，それらを的確に鑑別し，鎮痛薬を漫然と処方することは避けなければならない．
- 咽頭痛に対して多く用いられる鎮痛薬は抗炎症作用を有するNSAIDsである．さまざまな炎症性疾患に用いられているが，抗炎症効果・鎮痛効果や副作用発現頻度はさまざまである．
- NSAIDsはCOXの阻害薬であるが，COX-1は多くの細胞に恒常的に発現しており，胃では胃粘膜の防御作用に関与している．それゆえ，副作用として胃腸障害が問題となる．一方，COX-2は炎症によって誘導される．
- ジクロフェナクやインドメタシンは鎮痛効果に優れるが体温低下や血圧低下などの副作用もあり，NSAIDsの使用は必要に応じての頓用が原則である．

アスピリン不耐症患者にはNSAIDs投与は危険

- アスピリンのみならずNSAIDsはアスピリン不耐症（アスピリン喘息）患者で喘息発作などを誘発する危険があるので，喘息患者へ投与する際には注意する．NSAIDsのなかではチアラミド（ソランタール®）はアスピリン喘息発作に対して比較的安全とされているが，注意は必要である．

鼻症状への対応

- 鼻症状は風邪症候群の主要症状の一つでる．とくにアレルギー性鼻炎患者ではくしゃみや水様性鼻汁が先行することがある．
- それぞれの鼻症状に応じて対症療法として用いられる薬剤はさまざまである．

くしゃみ・鼻漏に対して

第二世代抗ヒスタミン薬の効果は明らかでない

- アレルギー性鼻炎の増悪ではない，くしゃみ・鼻漏に対しての第二世代抗ヒスタミン薬の効果は明らかでない．
- 欧米のメタ分析では第一世代抗ヒスタミン薬が風邪症候群のくしゃみ・鼻汁を軽減することは認められているが，口渇や眠気の副作用を考慮すると必ずしも推奨されていない．
- 一方，欧米ではクロモグリク酸ナトリウム（インタール®）やイプラトロピウム臭化物水和物（アトロベント®）の有効性が報告され，推奨されている．

鼻閉に対して

点鼻血管収縮薬は連用しない

- 鼻閉に対しては点鼻血管収縮薬が有効である．
- 点鼻血管収縮薬（プリビナ®，ナシビン®，コールタイジン®など）の局所投与は比較的即効性であるが，連用によりリバウンドをきたすことがあり，鼻閉が高度な場合に限り，1日2〜3回の投与にとどめる．

- 内服用の血管収縮薬であるプソイドエフェドリン塩酸塩などはOTC（over the counter）医薬品（一般用医薬品）にも含まれている．
- 点鼻血管収縮薬は2歳未満の小児では呼吸抑制，循環抑制などが生じやすく禁忌である．2歳以上の小児の場合でも希釈して用いるなど注意が必要である．

咳嗽への対応

- 咳嗽も風邪症候群でよくみられる症状であるが，気管支炎などを併発した場合を除けば，後鼻漏や鼻閉のための口呼吸による咽頭の乾燥などがその原因である．
- 後鼻漏や痰を喀出するための咳嗽は，睡眠障害など日常生活に支障をきたさない限り，とくに治療の対象とならない．
- 咽頭・喉頭の粘稠度の高い分泌物は咳嗽を誘発するので，気道分泌物の粘度を減少させ喀出を容易にさせるブルムヘキシン塩酸塩（ビソルボン®），アンブロキソール塩酸塩（ムコソルバン®），カルボシステイン（ムコダイン®）などを必要に応じて用いる．
- 欧米のメタ分析でもデキストロメトルファン（メジコン®）やコデインなどの咳中枢を抑制する薬剤の有用性が示されている．
- 鎮咳薬は生理的な咳嗽反射まで低下させる可能性があり，その使用はあくまでも必要に応じて短期間とする．咳嗽が継続する場合には，その原因となる病態の探索が必要である．

鎮咳薬の使用は必要に応じ短期間にする

その他の薬物治療

- 亜鉛摂取が風邪症候群の持続期間を短縮するという事実がアメリカから多数報告され，二重盲検試験でも確かめられている．摂取量や摂取方法は報告によりさまざまであるが，1日75mg以上の摂取が有効であるという報告もある．

亜鉛摂取

- ビタミンCの大量摂取が風邪症候群の予防に有効であるという報告があるが，発症後の効果は証明されていない．

ビタミンC大量摂取

- 欧米のメタ分析では，風邪症候群に対しては抗菌薬（ペニシリン系とマクロライド系）を1週間投与しても効果は認められなかった．日本においても風邪症候群に対しての抗菌薬の有用性は証明されていない．

いわゆる感冒薬

- PL®は4種類の薬剤を配合している．サリチルアミド（NSAIDs），アセトアミノフェン（解熱鎮痛薬），プロメタジンメチレンジサリチル酸塩（第一世代抗ヒスタミン薬），無水カフェイン（眠気や倦怠感を改善）が含まれている．解熱・鎮痛作用とくしゃみ・鼻漏に対する効果が期待されるが，鎮咳薬は含まれていない．

- ペレックス®も4種類の薬剤を配合している．含有している薬剤および含有量もPL®とほぼ同様であるが，第一世代抗ヒスタミン薬はクロルフェニラミンマレイン酸塩が含まれている．
- OTC医薬品として多くの総合感冒薬が市販されている．総合感冒薬には複数の薬剤が含まれているが，安全性の観点から個々の成分は医師が処方する通常投与量より少ない．

総合感冒薬に含まれる有効成分

- OTC医薬品の総合感冒薬に含まれている有効成分は商品によって異なるが，解熱鎮痛薬（アセトアミノフェン，イブプロフェン，イソプロピルアンチピリン，など），第一世代抗ヒスタミン薬（クロルフェニラミンマレイン酸塩，ケトチフェンフマル酸塩，プソイドエフェドリン塩酸塩，ジフェンヒドラミン塩酸塩，など），鎮咳薬（ジヒドロコデインリン酸塩，コデインリン酸塩，*dl*-メチルエフェドリン塩酸塩，など），去痰薬（リゾチーム塩酸塩，カルボシステイン，ブロムヘキシン塩酸塩，など）などが含有されている．

小児例への薬物療法の注意

乳幼児に対する処方に際しては，成人とは異なる注意が必要である

- 3か月未満の乳児には，原則として解熱鎮痛薬は用いない．
- 小児に用いられる解熱鎮痛薬はアセトアミノフェンが第一選択薬である．
- イブプロフェンは，薬剤アレルギーや副作用のためにアセトアミノフェンが使用できない場合などに用いられる．しかし，4歳未満の小児への安全性は確立されていない．
- NSAIDsは小児のインフルエンザ脳症やライ（Reye）症候群を生じる可能性が報告されている．また，乳幼児では低体温を生じることもある．
- 脳内移行の良い抗ヒスタミン薬は乳幼児に痙攣を誘発する可能性が報告されている．
- 卵アレルギーを有する症例に対してはリゾチーム塩酸塩を含む薬剤は禁忌である．

妊婦への対応

- 妊娠15週末までは薬剤などによる催奇形性の可能性がある．また，妊娠16週以降でも胎児の発達に影響のある薬剤の投与はできるだけ避けるべきである．
- 風邪症候群は自然寛解するので，薬剤以外の対症療法を優先する．
- 妊婦（胎児）への危険度についてはアメリカのFDA基準が参考となる（❷）．

基本的には妊娠15週末まではできる限り薬剤は使用しない

- 基本的には妊娠15週末まではできるだけ薬剤使用は避け，妊娠16週以降でもFDA基準のAまたはBの薬剤を必要最低限の用量・期間で用いるべきであろう．

❷風邪症候群に処方される代表的な薬剤と妊娠への影響

分類	成分	代表的商品名	FDA 胎児危険度分類	効果
非ステロイド性抗炎症薬			妊娠第 1 期：B 妊娠 2，3 期：D	頭痛，だるさ，筋肉痛を改善
非ピリン系解熱鎮痛薬	アセトアミノフェン	ピリナジン カロナール	B	解熱，頭痛，咽頭痛を軽快
抗ヒスタミン薬	*d*-クロルフェニラミンマレイン酸塩	ポララミン	B	くしゃみ，鼻水は減少
抗コリン薬吸入剤	イプラトロピウム臭化物	アトロベント	B	鼻水，くしゃみを軽度軽快
抗アレルギー薬	クロモグリク酸ナトリウム	インタール	B	風邪症状の期間の短縮
点鼻血管収縮薬	オキシメタゾリン塩酸塩	ナシビン	C	鼻づまりを軽度改善
経口血管収縮薬	フェニレフリン塩酸塩	フェニレフリン	C	鼻づまりを軽度改善
咳止め	コデイン		C	咳止め
ビタミンC			A	ビタミン補給
去痰薬	ブロムヘキシン塩酸塩	ビソルボン		去痰

FDA 胎児危険度分類基準

A：controlled studies show no risk（ヒト対照試験で，危険性が見いだされない），
B：no evidence of risk in humans（人での危険性の証拠はない），
C：risk cannot be ruled out（危険性を否定することができない），
D：positive evidence of risk（危険性を示す確かな証拠がある），
X：contraindicated in pregnancy（妊娠中は禁忌）．

（芥川　修，井坂恵一．JOHNS 2008[7] より）

処方例（成人症例）

①一般的な風邪症候群に対して

・PL®顆粒 3.0 g（3 包）　分 3（毎食後）3 日間

②発熱・咽頭痛が強い症例に対して

・アセトアミノフェンまたは副作用に注意して NSAIDs のどちらかを用いる．

・カロナール®（300 mg）1 錠　頓用で 1 日 3 回までが目安

・ブルフェン®（100 または 200 mg）1 錠　頓用で 1 日 3 回までが目安

③くしゃみ・鼻漏が強い症例

・第一世代抗ヒスタミン薬を用いる．

・眠気を生じることが多いのでまずは就寝前の服用とし，効果が不十分ならば朝の服用を追加する．その際には緑内障や前立腺肥大などがないことを確認し，自動車運転などをしないように指導する．

・ポララミン®（2 mg）1 錠　頓用で 1 日 3 回までが目安

・タベジール®（1 mg）1 錠　頓用で 1 日 2 回までが目安　（感冒など上気道炎に保険適用があるのはシロップ剤のみ）

④咳嗽が強い症例に対して

・メジコン®（15 mg）3 または 6 錠　分 3（毎食後），および　ムコダイン®

(500 mg) 3錠　分3（毎食後）3日間

⑤患者の症状に合わせて①〜④を組み合わせる．

（石戸谷淳一）

参考文献

1. Sexton DJ, et al. The common cold in adults. Treatment and prevention. UpToDate. Wolters Kluwer 2012 : www.update.com
2. Pappas DE, et al. The common cold in children. Treatment and prevention. UpToDate. Wolters Kluwer 2012 : www.update.com
3. 浦部昌夫ほか．今日の治療薬．東京：南江堂；2012.
4. 市川　光．かぜの治療．発熱への対応．JOHNS 2008 ; 24 : 1688-90.
5. 深見雅也．かぜの治療．鼻漏・鼻閉への対応．JOHNS 2008 ; 24 : 1691-4.
6. 余田敬子．かぜの治療．咽頭痛への対応．JOHNS 2008 ; 24 : 1695-700.
7. 芥川　修，井坂恵一．かぜの治療．妊婦のかぜ治療．JOHNS 2008 ; 24 : 1721-4.

インフルエンザの治療

はじめに

- インフルエンザの治療および予防には，抗インフルエンザ薬が有効であり，現在日本では５剤が使用されている．
- 抗インフルエンザ薬は作用機序によって，ノイラミニダーゼ阻害薬（NA 阻害薬）と M2 阻害薬に大別される．
- NA 阻害薬としてオセルタミビル（タミフル®），ザナミビル（リレンザ®），ラニナミビル（イナビル®），ペラミビル（ラピアクタ®），M2 阻害薬としてアマンタジン（シンメトレル®）がそれぞれ保険適用となっている（❶）★1．
- 近年，新型インフルエンザを含めた A 型インフルエンザは，M2 阻害薬耐性★2 であるため，臨床現場ではほとんど使用されていない[1]．
- 4 種類の NA 阻害薬はそれぞれ投与経路や投与回数が異なるので，年齢などの患者背景を考慮して臨床医が選択できる．

★1
新たな抗インフルエンザ薬として RNA ポリメラーゼ阻害薬であるファビピラビル（治験番号 T-705）が，近い将来承認される見込みである．

★2
A(H3N2)および A(H1N1)pdm09 に耐性型とされる．

抗インフルエンザ薬の作用機序

- インフルエンザウイルスの感染・増殖・複製は❷に示すように，主に 3 つの過程に分けられる[2]．
  ①宿主細胞への吸着，侵入，脱核
  ②ウイルス RNA および蛋白質の合成
  ③宿主細胞からの出芽，放出
- 現在，日本で承認されている抗インフルエンザ薬は上記に示す①〜③のいずれかの過程に作用する（❷，❸）．

M2 阻害薬の作用機序

- インフルエンザウイルスはエンドサイトーシスによって宿主細胞に取り込まれた後，M2 蛋白が構成するチャネルを通じて水素イオンがウイルス内部に入ることで，脱核が促進される[3]．
- M2 阻害薬の分子が M2 蛋白内に入り込むことで，水素イオンがウイルス内に通過するのを阻害する[3]．
- M2 阻害薬は A 型インフルエンザの M2 蛋白のみを阻害でき，B 型インフルエンザの BM2 蛋白を阻害することはできない．したがって，M2 阻害薬はもともと B 型に無効であるうえに，現在ヒトで流行する A 型（H3N2）もほ

❶日本で使用可能な抗インフルエンザ薬

抗インフルエンザ薬		剤型	構造式
NA 阻害薬	オセルタミビル（タミフル®）	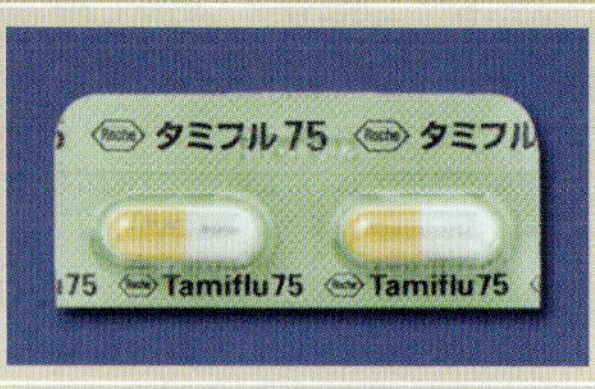	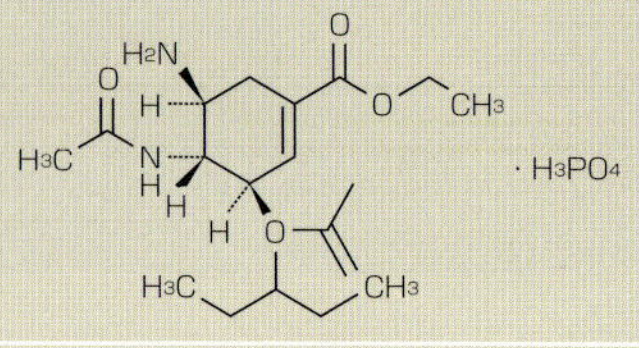
	ザナミビル（リレンザ®）	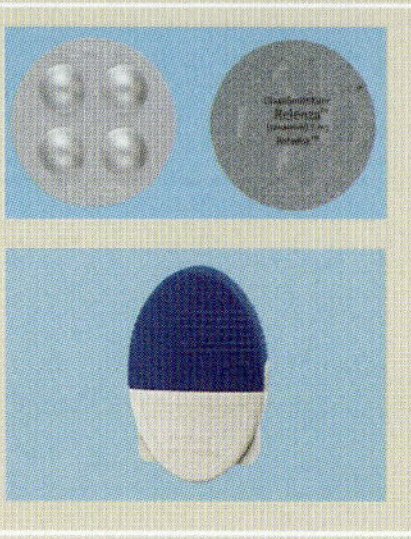	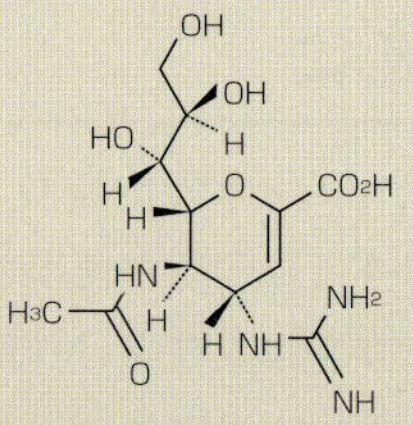
	ラニナミビル（イナビル®）	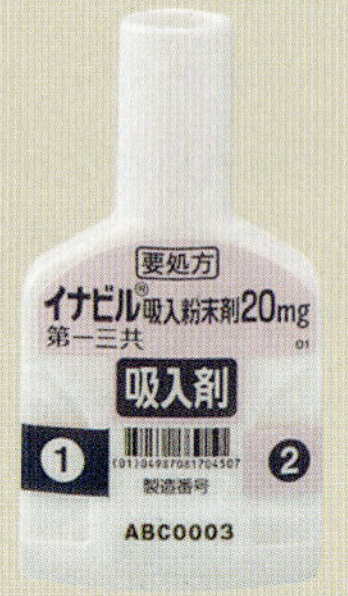	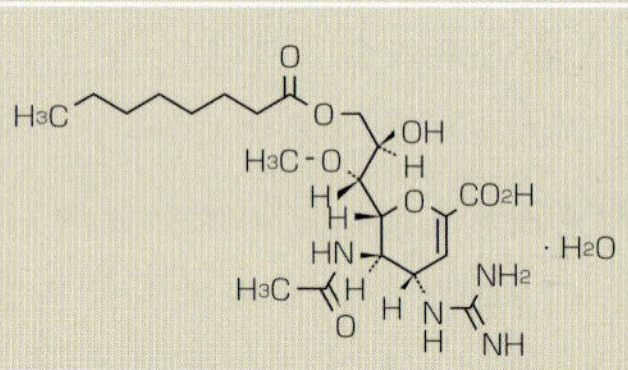 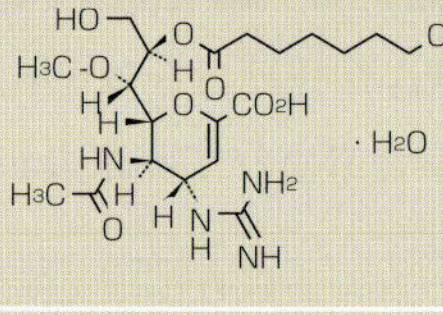
	ペラミビル（ラピアクタ®）	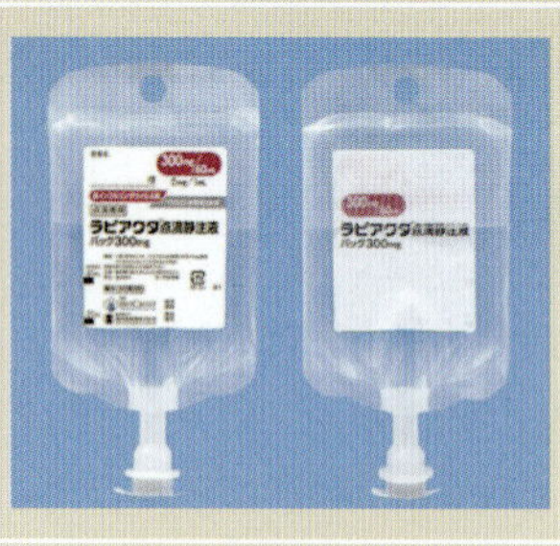	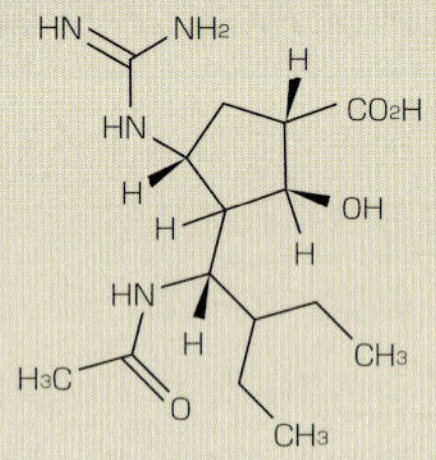
M2 阻害薬	アマンタジン（シンメトレル®）	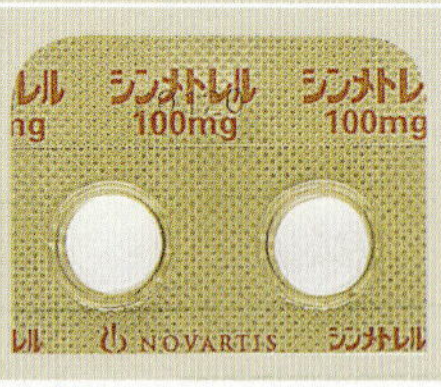	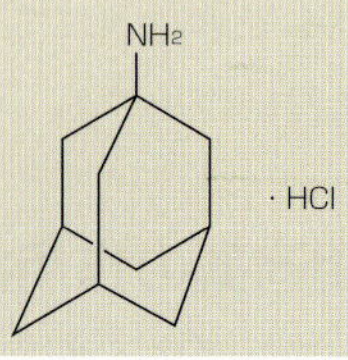

保険適用となっている NA 阻害薬 4 剤と M2 阻害薬 1 剤のそれぞれの剤型および構造式を示す．

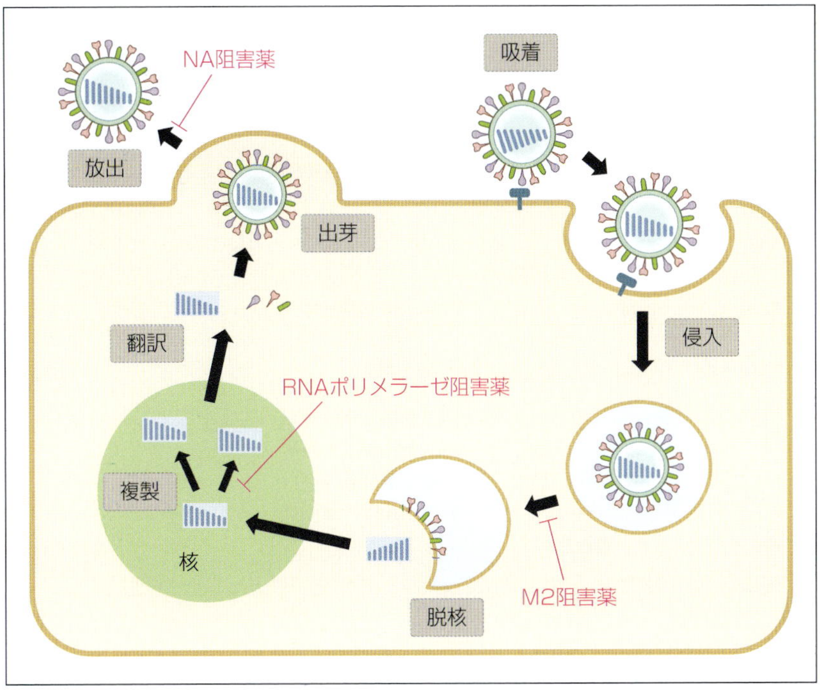

❷インフルエンザウイルスの生活環と各抗インフルエンザ薬の作用点

宿主細胞内に侵入したインフルエンザウイルスは，ウイルス遺伝子を複製し，遺伝子複合体とウイルス蛋白が，子ウイルスとして出芽し遊離する．各薬剤がこうした過程の中に作用点をもつ．

ぼすべてが耐性をもっており★3，インフルエンザ治療には推奨されない[1]．

❸抗インフルエンザ薬の作用機序別一覧

（1）	宿主細胞への吸着，侵入，脱核を阻害 アマンタジン（シンメトレル®）
（2）	ウイルスRNAおよび蛋白質の合成を阻害 ファビピラビル（T-705®）（申請中）
（3）	宿主細胞からの出芽，放出を阻害 オセルタミビル（タミフル®） ザナミビル（リレンザ®） ラニナミビル（イナビル®） ペラミビル（ラピアクタ®）

RNA複製阻害薬の作用機序

- 既存の抗インフルエンザ薬とは異なる，新しいRNAポリメラーゼ阻害薬であるファビピラビル（T-705，富山化学より承認申請中）が開発された．
- 宿主細胞内の酵素により三リン酸体となり，インフルエンザウイルスのRNAポリメラーゼ活性を阻害する．
- 高病原性鳥インフルエンザを含め最も抗ウイルス作用が強く，感染後96時間前後までに投与開始可能である[4]．
- 投与方法は経口投与で，通常5日間の投与期間である．

★3
現在でもM2阻害薬耐性株が世界規模で蔓延した原因は，はっきりとは特定されていない．

NA阻害薬の作用機序

- 宿主細胞から子ウイルスが出芽する際，ウイルスの赤血球凝集素（hemagglutinin：HA）蛋白と宿主細胞のシアル酸が結合すると子ウイルスが遊離できなくなるため，NAがこのシアル酸を切断する．NA阻害薬はシアル酸の代わりにNA活性部位に入り込むことで阻害作用を発揮する[5]．
- 子ウイルスが遊離できないため，ウイルスの増殖を抑えることはできるが不活化作用はない．そのため，ウイルス量が少ない早期の段階での投与が原則であり，適応は発症後48時間以内となっている．
- A型・B型ともに似た構造をもつシアル酸がNAに入り込むので，NA阻害

NA阻害薬の投与開始リミットは感染後48時間である

❹抗インフルエンザ薬の使用法

一般名	製品名	投与法	用法・用量	予防投与
オセルタミビル	タミフル®	経口	成人：1回1カプセル（75 mg） 1日2回　5日間 小児：1回2 mg/kg（1回最高量75 mg） 1日2回　5日間	1カプセルまたは2 mg/kg 1日1回
ザナミビル	リレンザ®	吸入	1回10 mg（5 mgブリスターを2個） 1日2回　5日間	10 mg，1日1回
ラニナミビル	イナビル®	吸入	10歳以上：40 mg（20 mgを2容器） 単回吸入 10歳以下：20 mg　単回吸入	なし
ペラミビル	ラピアクタ®	点滴静注	成人：300 mg　15分以上かけて単回点滴静注（重症化のおそれのある患者には1日最大600 mgや連日投与可） 小児：10 mg/kg　15分以上かけて単回点滴静注	なし
ファビピラビル	T-705®	経口	（申請中）	

薬はA型・B型双方に有効である．

抗インフルエンザ薬の特徴と使い方（❹）

- アマンタジン（シンメトレル®）は耐性インフルエンザウイルスが高率に出現しており，WHOでも投与を推奨していない[1]．したがって，NA阻害薬と新規のRNAポリメラーゼ阻害薬について概説する．

各NA阻害薬の特徴と使い方

オセルタミビル（タミフル®）

- 成人：1回1カプセル（75 mg）を1日2回，5日間．小児：ドライシロップ1回2 mg/kgを1日2回，5日間内服．
- 異常行動誘発が否定しきれないため，厚生労働省は10歳代への投与を推奨していない．
- 10歳代を除く広い年代で有用であり，とくに1〜4歳の治療の中心である．

ザナミビル（リレンザ®）★4

★4
NA阻害薬としては最も早くに開発された．

- 成人，小児ともに1回10 mg（5 mgブリスターを2個）を1日2回，5日間吸入．
- 小児は吸入可能な5歳以上が適応となっている．
- プロドラッグではなく活性物質であるため，速効性に優れる．
- 外来で10歳代への投与によく用いられている．

ラニナミビル（イナビル®）

- 成人および10歳以上の小児：40mg（20mgを2容器）を1回．10歳未満の小児：20mgを1回のみ．適切に吸入できるのはおおむね5歳以上であり，吸入確認用かどうか専用の笛で確かめられる（❺）．
- 1回の投与で，血中濃度が5日間以上維持される長時間作用型の純国産薬剤である★5．
- 1回の吸入で完結するため，コンプライアンスに優れる．幼少時は適切に吸入できなかった場合，本来の薬効が得られない可能性がある．

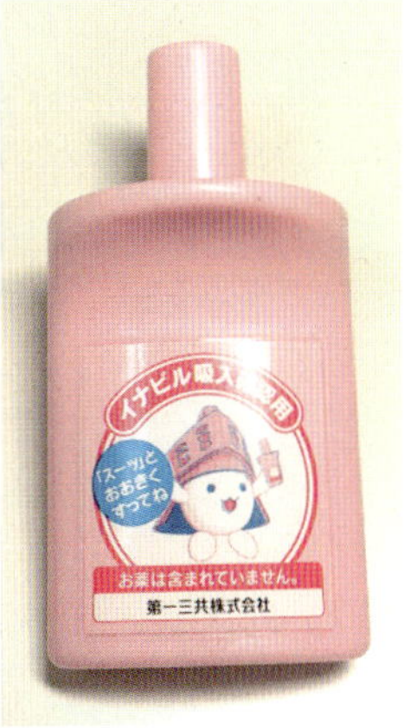

❺ラニナミビル（イナビル®）吸入確認用の笛

★5
日本のみで臨床使用されている．

ペラミビル（ラピアクタ®）

- 成人：300mgを15分以上かけて単回点滴静注（重症化のおそれがある患者には1日最大600mgや連日の投与可）．小児：10mg/kgを15分以上かけて単回点滴静注．
- 内服や吸入ができない入院重症例や挿管した患者には第一選択である．

RNA複製阻害薬

- 富山化学より現在申請中である．
- ペニシリン系抗菌薬であるピペラシリン（ペントシリン®）の側鎖を修飾し合成された薬剤である．
- オセルタミビル（タミフル®）同様，経口薬で5日間投与である．
- インフルエンザウイルス以外のRNAウイルス★6にも効果を示す．

★6
ブンヤウイルス（Bunyavirus），ウエストナイルウイルス（West Nile virus），アレナウイルス（Arenavirus）など．

抗インフルエンザ薬の使い分け

- 現在，日本感染症学会ではホームページ★7上で，抗インフルエンザ薬の使用適応についての指針を公開しており，参照されたい．
- 重症度に応じて，日本感染症学会では抗インフルエンザ薬の使用指針を示している（❻）．
- 重症例ではオセルタミビル（タミフル®）またはペラミビル（ラピアクタ®）が推奨されるが，投与確実な頸静脈投与が可能なペラミビル（ラピアクタ®）を積極的に選択すべきである．
- 重症例にはペラミビル（ラピアクタ®）を，1日1回600mg投与し，症状によって反復投与を考慮する．
- 重症例や肺炎合併例では吸入剤の効果が限定的となるため，ザナミビル（リレンザ®）やラニナミビル（イナビル®）は推奨されない．
- 新型インフルエンザに対して，ペラミビル（ラピアクタ®），ラニナミビル（イナビル®），ファビピラビル（T-705）はいずれも既存薬と同等またはそれ以上の抗ウイルス活性をもつ．
- 今のところペラミビル（ラピアクタ®），ザナミビル（リレンザ®），ファビピラビル（T-705）の耐性率は低い．

★7
www.kansensho.or.jp

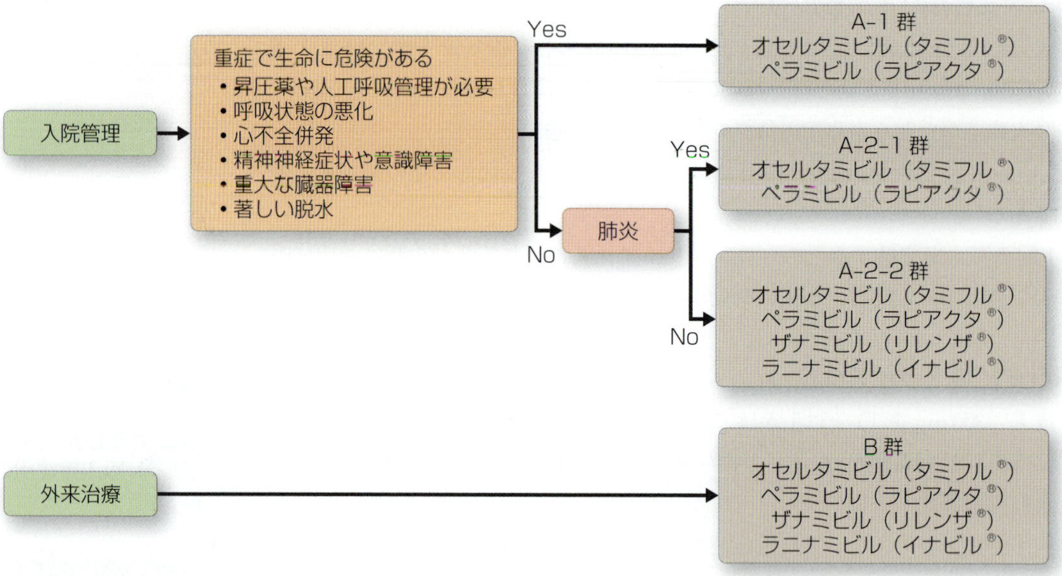

❻重症度別にみた抗インフルエンザ薬使用アルゴリズム

複数の抗インフルエンザ薬が使用できる一方，治療方針も複雑化するため，日本感染症学会では重症度に応じた抗インフルエンザ薬の使用指針を公表している．

（日本感染症学会提言 2010-01-25．新規薬剤を含めた抗インフルエンザ薬の使用適応について．より作成）

おわりに

- 抗インフルエンザ薬は医師にとっても患者にとっても選択肢の幅が広がっている．各薬剤の特徴を見極めて，的確な選択を心がけたい．
- 抗インフルエンザ薬の開発では日本が世界をリードしており，今後も新たな抗インフルエンザ薬が登場するものと思われる．同時に耐性化の問題もあり，臨床医として常に最新の情報に基づき診断・治療に臨むべきである．

（高野賢一，氷見徹夫）

Salon de Festina lente

2009 年新型インフルエンザの死亡率を最小にした NA 阻害薬

2009 年に猛威をふるった新型インフルエンザ〔インフルエンザ A（H1N1）pdm09〕は，各国に甚大な被害を及ぼしたが，主要各国においてわが国の被害が最小であった．厚生労働省によると，日本の死者数はおよそ 200 人で人口 10 万対死亡率は 0.16 であったが，アメリカでは推計 12,000 人が死亡し同死亡率は 3.96 と，実に日本の 25 倍であった．その他の国の同死亡率をみてみると，ドイツ 0.31，フランス 0.51，韓国 0.53，シンガポール 0.57，イギリス 0.76，カナダ 1.32 などである．いかに日本の被害が小さかったかがわかる．日本での被害を小さくした要因は，抗インフルエンザ薬（NA 阻害薬）が多くの国民に効果的に投与されたということに尽きる．抗インフルエンザ薬の開発では，日本は世界をリードしており，今後も日本発の新薬開発や新たなデータの集積などが期待される．

引用文献

1）World Health Organization. Antigenic and genetic characteristics of zoonotic influenza viruses and development of candidate vaccine viruses for pandemic preparedness. Wkly Epidemiol Rec 2011；86：469-80.
2）Neumann G, et al. Emergence and pandemic potential of swine-origin H1N1 influenza virus. Nature 2009；459：931-9.
3）Cady SD, et al. Structure of the amantadine binding site of influenza M2 proton channels in lipid bilayers. Nature 2010；463：689-92.
4）Sidwell RW, et al. Efficacy of orally administered T-705 on lethal avian influenza A（H5N1）virus infections in mice. Antimicrob Agents Chemother 2007；51：845-51.
5）Beigel J, Bray M. Current and future antiviral therapy of severe seasonal and avian influenza. Antiviral Res 2008；78：91-102.

風邪をこじらせると どんな症状が出るか

- 「風邪をこじらせる」という言葉は，風邪が長引くあるいは重症化して肺炎などの下気道症状などが出現するものとして古くから使われている．
- 風邪をこじらせた場合に起こりうる症状は基礎疾患や患者背景により多彩となり，風邪を引き起こしたウイルスなどによる本来の合併症と必ずしも鑑別が容易でないものが多く存在する．
- 本項では，主に上気道疾患を中心に風邪をこじらせた場合に起こる症状について解説するとともに，部位別に風邪をこじらせた際に生じる疾患をあげる(❶).

耳

急性中耳炎

- 風邪による急性鼻炎や急性副鼻腔炎により耳管経由で生じる．
- 多くは風邪による発熱などの急性症状が改善傾向にあるころに生じる．

❶風邪をこじらせた場合の症状と原因疾患

症状	原因疾患
1. 耳痛	急性中耳炎の発症および急性咽頭炎，急性扁桃炎，扁桃周囲膿瘍などの放散痛
2. 聴力低下・耳閉感	急性中耳炎，滲出性中耳炎，慢性中耳炎の急性増悪，耳管機能低下
3. 頭痛	急性副鼻腔炎，鼻性頭蓋内合併症，耳性頭蓋内合併症
4. めまい	内耳炎，乳様突起炎
5. 鼻閉	鼻炎，急性副鼻腔炎，慢性副鼻腔炎の急性増悪
6. 嗅覚障害	鼻炎，急性副鼻腔炎，慢性副鼻腔炎の急性増悪，ウイルス性嗅覚障害
7. 眼痛	鼻性眼窩内合併症
8. 視力障害	鼻性眼窩内合併症
9. 複視	鼻性眼窩内合併症
10. 嚥下障害	急性喉頭蓋炎，扁桃周囲膿瘍，反回神経麻痺
11. 嗄声	急性喉頭蓋炎，扁桃周囲膿瘍，声門下喉頭炎，反回神経麻痺
12. 含み声	急性喉頭蓋炎，扁桃周囲膿瘍
13. 呼吸困難	急性喉頭蓋炎，扁桃周囲膿瘍，咽後膿瘍，急性声門下喉頭炎，反回神経麻痺，頸部膿瘍
14. 咳	急性喉頭炎，急性声門下喉頭炎，急性気管・気管支炎，急性副鼻腔炎，慢性副鼻腔炎の急性増悪
15. 開口障害	扁桃周囲炎・膿瘍
16. 頸部痛，頸部腫脹	リンパ節炎，頸部膿瘍

- **症状**：耳痛，難聴，耳閉感，発熱

慢性中耳炎の急性増悪

- 感冒罹患後の鼻粘膜の腫脹および後鼻漏による耳管機能低下，耳管経由での感染や炎症の波及などにより，軽減あるいは停止していた耳漏が増悪する.
- **症状**：耳漏の増悪，難聴

滲出性中耳炎

- 鼻症状が遷延化した場合に起こる．滲出性中耳炎を反復している症例では発症が高率になるため，発症の予防には感冒罹患時には鼻症状の積極的な治療が必要である.
- **症状**：耳痛を伴わない難聴，耳閉感

乳様突起炎

- 急性化膿性中耳炎，あるいはまれに慢性中耳炎の急性増悪時に続いて発症する.
- 乳様突起部の発赤・腫脹を認め，骨破壊により皮下膿瘍が形成されることがある.
- **症状**：耳痛，難聴，耳閉感に加えて耳後部・乳様突起部の疼痛ならびに発赤・腫脹，発熱

耳性頭蓋内合併症

- 慢性中耳炎の手術既往例や骨破壊性の高い真珠腫性中耳炎例では，感冒罹患により症状の増悪をきたし頭蓋内への感染ならびに炎症が波及することにより生じる.
- 脳膿瘍，化膿性髄膜炎，S 状静脈洞炎，硬膜外膿瘍などの病態があげられる.
- **症状**：耳痛，難聴，耳閉感などの中耳炎症状の増悪に加えて発熱，頭痛，項部硬直，痙攣，意識障害，麻痺症状などが出現する.

内耳炎

- 風邪をこじらせて生じる内耳障害は，通常，急性中耳炎として発症するため耳痛が初発症状として生じるが，内耳障害が生じるころには必ずしも耳痛があるとは限らない.
- また内耳障害が出現する際には難聴，耳鳴などの聴覚症状が先行し，その後めまいが生じる場合が多い.
- **症状**：耳痛，難聴，耳閉感，耳鳴，めまい

内耳障害が出現するころには耳痛があるとは限らない

鼻

急性副鼻腔炎

- 急性上気道炎に続いて発症することが多く，鼻漏や鼻閉などの症状に加えて上顎洞炎では歯痛および頬部痛，篩骨洞炎では眼痛，前頭洞・蝶形骨洞炎では頭痛といった各副鼻腔特有の症状が認められる．
- **症状**：鼻閉，膿性鼻漏・後鼻漏，咳，頭痛，頬部痛，眼痛，嗅覚障害

慢性副鼻腔炎の急性増悪

- 慢性副鼻腔炎の既往がある症例で風邪により症状の増悪を認める．
- **症状**：鼻閉，膿性鼻漏・後鼻漏，咳，嗅覚障害などの慢性副鼻腔炎症状の増悪に加えて頭痛，頬部痛

鼻アレルギーの増悪

鼻症状の遷延化では鼻アレルギーの増悪も考慮

- 感冒罹患時に鼻アレルギーの症状の増悪を認める場合がある．鼻アレルギーの症状がもともと自覚されている場合には，診断は容易であるが，もともとの自覚症状が乏しい症例では風邪による症状との鑑別が重要になる．鼻症状が遷延化する場合には感冒後の鼻アレルギーの増悪も考慮する必要がある．
- **症状**：くしゃみ，水性鼻漏，鼻閉

嗅覚障害

- 感冒罹患による鼻汁や鼻粘膜腫脹により生じる嗅覚障害と，感冒罹患後の副鼻腔炎の発症あるいは増悪による嗅覚障害，ならびに風邪ウイルスによる嗅上皮・嗅神経の障害により生じる．
- **症状**：嗅覚低下，嗅覚脱失，異嗅症

鼻性眼窩内合併症

- 風邪により発症した急性副鼻腔炎あるいは慢性副鼻腔炎の急性増悪により生じる．
- 抗菌薬などによる保存的治療に抵抗する視力障害や眼球運動障害がある場合や，眼窩内膿瘍形成がある場合には手術適応となる．
- **症状**：発熱，眼窩部痛，頭痛，眼瞼の発赤・腫脹，眼球結膜の発赤，眼球突出，眼球運動障害（複視），視力障害，眼痛

鼻性頭蓋内合併症

- 風邪により発症した急性副鼻腔炎あるいは慢性副鼻腔炎の急性増悪により生じる．
- 髄膜炎，硬膜下膿瘍，脳炎，脳膿瘍などが生じるが，若年男性に多く，原因病巣としては前頭洞が多い．
- 鼻性頭蓋内合併症の発症成因は，自然発症，手術後，外傷後発症に分けられ

る．自然発症は，前頭洞を感染源とする例が多く[1]，その感染経路は，①前頭洞後壁骨の欠損や洞壁の骨髄炎・骨壊死による直接の感染波及，②鼻前頭静脈から上眼窩静脈を経て海綿静脈洞に至る経路，③前頭洞後壁骨内の板間静脈を経て上矢状静脈洞から左右の上下吻合静脈，横静脈洞へと波及する経路がある[2]．

- 自然発症型の鼻性頭蓋内合併症を疑う症状ならびに所見としては，持続する発熱，頑固な頭痛，悪心・嘔吐，眼窩蜂窩織炎の合併，急激に症状が増悪する前頭洞，前節骨洞，上顎洞に陰影を認める副鼻腔炎，10 歳代の男性などがあげられる．
- 副鼻腔炎の手術歴，顔面・頭部外傷の既往がある場合には注意を要する．
- **症状**：急激に症状の増悪を呈する頭痛，発熱，悪心・嘔吐，前頭部の発赤・腫脹に加えて病気の進行により項部硬直，痙攣，意識障害，麻痺症状などが出現する．

咽頭・喉頭

急性扁桃炎

- 感冒罹患により咽頭や口蓋扁桃陰窩の常在菌が増殖し，陰窩経由で扁桃の感染が生じる．とくに習慣性扁桃炎のある患者では風邪に引き続き発症することが多く，罹患頻度が高い場合には予防的に抗菌薬を使用する場合がある．
- **症状**：咽頭痛，嚥下痛，発熱および発熱に伴う全身倦怠感，頸部リンパ節腫脹

扁桃周囲炎・膿瘍

- 急性扁桃炎に続発することが多い．扁桃の実質深部の炎症が被膜および周囲の疎性組織に波及することにより同部に炎症が生じたものが扁桃周囲炎で膿瘍が形成されると扁桃周囲膿瘍となる．扁桃上極を中心とした病変が多く，ほとんどのものが一側性で成人に多い．
- **症状**：患側に強い咽頭痛，嚥下痛，発熱および発熱に伴う全身倦怠感，頸部リンパ節腫脹，摂食障害，開口障害，含み声

急性咽頭側索炎

- 風邪ウイルスの感染や細菌感染，あるいは両者の混合感染により生じる．また急性鼻副鼻腔炎の炎症や感染の波及も原因となりうる．
- 咽頭側索のリンパ組織全体の発赤・腫脹を認め，周囲のリンパ組織にも炎症が波及し，上咽頭に炎症が波及すると放散痛としての耳痛が生じる．
- **症状**：初期症状は咽頭乾燥感や違和感，咽頭痛，嚥下痛，放散性耳痛，発熱

急性喉頭炎

- 感冒罹患時のウイルス感染により生じる．声帯の発赤・腫脹をきたすが，通

常光による観察では所見がわかりにくい場合がある．
- **症状**：喉頭痛，嗄声，失声

急性喉頭蓋炎

- 細菌感染により喉頭蓋舌面のリンパ組織に蜂窩織炎や膿瘍形成が生じ，喉頭蓋舌根面を中心に披裂喉頭蓋ひだや披裂部に進展し，同部の発赤・腫脹により呼吸困難感などの気道症状が出現しやすくなる．多くの場合 24〜48 時間以内に症状が進行し，気道閉塞症状を呈する．
- 成人に多く，小児例はまれである．再発例はまれである．過去に経験したことがない進行性の激しい咽頭痛や嚥下痛があり，咽頭に症状に見合う炎症所見がみられない症例では本症を疑う必要がある．
- **症状**：咽頭痛，嚥下痛，頸部痛に加えて特有のこもった声（含み声）や呼吸困難を呈するが，いずれも進行性で短時間に症状の増悪を認める場合が多い．喘鳴や明らかな呼吸困難感を訴えない症例でも，仰臥位になると呼吸困難感を訴える場合があり，問診上注意を要する．

反回神経麻痺

- 原因が特定できない場合が多いが，ウイルス性の感冒罹患により生じる場合が多く，多くは一側性であるが，両側性の場合もまれにある．
- 嗄声をきたした場合に，声帯炎や声帯浮腫などによる症状と鑑別がつきにくい場合があるが，声門閉鎖不全による症状である気息性嗄声や誤嚥を伴う場合には，反回神経麻痺を疑う必要がある．
- **症状**：嗄声，咳，誤嚥

- 上記に加えて，小児では特有の上気道形態ならびに生理的特徴のために以下の疾患の発症に注意を要する．

小児で注意すべき疾患

咽後膿瘍

- 3 歳未満の乳幼児に多く，鼻咽腔から生じる咽頭後壁の Henle のリンパ節（ヘンレ小リンパ節）の感染，化膿により生じ咽頭収縮筋後方に膿瘍を形成するため，同部が前方に腫脹・突出する．
- **症状**：発熱，咽頭痛，嚥下痛，嚥下障害，頸部リンパ節腫脹などの急性炎症症状に加えて，咽頭後壁に膿瘍形成により生じる喘鳴，呼吸困難などの気道症状

アデノイド・扁桃の炎症

- 肥大のある場合は上気道感染により，内因性肥大に加えて外因性刺激が加わることになり，上気道の狭窄症状の増悪を認める．また外因性刺激として細菌性の急性上気道炎のみならずウイルス感染でも肥大が惹起される．
- **症状**：発熱，咽頭痛，嚥下痛，頸部リンパ節腫脹などの急性炎症症状および

鼻閉，いびき，口呼吸，睡眠中の無呼吸などの呼吸症状

急性声門下喉頭炎（仮性クループ）

- 5歳以下の小児に多く，ウイルス感染による感冒後や細菌の二次感染により生じる．声門下の発赤・腫脹をきたす．
- **症状**：咳，犬吠様咳嗽，喘鳴，嗄声，吸気性喘鳴

頸部

急性化膿性頸部リンパ節炎

- 感冒罹患後に扁桃を中心とした咽頭からの細菌感染で生じる．高齢者や糖尿病例，ステロイド使用例，悪性腫瘍などの免疫能低下例では遷延化や膿瘍形成など重症化する場合がある．
- **症状**：頸部痛，頸部圧痛，頸部腫脹

深頸部膿瘍

- 急性化膿性頸部リンパ節炎からの膿瘍形成や，扁桃周囲膿瘍などの膿瘍の深頸部進展により生じる．
- **症状**：頸部痛，頸部圧痛，頸部腫脹，嚥下痛，嚥下障害，呼吸困難

下気道

急性気管・気管支炎

- 感冒罹患時のウイルス感染の気管・気管支への波及，および細菌の二次感染により生じる．
- 感冒罹患初期の咳症状は乾性咳嗽であるが，気管支炎が生じると湿性咳嗽や膿性痰などの症状に移行する．基礎疾患に喘息がある場合や，重症化して肺炎になると呼吸困難などの重篤な症状が出現する．
- **症状**：発熱，咳，粘性・膿性痰，呼吸困難

肺炎

- 感冒罹患時のウイルス感染による一次性肺炎と細菌感染による二次性肺炎ならびにその両者が混在する肺炎がある．免疫能低下例では肺炎の重症化ならびに遷延化が生じる可能性が高い．
- 解熱傾向にあった症例の再発熱や持続遷延化する発熱が認められる場合には細菌による二次性肺炎を考慮する必要がある．
- **症状**：発熱，咳，粘性・膿性痰，呼吸困難

まとめ

- 以上述べてきた風邪をこじらせた場合に生じる疾患を，主要症状により分類すると❶のようになる．

ポイント

風邪をこじらせた際に生じる疾患・症状のなかで，緊急を要する疾患および重篤な疾患を診断するうえでのポイントを示す．

①咽頭痛を有する例では，開口障害は扁桃周囲・膿瘍を疑う．急激に進行する咽頭痛や嚥下痛を認め，仰臥位での呼吸困難感を認める場合には急性喉頭蓋炎を疑う．

②頑固な頭痛に加えて，発熱，悪心・嘔吐などの症状を認める場合には鼻性あるいは耳性頭蓋内合併症を疑い，脳膿瘍の形成なども考慮して造影 CT を撮影する．

（立川隆治，平川勝洋）

引用文献

1）三浦　巧ほか．最近経験した鼻性頭蓋内合併症 4 症例．耳鼻臨床 1993；86：971-8.

2）Thomas JN, Nel JR. Acute spreading osteomyelitis of the skull complicating frontal sinusitis. J Laryngol Otol 1977；91：55-62.

風邪をこじらせた場合の対処法

風邪症候群とは？

- 風邪とは，common cold，acute coryza，a cold などと英訳され，ほとんどの場合，数日から1週間程度の経過で自然寛解する主にウイルス感染による急性炎症性疾患の総称で，多くは呼吸器系，とくに上気道（鼻腔，咽頭，喉頭，気管）に炎症が起こり，咳嗽，喀痰，くしゃみ，鼻汁，咽頭痛を呈する．しばしば下痢や腹痛などの消化器症状を伴うことも少なくない．また発熱，頭痛，関節痛，全身倦怠感もよくみられる症状であるが，全身症状は軽度である．
- 米国内科学会（ACP★1）急性気道感染症ポジションペーパー[1-9]では，風邪症候群（急性気道感染症）をその症状から，非特異的上気道炎型，急性鼻副鼻腔炎型，急性咽頭炎型，急性気管支炎型の4つに分類している（❶）．

★1
American College of Physicians

原因

- 風邪症候群はその90％がウイルス感染によって発症し，ライノウイルス，コロナウイルスをはじめとして，アデノウイルス，コクサッキーウイルス，エコーウイルスなど，異なる多くのウイルスがその病原となって起こると考えられている．そのうち，ライノウイルスによる感染が最も頻度が高く30～50％を占める．
- ウイルス以外の原因としては，細菌やマイコプラズマ，クラミジアなどによる感染があり，全体の10％程度を占めているとされている．

❶米国内科学会（ACP）ポジションペーパーによる風邪症候群（急性気道感染症）の分類

（1）非特異的上気道炎型	鼻汁，鼻閉などの鼻症状，咽頭痛などの上気道症状，咳，痰などの下気道症状のいずれも認めるが，とくに目立った所見に欠く
（2）急性鼻副鼻腔炎型	鼻症状が目立つ
（3）急性咽頭炎型	咽頭症状が目立つ
（4）急性気管支炎型	下気道症状が目立つ

❷風邪症候群と鑑別を要する疾患

頭痛や中枢神経症状	髄膜炎，脳炎，頭蓋内腫瘍
鼻症状	アレルギー性鼻炎，副鼻腔炎
咽・喉頭症状	扁桃炎，扁桃周囲膿瘍，咽頭炎，咽後膿瘍，喉頭炎・喉頭蓋炎
頸部症状	亜急性甲状腺炎，レミエール症候群（感染性血栓性静脈炎），組織球性壊死性リンパ節炎（菊池病），悪性リンパ腫，結核，サルコイドーシス
下気道症状（咳，喀痰）	肺炎，気管支炎，結核，COPD，副鼻腔気管支症候群，肺癌，逆流性食道炎
心臓・血管	感染性心内膜炎，心筋炎，感染性大動脈炎
腹部・消化器症状	消化管感染症・食中毒，胆嚢炎，胆管炎，肝炎，肝膿瘍，膵炎，脾膿瘍，胃炎・胃潰瘍，腸炎，虫垂炎，腸腰筋膿瘍，クラミジア肝周囲炎
全身倦怠感	肝炎・肝不全，腎不全，貧血，膠原病，内分泌疾患，電解質異常
泌尿器	膀胱炎，前立腺炎，腎盂腎炎，腟炎，骨盤内感染症
皮膚	蜂窩織炎，ガス壊疽，癤，伝染性膿痂疹，ブドウ球菌性熱傷様皮膚症候群，帯状疱疹，水痘，麻疹，風疹
関節，筋肉，骨	感染性関節炎，骨髄炎，筋膜炎，筋炎，ガス壊疽，脊椎カリエス

診断と検査

- ほとんどの場合，原因がウイルス性であることから，特有な他覚所見はなく，検査結果では，炎症反応の軽度上昇にとどまり，通常，白血球増加は認められない．
- 病原診断に際しては，鼻汁，咽頭ぬぐい液，喀痰からのウイルス分離および急性期と回復期に採取したペア血清を用いて判定する必要があるが，風邪症候群は一般的に自然治癒傾向の強い疾患であるため，急性期診断にはほとんど役立たない．このため初期から精密な検査を行うことはコスト面でも問題がある．したがって，風邪症候群の診断にあたっては，症状と臨床経過，時期，地域での流行情報などが最も重要である．風邪症候群を正しく診断するためには，地域での流行状況，とくにどのような症状が多くみられているのかを把握しておくことが重要といえる．

正しく診断するためには地域の流行状況を把握しておく

- また，多くの重篤な疾患（❷）が初期には類似した症状を呈したり，風邪症候群を契機として発症したりすることがあるため，多岐に及ぶ鑑別疾患を常に念頭におき診療にあたる必要がある．

治療と予防（風邪に抗菌薬が必要か？）

基礎疾患のない風邪症候群は抗菌薬は不要

- 基礎疾患をもたない風邪症候群の場合，抗菌薬は一般的に不要と考えられている．American Academy of Family Physicians（AAFP）より急性上気道炎に対する抗菌薬の適正使用に関する勧告がなされており，風邪の項において，①風邪に対して抗菌薬を投与してはならない，②膿性鼻汁を伴う鼻炎は風邪に合併する頻度が高く，10～14日以上持続しなければ抗菌薬の適応とはならない，と明言されている．また日本においては，2003年6月の日本呼吸器学会による成人気道感染症診療の指針の中で，風邪への抗生物質はできるだけ控えるべきであると明記されている．つまり，風邪症候群の原因ウイルス全般に対して有効な抗ウイルス薬は現在のところ存在しないため，治療は対症療法が主体となる．さらに気道感染症では，原因が細菌性であっても必ずしも抗菌薬が必要でない場合が多々ある．

❸ハイリスクグループ

(1) 5歳未満の子ども．とくに生後3～4か月以内の新生児・乳児

(2) 65歳以上の高齢者．とくに寝たきりや老人施設入所者

(3) 以下の基礎疾患を有する患者
- 喘息やCOPDなどの呼吸器疾患
- 心血管疾患
- 慢性腎不全，慢性肝不全
- 糖尿病
- 担癌患者，血液悪性疾患
- HIV感染症，免疫不全（抗癌剤や免疫抑制薬治療中，副腎皮質ステロイド使用中など医原性を含む）

- ただし，症状の重い場合や遷延するような例，ハイリスクグループ（❸）には早期から治療的な抗菌薬投与を考慮する必要がある．さらに基礎疾患を有する患者に対しては，その増悪を防ぐ手段も必要である．安静と栄養・水分補給による免疫力の回復，気道の保湿，全身の保温は最も簡便で有効な予防法であり治療となる．こうしたハイリスクグループでは風邪症状に引き続き，肺炎などを併発・続発する危険性が高く，いったん重症化すれば予後不良となることもある．その場合にターゲットとすべき病原菌は，主にインフルエンザ菌と肺炎球菌である．いずれも近年耐性化傾向が著しいため，これらに有効な薬剤選択を慎重に行うべきであり，さらに肺炎球菌に対する肺炎球菌ワクチン，インフルエンザ菌に対するHibワクチンなどワクチン接種による積極的な予防も考慮すべきである．

ハイリスクグループは早期から抗菌薬投与を考慮する

- ACPポジションペーパーでは，抗菌薬使用に関するエビデンスを基に次のように記述されている．
  ①抗菌薬の先行投与は，薬剤耐性肺炎球菌発生の重要な危険因子である．
  ②無差別な抗菌薬投与は理論的には有効かもしれないが，実際に有効であるというエビデンスはない．
- ①については，最近において抗菌薬を使用した既往がある患者では，耐性肺炎球菌の保菌率は，非投与群に比べて2～9倍も高く，接触感染，飛沫感染にて拡大していくという調査結果がある．呼吸器感染症の主要な起炎菌である肺炎球菌の耐性化は，感染者の予後に影響し，死亡率の増加を招くことも指摘されている[10, 11]．②については，幅広く予防的に抗菌薬投与を行うことにより，潜在的感染症の重症化が抑え込まれる，という考えが理論的には成立する．しかし，抗菌薬投与により風邪が治癒するまでの期間が短くなるということを示すエビデンスはない．
- 日本においては，2006年の日本内科学会による「風邪症候群標準化委員会からの報告」では，インフルエンザを除く風邪症候群（急性気道感染症）で初診時抗菌薬処方を要する症例は約5％（ほとんどが急性咽頭炎型）である．さらに風邪症候群に対しては，急性咽頭炎型を除きほとんどの症例で抗菌薬を使用しなくてよい，と結論づけている．

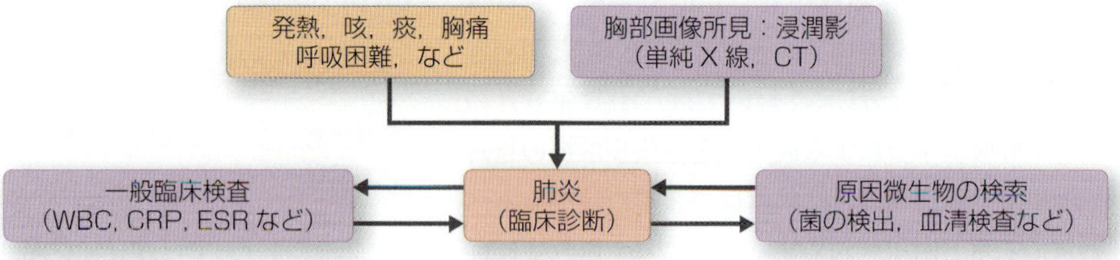

❹肺炎の診断

（日本呼吸器学会「成人市中肺炎診療ガイドライン」より引用）

●その一方，日本呼吸器学会による「呼吸器感染症に関するガイドライン，成人気道感染症の基本的な考え方」では，「医師は，来院した患者の半数以上に抗菌薬を投与しているのが実態である」と記されている．つまり，風邪症候群のうち初診時に抗菌薬が必要となる症例は約5％程度であるにもかかわらず，実際には約半数の患者が医師により抗菌薬を処方されているのである．過剰な治療といった医療経済的な無駄のみならず，安易な抗菌薬投与により耐性菌を増殖・拡大させ，その結果，感染者の予後にも悪影響を及ぼす結果となっている．抗菌薬の適正使用には，医師教育の必要性のみならず，風邪症候群に対して抗菌薬処方を望む患者の理解を得ることも必要であり，広く社会に向けて教育・啓蒙を行うことが大切である．

安易な抗菌薬投与は耐性菌を増殖・拡大させる

風邪をこじらせた場合

▶前項の「風邪をこじらせるとどんな症状が出るか？」(p.210)を参照．

●初期から重篤な症状を呈している，あるいは10～14日以上経っても症状が軽減・治癒しない，などの遷延する例では，「風邪をこじらせたのではないか？」と考えるべきである．その際，最も重要な疾患は，非特異的上気道炎型あるいは急性気管支炎型の風邪症候群から肺炎をきたすケースである．急性鼻副鼻腔炎型および急性咽頭炎型から進行したと考えられる疾患に関しては他項に譲る．肺炎に対する診断・治療に関しては，日本呼吸器学会による「成人市中肺炎診療ガイドライン」に沿って，その一部を紹介する．

●肺炎は罹患率および死亡率が高く，きわめて重要な疾患であり，日本における肺炎の死因順位は4位である．その受療率，罹患率は加齢とともに急増し，85歳以上の男性では死因第2位，90歳以上の男性では死因第1位となっている．肺炎は，発熱，咳，痰，呼吸困難，胸痛などの症状と，胸部X線上の異常陰影に基づいて診断される（❹）．血液検査所見では白血球増加，CRP陽性などが認められ，肺炎が疑われるときにはさらに原因菌の検索を考慮する．

●肺炎の重症度は，5つの指標により軽症，中等症，重症，超重症と分類されている（❺）．軽症の肺炎とは，いずれの指標も満足しないものであり，外来治療となる．中等症は指標のうち

❺肺炎の重症度分類：身体所見，年齢による肺炎の重症度分類

（1）使用する指標	
①男性 70 歳以上，女性 75 歳以上 ② BUN 21 mg/dL 以上または脱水あり ③ SpO_2 90％以下 （PaO_2 60 Torr 以下） ④意識障害 ⑤血圧（収縮期）90 mmHg 以下	
（2）重症度分類	
軽　症	上記 5 つの項目のいずれも満足しないもの
中等症	上記項目の 1 つまたは 2 つを有するもの
重　症	上記項目の 3 つを有するもの
超重症	上記の 4 つまたは 5 つを有するもの ただし，ショックがあれば 1 項目のみでも超重症とする

（日本呼吸器学会「成人市中肺炎診療ガイドライン」より引用）

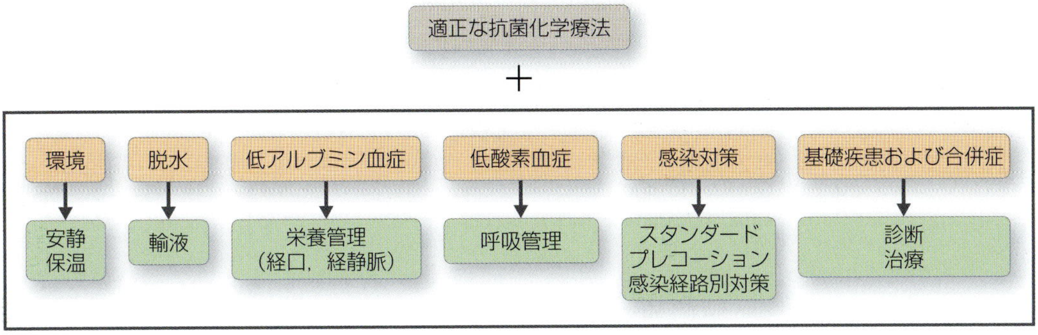

❻肺炎の一般療法

（日本呼吸器学会「成人市中肺炎診療ガイドライン」より引用）

1つあるいは2つを満たす場合であり，入院治療が望ましいが，外来治療でも可とされている．重症肺炎は，指標の3つを有する場合であり，入院治療が必要となる．さらに，超重症肺炎は，4つあるいは5つの指標を満たす場合であり，ICU治療が必要となる．肺炎の治療は適切な抗菌薬投与と全身管理が中心となる（❻）．

- 原因菌の検索には，まず鼻汁，咽頭ぬぐい液，喀痰による細菌培養検査を行うが，必要に応じて血液，糞便，尿，髄液，血清などから原因菌を検索・同定する．そして適正な抗菌薬を選択し，適切な投与量にて治療すると同時に全身管理が必要となる．
- 今も昔も「風邪は万病の元」である．風邪をこじらせた場合の対処法の要点は以下のとおりである．

風邪をこじらせた場合の対処法の要点

①安静，保温，保湿を保ち，治療に専念する．

②十分な補液，電解質補正，栄養管理は経口摂取による栄養補給に努めるべきであるが，困難な場合には静脈栄養，経腸栄養などを早めに始める．

③重大な基礎疾患が合併していないかスクリーニングする：種々の重大な疾患が初期には感冒様症状を呈したり，風邪症候群を契機として発症したりすることがあるため，一般的な治療にて症状が改善しない場合には，他の重大な疾患の合併を鑑別・除外することが必要である．

④真菌感染をスクリーニングする：免疫能低下状態の患者の場合や抗菌薬治療により症状が改善しない場合には，真菌感染を疑い血中β-D-glucanのチェックを考慮する．血中β-D-glucanは簡便で鋭敏な指標として有用であるが，クリプトコッカスやムコールでは陰性となる．また，担癌患者では，偽陽性となることがあるので注意する．

⑤重症肺炎では，適切な抗菌薬投与と同時に，免疫グロブリン製剤の投与も考慮する．

（永谷群司，若杉哲郎，池嵜祥司，鈴木秀明）

引用文献

1) Gonzales R, et al. Principles of appropriate antibiotic use for treatment of acute respiratory tract infections in adults : Background, specific aims, and methods. Ann Intern Med 2001 ; 134 : 479-86.
2) Snow V, et al. Principles of appropriate antibiotic use for treatment of nonspecific upper respiratory tract infections in adults. Ann Intern Med 2001 ; 134 : 487-9.
3) Gonzales R, et al. Principles of appropriate antibiotic use for treatment of nonspecific upper respiratory tract infections in adults : Background. Ann Intern Med 2001 ; 134 : 490-4.
4) Snow V, et al. Principles of appropriate antibiotic use for acute sinusitis in adults. Ann Intern Med 2001 ; 134 : 495-7.
5) Hickner JM, et al. Principles of appropriate antibiotic use for acute rhinosinusitis in adults. Ann Intern Med 2001 ; 134 : 498-505.
6) Snow V, et al. Principles of appropriate antibiotic use for acute pharyngitis in adults. Ann Intern Med 2001 ; 134 : 506-8.
7) Cooper RJ, et al. Principles of appropriate antibiotic use for acute pharyngitis in adults : Background. Ann Intern Med 2001 ; 134 : 509-17.
8) Snow V, et al. Principles of appropriate antibiotic use for acute bronchitis in adults. Ann Intern Med 2001 ; 134 : 518-20.
9) Gonzales R, et al. Principles of appropriate antibiotic use for treatment of uncomplicated acute bronchitis in adults : Background. Ann Intern Med 2001 ; 134 : 521-9.
10) Hendley JO, et al. Spread of Streptococcus pneumoniae in families 1. Carriage rates and distribution of type. J Infect Dis 1975 ; 132 : 55-61.
11) Feikin DR, et al. Mortality from invasive pneumococcal pneumonia in the era of antibiotic resistance, 1995-1997. Am J Public Health 2000 ; 90 : 223-9.

漢方薬の処方の実際

風邪症候群の基本的治療方針

西洋医学（mainstream medicine★1）

- 風邪症候群の80～90%はウイルス感染が原因であり，すべての人が1年間に複数回罹患する[1]．
- 通常は3～7日間で自然治癒が見込まれるため，いわゆる風邪薬を投与する必要性は低い[1]．
- 発熱・疼痛・鼻汁・鼻閉塞・くしゃみ・咳嗽などの症状は生体防御のうえで有益と考えられ，患者の体力の消耗が著しくない限り，対症療法を積極的には推奨していない[1]．
- 初期の抗菌薬の投与は，副作用の発現や耐性菌増加の原因になり，患者自身のみならず社会的にも不利益となる[1]．
- インフルエンザは大流行と重症化の懸念があり，予防ワクチンや抗インフルエンザ薬も開発されている．臨床的には，その他の病原体による風邪症候群と切り離した対処が推奨されている[1]．

漢方医学（Kampo medicine★1）

- 生体の健全性を損なう外的因子★2には風，寒，暑，湿，燥，火の6種（六淫）がある[2]．
- 風は目に見えない伝播性の病因と定義され，感冒やインフルエンザなどは風の邪気すなわち風邪（ふうじゃ）によって発症する[2]．
- 病原体の侵襲性の強弱にかかわらず，風邪症候群は漢方治療の重要な標的であり，功利性・実用性を追求し，積極的に患者を治療する．したがって，成

★1
漢方医学は，中国医学に起源をもつ日本の伝統医学である．現代医学の主流をなす医学を西洋医学とよび，漢方医学などの東洋医学をそれと対峙するもう一つの主流医学のように取り扱うことがある．しかしながら，国際的には，東洋で伝統的に実践されている医学は，あくまでも，主流医学を補完代替する医学（complementary and alternative medicine: CAM）の一つとして認識されている．

★2
病気の原因を，感情的ストレスである内的因子（怒，喜，思，憂，恐，悲，驚＝七情），環境因子としての外的因子（風，寒，暑，湿，燥，火＝六淫），内的でも外的でもない因子（不摂生，外傷など）に分類する．それらが単独あるいは複合して生体を侵襲し，病気を引き起こすと考える[2]．

Salon de Festina lente

わが国におけるインフルエンザ大流行の記録[3]

わが国におけるインフルエンザの大流行に関する記録は862年に遡る．その後，たびたび流行し，1918年のスペイン風邪（かぜ）の大流行に至るまでに夥しい数の死者が出た．いずれの流行も世界的な大流行と重なり，海外との交流が契機となったようである．1614年の流行後の100余年間は大流行の記録がない．この期間はわが国の鎖国の期間（1639～1854年）と重なる．

富める権力者の風邪症候群に対しては，その重症度のいかんにかかわらず，加持祈祷に加えて漢方医学も介入したと推測されるが，その効果に関する詳細は不明である．

書でも，風邪症候群に関する記述に多くのページが割かれている[4]．

漢方医学における患者の体格・体質分類，風邪症候群の病期分類と効果が期待できる汎用方剤（❶）

患者の体格・体質分類

- 現代の漢方診療では，「頑強な体格」=「実証」，「虚弱な体格」=「虚証」とするむきもある．すなわち，外的因子と闘う前の患者の体格を虚証・実証に分類し，方剤選択の指標とする考え方である[4,5]．
- 筆者は，外的因子と闘う前の患者を体格だけでなく，年齢や体質を加味して頑強と虚弱に分類すればよく，あえて虚証・実証の用語を使う必要はないと考える．すなわち，体格・体質と病期（急性期，遷延期，回復・予防期）とを合わせて総合的に判断し，方剤の選択と投与量の調節を行うことで，十分高い有効率と低い有害事象発現率を担保できることを実感している．

患者を体格・年齢・体質・基礎疾患などから頑強と虚弱に分類

- 概して，体格・体質頑強例は，寒・暑・湿・燥に耐え，大食で活動的であり，精神面での強さもあり，生体が外的因子から侵襲を受けた際の抵抗力が強い．他方，高齢で体格・体質虚弱例はその逆の場合が多く，最も医療の介入を必要とするが，薬物の副作用の発現率も高く，基礎疾患を有する例では不幸な転帰をたどる場合も少なくない．

病期分類

病期は西洋医学的分類に準じて行う

- 現代の漢方医学的診療では，風邪症候群の病期分類は，西洋医学的分類に準じて，急性期（全身的抗病反応に鼻・咽喉頭の局所症状が続発），遷延期（全身症状が軽減し喉頭以下の気道の炎症症状や消化器系の症状が出現，時に，二次的にアレルギー性あるいは炎症性疾患の惹起や増悪をきたす），回復・予防期（風邪症候群罹患後の早期回復を促し，その反復性罹患や治癒の遷延化を阻止するための抗病力強化期間）で支障はない．

Salon de Festina lente

漢方医学における風邪症候群の病態分類
ー風邪（ふうじゃ）と生体の攻防からみた虚実ー

生体が外的因子である風邪（ふうじゃ）の侵襲を受けると，患者はさまざまな防衛反応を示す．その攻防の様子を漢方医学的視点で観察して，最大限の効果と最小限の有害事象が見込まれる方剤を選択するうえでの重要な指標としてきた．伝統的には，強力な風邪（ふうじゃ）に対抗するかたちで生体が強力な防衛力（漢方医学でいう気・血）を動員し，戦慄・高熱などの激しい防御反応を示しながら闘っている病態を実（実証）と定義した．そして，その逆に，風邪（ふうじゃ）はさほど強くないにもかかわらず，防衛力の不足から，十分な防御反応を示すことができないまま闘っている病態を虚（虚証）と定義した[2]．

東洋医学用語の虚証・実証の定義には諸説がある

外的因子である風邪（ふうじゃ）と戦う前の体格・体質		
頑健		虚弱
青・壮年	←年齢→	幼年または高年
18～30	←肥満度（BMI）→	18 未満または 30 以上
強い	←環境変化（寒・暑・湿・燥）→	弱い
多い	←食事量→	少ない
多い	←活動量→	少ない
ない	←難治性身体的疾患→	ある
ない	←難治性精神的疾患→	ある

病期		汎用漢方方剤
病期	急性期	㉗麻黄湯（インフルエンザの初期，小児鼻閉塞，関節痛）
		①葛根湯（頭痛，項背部こわばり，肩こり）
		⑲小青竜湯（くしゃみ，鼻汁，鼻閉塞，喘鳴）
		⑫⑦麻黄附子細辛湯（高齢者の冷え，咽頭痛）
	遷延期	⑮⑤麻杏甘石湯（咳嗽，粘稠痰，喘鳴）
		⑨⑥柴朴湯（咽喉頭異常感，抑うつ，食欲不振）
		㉙麦門冬湯（激しい咳嗽発作，咽喉乾燥感）
	回復・予防期	㊶補中益気湯（全身倦怠感，食欲不振，体重減少）
		㊽十全大補湯（倦怠感，寝汗，貧血）

❶体格・体質と病期別にみた風邪症候群の汎用漢方方剤

体格・体質：年齢や体格と生活歴や病歴も参照して評価する.
急性期：発症後数日間，悪寒・発熱などに続き鼻・咽喉症状が発現する.
遷延期：発症後 1～2 週間，耳・副鼻腔・下気道・消化器に症状が発現する.
回復・予防期：風邪症候群の遷延化や反復罹患を阻止するための抗病力強化期間.
漢方方剤：囲み数字は方剤番号を示し，かっこ内には標的となる症状を示す.

効果が期待できる汎用処方

急性期

- 発症からの数日間で，悪寒・発熱，頭痛・関節痛，倦怠感などが先発し，鼻・咽喉頭症状が続発する病期である.
- 西洋医学の現場では，安静と十分な水分・栄養分の摂取を基本とし，インフルエンザ以外の通常の感冒に対しては，生体の防御反応を過度に抑制しないかたちで対症的薬物治療が行われる.
- 漢方医学の現場では，患者の体格・体質にしたがって，麻黄湯（まおうとう：頑健）[6]，葛根湯（かっこんとう：頑健）[7]，小青竜湯（しょうせいりゅうとう：頑健と虚弱のあいだ）[8]，麻黄附子細辛湯（まおうぶしさいしんとう：虚弱）[9,10] が第一選択薬として汎用される.

急性期の汎用処方は，麻黄湯，葛根湯，小青竜湯，麻黄附子細辛湯

- それぞれの方剤を単独で投与して治療することを原則とする．早期治癒を期待して，治療開始日には 1 回量を 2～3 時間間隔で服用させることも少なくない．たとえば，1 回量を診察直後，夕食後，眠前の 3 回服用させ，後はできるだけ保温安静臥床させる．局所の症状が強い場合は，点鼻血管収縮薬や含嗽薬を併用する．症状が残れば，翌日からは，1 回量を 1 日 3 回，朝・昼・夕食前あるいは後に服用させる.

治療開始日には 1 回量を 2～3 時間間隔で服用させることもある

- 幼小児の体質は頑強と分類してよく，比較的味が良く服薬コンプライアンスの良い麻黄湯や葛根湯を用いればよい．小青竜湯や麻黄附子細辛湯の味は独特で悪く，小児の 30～50 % で継続服用が困難である [11].
- 麻黄湯はインフルエンザに対する有用性が報告されている [6].

麻黄湯はインフルエンザに有用

Salon de Festina lente

漢方医学における風邪症候群の病期分類[2)]

漢方医学では，風邪（ふうじゃ）が体表より侵入した場合，風邪の攻撃力と患者の抵抗力との攻防の変遷を，初期から末期に向かって，太陽病期，少陽病期，陽明病期，太陰病期，少陰病期，厥陰（けついん）病期の6期（六病位）に分類する．

初期の太陽病期では，攻防の場は体表近くにあり，悪寒，頭痛，項・背部のこりや痛み，関節痛，くしゃみ，鼻汁，鼻閉塞などの体表に近いところの症状が出る．患者の抵抗力は十分あり，戦慄，発熱などの防御反応で対抗し，治癒の確率も高い．

この病期では，汗とともに風邪を体外へ排除できるとの考えに基づき，発汗効果が期待できる漢方薬を選択投与する．服薬後は布団の中で保温安静臥床させてさらに発汗を促す．

他方，末期の厥陰病期では，風邪に攻め込まれた結果，攻防の場は体内深部に移っている．患者の抵抗力がほとんどないpre-shockないしはshockの状態である．四肢は冷たく，意識も混濁した致死的病期である．

- 葛根湯の売上高は医療用漢方製剤のなかで10位前後に位置し，一般薬局でのそれは首位を争う[6)]．これは，患者と医師の双方が，風邪症候群に対するその有用性を実感し，リピーターになっていることを物語っている．実験的には，インフルエンザ感染マウスでウイルス増殖の抑制や肺炎の軽症化が観察されている[7)]．

小青竜湯はアレルギー性鼻炎に有用

- 小青竜湯はアレルギー性鼻炎に対して確かに有用であることが証明されている[8)]．風邪症候群とアレルギー性鼻炎の鑑別が困難な例に対しては，第一選択としてよい．
- 麻黄附子細辛湯は，構成生薬である附子（ブシ）が末梢血流量を増加させて体を温めると推察され，高齢で冷え性の虚弱例の治療に汎用されている[9,10)]．
- いずれの方剤も，構成生薬の一つとして麻黄（マオウ）(*Ephedra sinica*) を含有し，麻黄剤と総称される．

麻黄剤は重篤な虚血性心疾患患者には禁忌

- 麻黄剤に含まれるエフェドリン（ephedrine）は，局所的には鼻閉塞を改善させ，全身的にはマイルドな除倦覚醒作用をもつ．したがって，抗ヒスタミン薬で問題となる作業能力や集中力の低下（impaired performance）をもたらさない．
- エフェドリンの交感神経興奮作用により，循環器疾患患者，甲状腺機能亢進症患者，前立腺肥大症患者では症状が増悪する危険性があり，とくに，重篤な虚血性心疾患を有する患者には麻黄剤は禁忌である．

Salon de Festina lente

長井長義

薬学者長井長義（1845～1929年）は，1885年，麻黄から交感神経興奮作用を有するアルカロイドのエフェドリンを単離抽出した．その作用をよりマイルドにした誘導体のdl-メチルエフェドリン塩酸塩は，気管支拡張薬として使用されている．その後，1893年，長井はエフェドリンから除倦覚醒剤メタンフェタミン（methamphetamine）を合成した．

遷延期

- 発症後1～2週間が経過し，全身症状の軽減と入れ替わって喉頭以下の気道の炎症症状，あるいは，消化器系の症状が顕著となった病期であり，漢方医学では少陽病期に分類される．
- 耳鼻咽喉科医が関与する機会が多い病期で，細菌性の中耳・鼻副鼻腔・咽喉頭炎の鑑別や致死的疾患である急性喉頭蓋炎の除外が求められる.

- 抗菌薬の使用頻度が高くなり，漢方治療が第一選択になる機会は減少する.
- 麦門冬湯（ばくもんどうとう）は，体格・体質にかかわりなく，長引く咳嗽に奏効し[12]，中枢性鎮咳薬との併用で顕著な鎮咳効果が得られる.
- 麻杏甘石湯（まきょうかんせきとう）は，小児例や成人頑強例の咳嗽や粘稠痰に汎用される．構成生薬の杏仁（キョウニン）は鎮咳去痰薬キョウニン水®の原材料である.
- 柴朴湯（さいぼくとう）は，風邪症候群に続発する嗄声，咽喉頭異常感[13]，食欲不振などの身体症状を標的に汎用される．抗不安・抗うつ効果も期待でき，全人的治療を行ううえで有用である.
- 4 週間を超えて続く感冒様症状は精査が必要であり，漫然と対症療法を行うべきではない.

麦門冬湯は長びく咳嗽に奏効

4 週間以上続く感冒様症状は要注意

回復・予防期

- 風邪症候群の遷延化や反復性罹患を阻止するための抗病力強化期間であり，漢方医学の強みが発揮される病期である.
- 人参（ニンジン）や黄耆（オウギ）を構成生薬として含む方剤は，健胃・強壮・代謝促進・免疫調整効果などが期待され，補剤（ほざい）とよばれて汎用されてきた．なかでも，補中益気湯（ほちゅうえっきとう），六君子湯（りっくんしとう），十全大補湯（じゅうぜんたいほとう）は医療用漢方製剤売上高上位 20 方剤のなかに入っている[7].
- Maruyama ら[14]は，風邪症候群を契機として反復することが多い乳幼児難治性中耳炎に関する臨床的研究で，十全大補湯投与期間中には，月平均の中耳炎罹患回数，発熱日数，抗菌薬投与日数，通院回数，救急受診回数が，非投与期間中のそれらと比べて，統計学的に有意に減少することを示した．また，月平均の中耳炎罹患回数が，十全大補湯の on-off-on に対応して減少－増加－減少と変化することも観察した．この成績は，風邪症候群の回復・予防期における補剤の介入の有用性を強く示唆している.

回復・予防期で強みを発揮する補剤

十全大補湯は乳幼児の難治性反復性中耳炎に有用

特記事項

小児患者の漢方方剤の服用量

- 伝統的には，独自の漢方薬理学理論に基づいた小児の薬用量決定方法は提示されていない.
- 今日では，諸家によって多少の見解の相違はあるが，成人（15 歳～）量を 1 とした場合，7～15 歳未満 2/3，4～7 歳未満 1/2，2～4 歳未満 1/3，2 歳未満 1/4 以下とされている.
- 筆者は，中学生（12～13 歳）以上あるいは 45 kg 以上で成人量，7 歳で 1/2，3 歳で 1/3 を目安とし，エキス顆粒の場合，0.1～0.2 g/kg 体重/日で算出した量を参照にしている[11].

漢方方剤の服用量は中学生以上で成人量，乳幼児の服用量は 0.1～0.2 g/kg 体重/日で算出

- 風邪症候群の急性期・遷延期に対して短期間用いる方剤による副作用発現率は低いようであり，多少多めに投薬しても問題はなさそうである．他方，回復・予防期に長期的に用いられる補剤は，比較的少量でも効果が得られるとされている．

幼児・学童での服薬のコンプライアンス

- 概して漢方方剤の服薬コンプライアンスは悪くない．
- 独特の味やにおいが原因で，飲みづらい方剤（小青竜湯，麻黄附子，細辛湯など）もあり，投薬前の保護者に対する十分な説明や試飲も考慮すべきである．

妊娠中または妊娠している可能性がある女性への投与

- 安全性が確立していないので，治療上の有益性が危険性を上回ると判断できなければ投与すべきではない．

高齢者への投与

生理機能が低下した高齢者には漢方方剤も減量投与

- 概して，高齢者の生理機能は低下しているので，漢方方剤も減量投与が推奨されている．筆者は，風邪症候群急性期に用いる方剤を体格・体質虚弱例に投与する際には，エキス顆粒の場合，0.15 g/kg 体重/日で算出して量を決めている．
- 回復・予防期に用いる補剤は，長期的に一般成人量を投与しても，とくに問題はないと考える．

風邪症候群治療に用いる漢方方剤に関する注意事項

- アルドステロン症・ミオパチー・低カリウム血症のある患者には，1日量として甘草（カンゾウ）2.5 g 以上を含む方剤（小青竜湯など）の投与は禁忌である．
- 麻黄を含有する方剤（麻黄湯，葛根湯，小青竜湯，麻黄附子細辛湯など）は，①麻黄含有製剤，②エフェドリン類含有製剤，③ MAO 阻害薬，④甲状腺製剤，⑤カテコールアミン製剤，⑥キサンチン系製剤との併用で，交感神経刺激作用を増強させる可能性がある．

（山際幹和）

引用文献

1）佐藤滋樹．呼吸器疾患　かぜ症候群．泉　孝英編．ガイドライン外来診療 2010．東京：日経メディカル開発；2010．p.18-24.
2）寺澤捷年．和漢診療学における病態の認識．症例から学ぶ和漢診療学．東京：医学書院；1994．p.11-2.
3）酒井シズ．病が語る日本史．講談社学術文庫．東京：講談社；2008.
4）大塚敬節ほか．呼吸器疾患　感冒．漢方診療医典．東京：南山堂；1979．p.67-8, p.549.
5）長坂和彦．病態と治療　虚実．日本東洋医学会学術教育委員会編．入門漢方医学．東京：南江堂；2002. p.38-41.
6）Saita M, et al. The efficacy of ma-huang-tang（maoto）against influenza. Health 2011；3：300-3.
7）白木公康．漢方薬と抗ウイルス作用．小児科 2011；52：1135-44.
8）馬場駿吉ほか．小青竜湯の通年性鼻アレルギーに対する効果：二重盲検比較試験．耳鼻臨床 1995；88：389-405.
9）本間行彦ほか．かぜ症候群に対する麻黄附子細辛湯の有用性—封筒法による比較試験．日東医誌 1996；47：245-52.
10）和田浩二．トリカブト属ジテルペンアルカロイドのLC-APCI-MSによる構造解析と末梢血流量増加作用について．薬學雜誌 2002；122：929-56.
11）山際幹和．小児耳鼻咽喉科疾患の漢方治療．MB ENT 2007；79：126-32.
12）藤森勝也ほか．かぜ症候群後咳嗽に対する麦門冬湯と臭化水素酸デキストロメトルファンの効果の比較（パイロット試験）．日東医誌 2001；51：725-32.
13）山際幹和ほか．ツムラ柴朴湯を用いた咽喉頭異常感症の治療．耳鼻臨床 1991；84：837-51.
14）Maruyama Y, et al. Effects of Japanese herbal medicine, Juzen-taiho-to, in otitis-prone children — A preliminary study. Acta Otolaryngol 2009；129：14-8.

薬物療法での注意点

- 風邪症候群は，多くがウイルスによる上気道の感染症であり，くしゃみ，鼻水，鼻閉，咽頭痛，咳嗽，喀痰，発熱，頭痛などの症状を呈する．発熱や頭痛，咽頭痛などに対する解熱鎮痛消炎薬の投与や咳嗽，喀痰，鼻閉，鼻水などに対する鎮咳・去痰薬，抗ヒスタミン薬の処方が行われる．複数の症状を有する場合には漢方薬の処方も有効な手段となりうる．これらの薬物治療は対症療法であり，投薬は比較的短期間となるが，患者が基礎疾患を有している場合や妊婦・授乳中の場合もあるため，投与禁忌などに該当しないか注意する必要がある．

処方にあたっては患者の薬歴を聴取して，使用中の薬剤を把握すること

- 風邪症候群は比較的症状が軽い疾患であるため，医療機関を受診するまでに患者がすでにOTC薬などを服用している場合も多い．また，他の医療機関で基礎疾患に対する投薬を受けていることもある．薬物相互作用や同種同効薬の重複投与を回避するため，処方にあたっては患者の薬歴を十分に聴取して使用中の薬剤を把握することが大切である．
- 以下，風邪症候群の治療に使用される代表的な薬剤の処方上の注意点について述べる．

解熱鎮痛薬

アセトアミノフェンとNSAIDsが代表的

- 風邪症候群の発熱や頭痛などの疼痛に対して，解熱鎮痛薬が処方される．代表的な薬剤として，アセトアミノフェン（カロナール®）と非ステロイド性抗炎症薬（NSAIDs）がある．NSAIDsはサリチル酸系（アスピリン〈バイアスピリン®〉），アントラニル酸系（メフェナム酸〈ポンタール®〉，フルフェナム酸〈オパイリン®〉），アリール酢酸系（ジクロフェナク〈ボルタレン®〉，インドメタシン〈インダシン®〉など），プロピオン酸系（イブプロフェン〈ブルフェン®〉，ロキソプロフェン〈ロキソニン®〉など）などの酸性薬剤と，チアラミド（ソランタール®）に代表される塩基性薬剤に分けられる．
- NSAIDsはシクロオキシゲナーゼ（COX）阻害作用を有しており，プロスタグランジン産生を抑制するため，胃粘膜・腎血流の低下や血小板凝集の抑制を引き起こす．このため，消化性潰瘍患者，腎機能障害を有する患者，出血傾向を有する患者などには禁忌あるいは注意が必要である．NSAIDsと他剤との併用により生じる可能性のある代表的な薬物相互作用を❶に示す．また，これらのリスクを有する高齢患者においても慎重に使用すべきである．抗血小板作用による出血のリスクを避けるため，手術，心臓カテーテル検

❶ NSAIDs の代表的な薬物相互作用

併用薬剤	相互作用
ACE 阻害薬，サイアザイド系利尿薬，ループ利尿薬	併用薬の作用減弱，高カリウム血症，腎障害発現
副腎皮質ホルモン薬	消化管障害の増強
ワルファリン，抗血小板薬	出血傾向の増強
メトトレキサート，スルホニルウレア薬，リチウム	併用薬の作用増強
ニューキノロン系薬	痙攣発現

査，抜歯などの処置を予定している患者の場合，使用を避けるべきである．これらの患者の発熱，疼痛にはアセトアミノフェンの使用が推奨される．

- 市販の総合感冒薬や医療用解熱鎮痛薬などの配合剤には，アセトアミノフェンやサリチル酸系薬剤が含有される薬剤が存在する．アセトアミノフェンあるいはその配合剤が併用されることによってアセトアミノフェンの過量投与が生じ，用量依存的な副作用である重篤な肝障害が発生する危険性がある．また，サリチル酸系薬剤はライ症候群との関連性を示す疫学調査報告があるので，水痘やインフルエンザの可能性がある15歳未満の患者へは投与しないことを原則とする．
- アスピリンや他のNSAIDsで喘息様症状などの過敏症状（アスピリン喘息）を生じることがある．NSAIDsを処方する場合，過敏症状の既往について十分に問診することが必要である．COX阻害作用の弱いアセトアミノフェンや塩基性NSAIDsは，添付文書上は禁忌とされているが，比較的安全に使用できると考えられる．

NSAIDs 処方時はアスピリン喘息の既往に注意

- NSAIDsはプロスタグランジン合成阻害作用により，胎児の動脈管収縮を引き起こす可能性があり，妊婦には投与禁忌である．妊婦に対して解熱鎮痛薬の投与が必要な場合は，通常用量の1週間程度の使用では安全であることが示唆されているアセトアミノフェンを第一選択とする．消炎作用を有する薬剤の使用が必要な場合は，COX阻害作用の強い酸性薬剤ではなく，塩基性薬剤の選択が勧められる．

妊婦に対する解熱鎮痛薬の投与はアセトアミノフェンが第一選択

- アルコールを多量に摂取している人においては，薬物代謝酵素CYP2E1が誘導される．アセトアミノフェンは本酵素によって肝毒性を有する*N*-アセチル-*p*-ベンゾキノンイミンに代謝されるが，アルコール常飲者ではこの代謝が促進されるため，肝毒性の危険性が増大するとされており注意を要する．

鎮咳・去痰薬

- 中枢性鎮咳薬として，麻薬性のコデインリン酸塩，ジヒドロコデインリン酸塩，非麻薬性のデキストロメトルファン臭化水素酸塩水和物（メジコン®），チペピジンヒベンズ酸塩（アスベリン®），ジメモルファンリン酸塩（アストミン®）などがある．喀痰が多い場合は，気道粘液溶解・正常化作用のある去痰薬が使用される．

- コデインおよびジヒドロコデインは呼吸抑制，気管支痙攣，消化管運動抑制作用があるため，喘息発作，重篤な慢性閉塞性肺疾患を有する患者や高度の便秘患者には使用しない．また，分娩前の妊婦に投与した場合，出産後新生児に多動，神経過敏，不眠，振戦などの退薬症候が出現したとの報告があり，妊婦への使用は避けるべきである[1]．コデインおよびその代謝産物であるモルヒネは乳汁中に移行する．
- 非麻薬性鎮咳薬のデキストロメトルファンは中枢のセロトニン濃度を上昇させる．モノアミン酸化酵素阻害薬はセロトニンの代謝を阻害するため，両者の併用によってセロトニン濃度がさらに上昇し，痙攣，ミオクローヌス，高熱などのセロトニン症候群が現れるおそれがあり，併用禁忌である．また，薬物代謝酵素 CYP2D6 の阻害作用を有するキニジン，アミオダロンなどとの併用により，デキストロメトルファンの血中濃度が上昇し作用増強が生じるおそれがある．ジメモルファンは耐糖能を変化させることが知られており，糖尿病患者では避けたほうがよい．

抗ヒスタミン薬

- くしゃみ，鼻汁，鼻づまりなどの症状緩和の目的で抗ヒスタミン薬が処方される．抗ヒスタミン薬は第一世代，第二世代に分類され，第一世代の古典的抗ヒスタミン薬である *d*-クロルフェニラミンマレイン酸塩（ポララミン®），ジフェンヒドラミン塩酸塩（レスタミンコーワ®），クレマスチンフマル酸塩（タベジール®），シプロヘプタジン塩酸塩水和物（ペリアクチン®）などが用いられる．

第一世代抗ヒスタミン薬が禁忌の患者

- 第一世代抗ヒスタミン薬は鎮静作用や抗コリン作用が比較的強く，眠気，めまい，倦怠感，インペアード・パフォーマンスや口渇，排尿障害などの副作用を生じやすい．したがって，自動車などの運転，機械の作業など持続的注意を必要とする患者には使用しない．抗コリン作用による散瞳とともに房水通路の狭窄によって眼圧が上昇するため，緑内障患者には禁忌である．ま

Salon de Festina lente

インペアード・パフォーマンス（impaired performance）

ヒスタミンは神経伝達物質の一つであり，脳内ヒスタミン神経系において，①覚醒の増加，②学習と記憶の増強，③自発運動の維持や増加，④摂食行動の抑制，⑤ストレスによる興奮の抑制，⑥痙攣の抑制などに関与している．抗ヒスタミン薬はヒスタミン神経系の伝達を遮断し，覚醒の減少や学習・記憶機能の低下を引き起こす．その結果として生じる集中力・判断力や作業能率が低下した状態をインペアード・パフォーマンスという．抗ヒスタミン薬の脳内ヒスタミン H_1 受容体占拠率と発現するインペアード・パフォーマンスの程度には相関があることが報告されている．

た，抗コリン作用は排尿筋の弛緩と膀胱括約筋の収縮を惹起し，排尿障害を悪化させるため，前立腺肥大症など下部尿路閉塞性疾患のある患者にも禁忌となる．

- 抗ヒスタミン薬は皮膚のヒスタミン遊離を抑制し，偽陰性となることがあるため，アレルゲンエキスによる皮膚試験を行う場合，試験開始の72時間前に抗ヒスタミン薬の投与を中止すべきとされている[2]．
- 妊娠第三半期における抗ヒスタミン薬と先天奇形との関連を調べた研究において，抗ヒスタミン薬の妊婦への使用は先天奇形を増加させないことが示されている[3]．風邪症候群の症状緩和のための短期間の使用であれば，クロルフェニラミン，クレマスチン，シプロヘプタジンの妊婦への投与は問題ないと考えられている．抗ヒスタミン薬は乳汁中へ移行することが知られており，授乳中は鎮静・催眠作用の強い薬剤の使用を避けることが望ましい．

漢方薬

▶前項の「漢方薬の処方の実際」（p.223）を参照．

- 風邪症候群に対して葛根湯，麻黄湯，小青竜湯，小柴胡湯などの漢方薬が使用される．これらの漢方薬に配合されている生薬である甘草（カンゾウ）は偽アルドステロン症を誘発し，四肢脱力，筋力低下，血圧上昇，血清カリウム値低下などの症状を呈することが知られている[4]．

甘草含有漢方薬は偽アルドステロン症に注意

- 甘草含有製剤による偽アルドステロン症は，甘草に含有されるグリチルリチンが11β-ヒドロキシステロイド脱水素酵素を阻害し，ミネラルコルチコイド受容体への親和性の高いコルチゾールから親和性の低いコルチゾンへの変換を抑制することによって，ミネラルコルチコイド作用が増強することで発現する[5]．
- 甘草は多くの漢方処方に配合されている汎用生薬であり，他の漢方薬を服用している患者に処方する場合は，構成生薬の重複に注意すべきである．サイアザイド系利尿薬，ループ利尿薬，インスリン製剤などと甘草を含有する漢方薬との併用は低カリウム血症のリスクを高めるため，血清カリウム値の慎重なモニタリングが必要である．
- 1日量として甘草を2.5g以上含有する漢方薬（❷）は，アルドステロン症，ミオパチー，低カリウム血症の患者には禁忌であるが，甘草含有量が2.5g

❷甘草を多く含有する漢方薬

甘草含有量（1日量）	漢方方剤
6.0g	芍薬甘草湯，甘草湯
5.0g	甘麦大棗湯，芍薬甘草附子湯
3.0g	小青竜湯，人参湯，五淋散，炙甘草湯，芎帰膠艾湯，桂枝人参湯，黄連湯，排膿散及湯，桔梗湯，黄芩湯，附子理中湯
2.5g	半夏瀉心湯，乙字湯

1日量として甘草を2.5g未満含有する漢方薬は上記以外に多数存在する．

未満の漢方薬でも注意を要する.

- 麻黄（マオウ）はエフェドリンを含有しており，甲状腺製剤，モノアミン酸化酵素阻害薬，キサンチン系製剤（テオフィリンなど）を服用している患者では交感神経刺激作用が増強される可能性がある.

その他

- 咽頭痛の治療あるいは上気道感染症の予防にヨード系含嗽薬（ポビドンヨード〈イソジンガーグル®〉）が多用される．ヨードは胎盤を通過するため，ヨード系含嗽薬による頻回の含嗽によりヨードが体内に取り込まれ，胎児の甲状腺中毒，新生児甲状腺機能低下症を生じる可能性があることが報告されており，妊婦への使用は注意を要する[6].

（直良浩司）

引用文献

1）Mangurten HH, et al. Neonatal codeine withdrawal in infants of nonaddicted mothers. Pediatrics 1980；65：159-60.
2）Antihistamines（Systemic）. USP-DI Drug Information for the Health Care Professional. 26th ed. Thomson Micromedex；2006.
3）Seto A, et al. Pregnancy outcome following first trimester exposure to antihistamines. Am J Perinatol 1997；14：119-24.
4）Stewart PM, et al. Mineralocorticoid activity of licorice：11-βhydroxysteroid dehydrogenase deficiency comes of age. Lancet 1987；2：821-3.
5）グリチルリチン酸等による偽アルドステロン症．厚生労働省医薬品副作用情報 No. 29. 1978.
6）朝倉由美ほか．新生児甲状腺機能におよぼすヨード過剰の影響．日本小児科学会雑誌 2002；106：644-9.

第9章　風邪症候群を予防する

日常においての予防対策

風邪症候群の定義，疫学

風邪は上気道を中心とした炎症性疾患である

- "風邪" もしくは "風邪症候群" の明確な定義はなく，一般には上気道の炎症症状を中心とした疾患であると考えられている．原因として約 80～90 % が呼吸器感染ウイルス（ライノウイルス，コロナウイルス，RS ウイルスなど）であり，一部細菌によるものもある．
- 小児で 1 年間に 6～10 回，成人で 2～4 回くらい罹患するといわれている．また，風邪≒上気道感染症と考えると，医療機関を受診する患者の約 4 %に相当し，人口 10 万人に対し 200～220 人くらいが受診している[1]．
- 古くから民間療法を含めて風邪予防についてさまざまな方策が立てられているが，これらの多くは科学的根拠に乏しい．
- インフルエンザウイルスによる感染は，ワクチン予防があり，治療薬があることから，ここでは "風邪" とはしない．
- 通常は数日～1 週間程度で軽快もしくは治癒する．

日常生活における風邪症候群に対する予防対策

食事

- 1970 年代から食事と免疫能に関する研究が始まっている．食事による免疫能の評価は，人種，性別，年齢，生活環境，腸内細菌叢などさまざまな要因による修飾を受ける．
- 古くから風邪との関連で研究されてきているサプリメントとして，ビタミン C，亜鉛，エキナセア（Echinacea）★1 があり，その他，朝鮮人参，ニンニク，プロバイオティクスがある[2]．

★1
エキナセア（ムラサキバレンギク）はキク科の植物であり，インディアンが薬草に用いたといわれているハーブである．欧米や北米で以前から風邪（急性呼吸器感染症）に用いられている．

風邪予防[2]

ビタミン C

- 予防効果については，通常の摂取量（200 mg/日）では予防効果はないことが示されている．通常の所要量を超えて大量（8 g/日）のビタミン C 摂取は風邪の有症状期間を短縮できる．

亜鉛

- 風邪治療に使用されるが，亜鉛製剤（トローチやシロップ）の風邪に対する効果はまちまちである．

- 健常人が風邪発症後24時間以内に内服を開始すると，風邪の有症期間を短くし，重症度を下げる．5か月以上の亜鉛シロップ内服で風邪の罹患率を下げる効果があったことが報告されているが，一般に予防効果については明確な回答がない．
- 剤型，用量が一定しないことから，エビデンスとしては証明されていない．

エキナセア

- 数多くの風邪に対する臨床試験がある．根や草本から，あるいはその両方からの抽出物などさまざまな製剤であることなどから，結果の解釈が難しい．
- 予防効果があるというエビデンスはみられない．

朝鮮人参・ニンニク（アリシン）・プロバイオティクス

- これらの食品の風邪予防または治療に対するプラセボ対照とした無作為試験が少なく，評価が困難である．
- 大量のニンニク（アリシン）は風邪の予防ができる可能性があることが示唆されているが，朝鮮人参，プロバイオティクスは予防効果のエビデンスがない．

飲酒

- 疫学調査によれば，アルコール消費量とすべての原因疾患による死亡率とのあいだには関連性がある．日本人を対象とした研究でも同様である[3]．まったく飲酒しない人よりは少量（22.8 g未満）から中等量（22.8～68.5 g）のアルコール消費量★2の人がすべての原因疾患による死亡率が最も低く，高用量（68.6 g以上）にアルコールを飲む人は死亡率が高くなる．アルコール消費量と死亡率のあいだにはJ型の相関関係があると考えられている[3]．
- 飲酒機会と死亡率との関連では，普段飲酒しない人が特別な機会に飲酒することで死亡率がやや高くなることが示唆されている[3]．

★2
日本酒1合は，アルコール量で22.8～22.9 gに相当する量と考えられている．

風邪予防

- 飲酒の関与について，呼吸器感染ウイルスを実験的に鼻腔投与する試験（アメリカ）がある[4]．1日に消費するアルコール量が適度に多いほど風邪罹患リスクを低下させた．ただし，この効果は喫煙の有無に左右され，喫煙者は飲酒による風邪予防効果は認められない．
- ヨーロッパでの前向き研究[5]では，飲酒によって風邪罹患のリスクが低下する．この研究ではワインの飲酒量が風邪予防に関連し，ビールやその他のアルコール類（蒸留酒）では関連がなかった．ワインに含まれるポリフェノール★3の効果ではないかと考えられている．
- 日本における後ろ向き研究[6]でも，適量の飲酒による風邪予防の効果があることが示されている．ワインだけでなく，ビール，日本酒などのアルコールが含まれている点がヨーロッパでの研究と異なる．大事なことは風邪予防効果は飲酒機会の回数が多いことであり，飲酒量との相関関係は認められていない★4．

★3
ポリフェノールはほとんどの植物に含まれる色素や苦み成分の総称である．5,000種以上あるといわれている．カテキン（お茶などに多い），イソフラボン（大豆の胚芽部分に多い），クルクミン（ウコン，しょうが），カカオポリフェノールなど多数知られている．

★4
適量での飲酒機会の増加は勧められるが，大量飲酒は控える．

- アルコールの風邪予防効果については，ワインに含まれるポリフェノールの免疫系に及ぼす効果やエタノールによる気道気流温度の上昇，血流の改善などが考えられているが，不明である．

睡眠

- さまざまなサイトカインが睡眠に影響を及ぼし，また睡眠もサイトカイン分泌に影響を及ぼす．睡眠不足はIL-6，TNF-α，IL-1，IL-2の分泌を増加させる．睡眠不足により，細胞性免疫（Th1優勢）＞液性免疫（Th2優勢）になる[9]．
- 健常人でのワクチン接種に対する免疫反応（抗体産生能）についての検討では，睡眠不足の人と比較して睡眠を十分とっている人のほうが有意にワクチン（A型肝炎，インフルエンザ）接種後の免疫反応が良い．

風邪予防

- 呼吸器感染ウイルスを経鼻的に感染させる実験的研究[8]では，睡眠時間が7時間以下の人は，8時間以上の人と比較して約3倍以上風邪に罹患しやすいことが示されている．
- 睡眠と風邪予防に関する明確なエビデンスは少ない．

喫煙

- 喫煙と心・血管系の疾患，肺癌など呼吸器疾患との発症・罹患率との相関関係についてはいうまでもない．
- 喫煙は肺炎球菌感染，インフルエンザ感染，結核感染などの感染リスクを増加させる[9]．

風邪予防

- 呼吸器感染ウイルスを経鼻的に感染させる実験的研究[4]では，喫煙者（1日に1本以上）は非喫煙者と比較して風邪関連ウイルスの感染を2.23倍有意に受けやすい．

喫煙は気道感染のネガティブファクターである

- 米国軍人を対象とした後ろ向き研究[10]では，喫煙者の22.7％が上気道炎に罹患したが，非喫煙者では16％であり，非喫煙者の罹患率が有意に低い．
- 喫煙者の風邪罹患率は，アルコール消費量，環境因子，精神的要因などの他因子に影響されないことも指摘されている．
- 喫煙と風邪予防に関する明確なエビデンスは少ないが，受動喫煙による感染リスクの上昇もある[9]ことから，禁煙することが望ましい．

気分

- 精神的ストレスは局所および全身免疫機能に影響を与える．またストレスは飲酒・喫煙の増加や，食事をとらなくなる，活動的でなくなるといった行動変化をもたらし，間接的に免疫能に影響を与えることもある[11]．

風邪予防

- 実験的なウイルス感染研究では，前向きな気分であれば，風邪ウイルス感染を起こしても症状発現が少なくなる[12]．
- ストレスの種類にかかわらず，ストレスは気道感染リスクを大きくする[11]．

精神的ストレスは風邪罹患のリスクが大きくなる

気候

- 温帯気候では冬季に風邪が流行しやすい．いくつかの風邪（急性上気道炎）原因関連ウイルスの活動性は気象条件（平均気温，相対湿度，風速）と関連している[13]．
- ライノウイルスは湿った気候を好む．一方，冬季に流行するRSウイルスやインフルエンザウイルスなど，その他の多くの呼吸器感染ウイルスは，低い気温を好む[13] ★5．

低温・乾燥は気道感染ウイルスの曝露，感染拡大を助長する

★5
RSウイルス感染は，気温と最も強く逆相関し，インフルエンザ，ライノウイルス，アデノウイルス感染なども気温と逆相関する．これらのウイルス感染は相対湿度，風速とも弱い相関を示す．ただしライノウイルスは風速とは相関関係なし．

その他の日常生活

- 日本人の習慣としてうがい・手洗いがあり，最近では咳エチケットとしてマスク使用が常識化している．これらは風邪予防として一般的に行われているが，海外ではそういった習慣がないようである．

うがい・マスク・手洗いは日本独自の習慣である

風邪予防

うがい★6

- 風邪が流行する冬季60日間，健常成人を対象として，「水うがい群」「ヨード液（イソジンガーグル®液）うがい群」「(基本的に）うがいなし群」の3群の群間並行試験の結果では，「水うがい群」の風邪罹患率が低く，約40％減らすことができた．一方，「ヨード液うがい群」では，「基本的にうがいなし群」と比較して予防効果はないことが示されている[14]．

★6
うがいは古くからかぜ予防として行われてきた方法であり，幼稚園や小学校など集団生活の場で励行されている．日本人の習慣であり，海外におけるうがい習慣はないようである．

マスク

- マスクにはさまざまな種類があり，医療機関で使用されるN95マスク★7やサージカルマスク，また一般に薬局などで購入できるガーゼマスク，不織布製マスクなど多数ある（❶）．
- 呼吸器感染ウイルスの飛沫感染を防ぐことで風邪予防可能であると考えられる．しかし，ウイルス粒子の大きさ（0.1～0.2 μm）を考えると市販されているマスクでは予防不十分である．
- 風邪罹患の人が飛散ウイルスを減らす，直接手で口や鼻を触る機会を減らす，鼻腔内・口腔内の乾燥予防が可能である，などの有用性がある．
- マスクによる風邪予防のエビデンスはない．

★7
N95マスクは，空気感染予防時に用いられる微粒子用マスク．医療用としても使用される．N95は米国労働安全衛生研究所により定められた規格．Nはnot resistant to oilで耐油性なしを表す．その他，R（resistant to oil：耐油性あり），P（oil proof：防油性あり）がある．95は直径0.3 μmの微粒子に対する捕集効率95％以上を示す．その他，捕集効率99（99％以上），100（99.97％）があり，これらの組み合わせで9クラスのマスクがある．

❶マスクの種類と捕捉される粒子の大きさ

マスクの種類	捕捉される粒子の大きさ
ガーゼマスク，紙マスク	不明
不織布製マスク	5 μm以上の粒子
N95マスク	0.3 μm以上の粒子
ナノマスク	0.03 μm以上の粒子

（里村一成．JOHNS 2008[14] より）

手洗い

- 咳をしたり，鼻を擤んだりといった行為により手指に付着したウイルスを洗い流すことは感染予防に有効と考えられる．方法としては，流水による方法，石鹸，

逆性石鹸を使用する方法，アルコールなど消毒液による手洗いなどがある．胃腸系の感染は減少させるが，呼吸器系の感染は抑制できない．

手洗いは接触感染を減らせる点で有益

- 現在まで風邪予防に関する臨床研究はない．しかし，手洗いをすることで接触感染の機会を減少させるということでは，有益な手段である．

ポイント

①日本では以前からうがい，手洗い，マスクといった習慣がある．また日常生活の中にもさまざまな風邪予防といわれているものがある．科学的根拠に乏しく，エビデンスがないものがほとんどであるが，まったく否定されるものではない．今後さらなる疫学研究が必要となる．

②喫煙は風邪（上気道感染）に罹患しやすいことは明確のようである．明らかなエビデンスがある予防法はいまだないのが現状であるが，健康的な生活を送ることが風邪予防に重要である．

（橋口一弘）

引用文献

1）平成23年（2011）患者調査の概況．厚生労働省ホームページ：http//www.mhlw.go.jp/toukei
2）Nahas R, Balla A. Complementary and alternative medicine for prevention and treatment of the common cold. Can Fam Physician 2011；51：31-6.
3）Sadakane A, et al. Amount and frequency of alcohol consumption and all-cause mortality in a Japanese population: The JMS cohort study. J Epidemiol 2009；19：107-15.
4）Cohen S, et al. Smoking, alcohol consumption, and susceptibility to the common cold. Am J Public Health 1993；83：1277-83.
5）Takkouche B, et al. Intake of wine, beer, and spirits and the risk of clinical common cold. Am J Epidemiol 2002；155：853-8.
6）Ouchi E, et al. Frequent alcohol drinking is associated with lower prevalence of self-reported common cold：A retrospective study. BMC Public Health 2012；12：987-94.
7）Ganz FD. Sleep and immune function. Crit Care Nurse 2012；32：e19-e25.
8）Cohen S, et al. Sleep habits and susceptibility to the common cold. Arch Intern Med 2009；169：62-7.
9）Arcavi L, Benowitz NL. Cigarette smoking and infection. Arch Intern Med 2004；164：2206-16.
10）Blacke GH, et al. Cigarette smoking and upper respiratory infection among recruits in basic combat training. Ann Intern Med 1988；109：198-202.
11）Pedersen A, et al. Influence of psychological stress on upper respiratory infection - A meta-analysis of prospective studies. Psychosom Med 2010；72：823-32.
12）Cohen S, et al. Emotional style and susceptibility to the common cold. Psycosom Med 2003；65：652-7.
13）du Prel JB, et al. Are meteorological parameters associated with acute respiratory tract infections? Clin Infect Dis 2009；49：861-8.
14）里村一成．かぜの予防—うがい，手洗い，マスクによる予防効果—．JOHNS 2008；24：1674-7.

有効な感染対策

- 一般に風邪症候群の症状は，❶に示すごとくである．鼻水やくしゃみが出て，翌日に高熱が出る風邪は，昔からヒトからヒトにうつるものであることは知られていた．その機序については，風邪患者の鼻水を健常人の鼻腔に入れると数日で同様の症状が出現することも確認された．鼻水の中の何らかの微生物が伝播するのが原因であるとの仮説のもとに種々の研究が進められた．一時期はある種のグラム陰性桿菌が原因であると考えられ「インフルエンザ桿菌」と名づけられたが，後に間違いであることがわかり，現在は名前のみが残っている．電子顕微鏡の開発，普及後，❷に示すウイルスが風邪症候群の原因であることがわかってきた[1]．
- したがって，風邪症候群における有効な感染対策は，①原因となるウイルスの伝播と生体への侵入を防ぐこと，②侵入してきたウイルスの生体（細胞）への生着を防ぐこと，③生体の抵抗力を増すこと，の３つに大別できると考えられる．

風邪症候群の有効な感染対策は３つ

原因となるウイルスの伝播と生体への侵入を防ぐ

- 具体的には，手洗い，マスクの着用が有効である．

マスクはウイルスを含む飛沫の侵入を予防する

手洗いについて

- 外出からの帰宅時には，自宅の家具などに触れる前に念入りに手洗いを行い，戸外から持ち帰ったウイルスを屋内の家具，寝具，食器などに付着させないことが勧められている．これを行うだけでも，感染率が減る．

マスクの着用について

- ウイルス１個分のサイズからすると，マスクの素材やフィルターを通過することはできても，飛沫として含まれるウイルスの鼻や口からの侵入は防ぐことができる．また，不用意にウイルスのついた手指で口や鼻を触ることによるウイルスの侵入を防ぐこともできる．
- 不特定多数の人が密集する場所，たとえば電車内

❶風邪症候群の症状

上気道と下気道の症状	くしゃみ，鼻汁，鼻閉，咽頭痛，咳，痰
消化器症状	悪心，嘔吐，下痢
全身症状	発熱，頭痛，全身倦怠感，食欲不振，筋肉痛，関節痛

❷風邪症候群の原因ウイルス

ミクソウイルス：インフルエンザ
パラミクソウイルス：パラインフルエンザ，RS ウイルス
アデノウイルス
ピコルナウイルス：コクサッキー，エコー，ライノウイルス
コロナウイルス

やバス，学校や職場などで風邪を患っていてもマスクを使用していない人に対して，マスク着用を促すことは集団感染を防ぐ意味でも非常に有効である．

侵入してきたウイルスの生体（細胞）への生着を防ぐ

- 具体的には，マスクの着用やうがいが有効である．

マスクの着用

保温と保湿の効果

- マスクが適度に湿ることにより，のど奥の粘膜が乾燥することを防ぎ保湿効果につながり，結果としてウイルスの極端な増殖を防ぐ．また，保温と保湿の効果により粘液線毛機能などの粘膜のバリア機能（感染防御機能）が保たれて，ウイルスの生着を抑制することが期待される．
- こうしたマスクの効果は，必ずしもN95マスクやナノマスクといった医療用や産業用の特殊なマスクでなくても家庭用マスクでも効果が期待できる．ただし，こうした家庭用マスクでも厚生労働省は不織布マスク（「織らない布」で作られたマスク），つまり繊維を織らずに機械的・化学的手段などで繊維と繊維を絡ませたりして作るマスクをとくに備蓄用として推奨している．品質が均一で粒子の捕集性が高く，通気にも優れているからである．
- 咳や痰などの風邪症状を主訴として耳鼻咽喉科を受診した患者を，(A) 日中のみマスク使用，(B) 日中および就寝時にマスクを使用する2群に分けて比較したところ，(B) の患者のほうが，風邪症状が早期に軽快した．就寝時のマスクが予防のみならず治療効果もあることが示唆された．効果の機転としては，マスク装着による加温・加湿と推測されている[2]．

うがいも念入りに行うこと

- インフルエンザも含めた風邪症候群の予防にうがいをするのは，世界で日本のみとなっている[3]．日本では，あたりまえのようにうがいが行われているので，長らく科学的な検証に基づくエビデンスがなかった．最近になって「うがいの風邪症候群予防効果」に関する報告がなされるようになり，うがいの有効性が示されている（❸）．
- “鼻うがい”も同時に行うのがよい．鼻うがいとは，コップなどに水やぬるま湯を入れ，それを鼻（の穴）にあてがい，軽く鼻から息を吸い込む要領で水を吸い入れて鼻腔を洗浄することである．鼻腔の粘膜に付着したウイルスを洗い流す効果が期待される．市販の鼻洗浄器を用いることも有用である．
- 喫煙やその受動喫煙を避けることも鼻内やのどの粘膜の炎症を減らしてウイルスの生着を抑制する．

Column

N95マスクとは？

米国国立労働安全衛生研究所が定めたN95基準の認定を受けたマスクである．感染性の飛沫核を吸入しないようにするためのマスクで，0.3μmの微粒子（油分を含まない空気中の個体・液体の煙霧質）を95％以上カットする効果がある．結核やSARSの感染防止として多くの医療機関で使われている．インフルエンザの感染予防にも使われている．

❸うがいの予防効果に関するエビデンス

うがいの方法	研究デザイン	対象者	対象疾患	予防効果	文献
水うがい vs うがいなし	RCT	18〜65 歳	普通感冒	あり	Satomura ら[4]
			インフルエンザ	不明	Kitamura ら[5]
ポピドンヨードうがい vs うがいなし	RCT	18〜65 歳	普通感冒	不明	Satomura ら[4]
			インフルエンザ	不明	Kitamura ら[5]
カテキンうがい vs 水うがい	観察研究	18〜65 歳	インフルエンザ	あり	Yamada ら[6]
	RCT	20〜65 歳	インフルエンザ	不明	Yamada ら[7]
水道水・塩素水・緑茶 vs うがいなし	観察研究	2〜6 歳	発熱	あり	Noda ら[8]
			病気による欠席	不明	Noda ら[8]

抵抗力を増す

- 暖かくして十分な栄養，休養をとることが，抵抗力，免疫能を高め風邪症候群の予防につながる．「風邪をこじらせない食事」なども推奨されているが[8]，とくに具体的にはビタミンC，鉄（ヘム鉄，「有機鉄」），オリーブ葉エキス（有効成分は，ポリフェノールの一種であるオーレユーロペン）の摂取は有効なようである．
- ビタミンCには，抗体産生能やリンパ球の機能亢進に重要なビタミンEの欠乏を補う機能があり，活性酸素などにより酸化されたビタミンEラジカルを抗酸化剤でもあるビタミンCが還元してビタミンEレベルを維持する機能もあると考えられている．また，ビタミンCと鉄の吸収には相互作用があり，消化管からの吸収率の悪い非ヘム鉄（無機鉄，野菜や果物に含まれる）の吸収をヘム鉄（有機鉄，肉類やレバーに含まれる）のごとく良くする働きがあるといわれている[9]．

Salon de Festina lente

日本人はうがい！

1918 年，世界でインフルエンザ（A1H1）（いわゆるスペインかぜ）が大流行した．この時，イギリスの学術誌『Lancet』（1918 年）にうがいを推奨する記事が見られた．しかし，その後は下火となり，現在では風邪を予防するのにうがいをするのは日本のみとなっている．

まとめ

- 風邪症候群は，インフルエンザも含めたさまざまのウイルス感染によって引き起こされる．事実，20 世紀の世界的なインフルエンザの大流行は「スペインかぜ」「香港かぜ」など，すべて「かぜ」とよばれた．
- 「たまご酒」のエビデンスは見つからなかったが，よく言われるうがい，手洗い，マスクは有効と考えられ，十分な栄養や休養をとることも心がけたい．

（松根彰志）

引用文献

1) 壇原 高．かぜとインフルエンザ—現在，過去，未来—．順天堂医学 2004；50(2)：149-54.
2) 川本将浩，猪原秀典．睡眠時マスクによるかぜ症状の軽減効果．口咽科 2011；24：129-33.
3) 岡林里枝，川村 孝．うがいによるかぜ予防・効果のエビデンス．日本医事新報 2012；No.4590：58-9.
4) Satomura K, et al. Prevention of upper respiratory tract infections by gargling：A randomized trial. Am J Prev Med 2005；29：302-7.
5) Kitamura T, et al. Can we prevent influenza-like illnesses by gargling? Intern Med 2007；46：1623-4.
6) Yamada H, et al. Gargling with tea catechin extracts for the prevention of influenza infection in elderly nursing home residents：A prospective clinical study. J Altern Complement Med 2006；12：669-72.
7) Yamada H, et al. A randomized controlled study on the effects of gargling with tea catechin extracts on the prevention of influenza infection in healthy adults. Jpn J Clin Pharmacol Ther 2007；38：323-30.
8) Noda T, et al. Gargling for oral hygiene and the development of fever in childhood：A population study in Japan. J Epidemiol 2012；22：45-9.
9) 安西ゆかり．風邪をこじらせない食事—風邪予防と対処法—．診断と治療 2000；88：2265-70.
10) 豊田 悟．感染症と栄養—風邪予防としての栄養アプローチ—．治療 2003；85：3016-20.

第10章 患者の年齢に応じた対応

乳幼児

乳幼児の風邪

風邪は 1～2 週間以内に自然治癒するウイルス性疾患である

- 風邪（普通感冒〈common cold〉）は，鼻汁・鼻閉などの上気道炎症状を主体とし，頭痛や筋肉痛，発熱などの全身症状はないか，あっても軽い．症状は通常 1～2 週間以内に治癒する．
- ほとんどがライノウイルスによる感染症である[1]．そのほかコロナウイルス，パラインフルエンザウイルスなど多くのウイルスが風邪を引き起こす．❶に風邪に関連する主なウイルスを示す．
- 通年性に起こりうるが，初秋から晩春に多い．ライノウイルスは 8～10 月と 4～5 月，パラインフルエンザウイルスは晩秋と晩春，RS ウイルスとインフルエンザウイルスは 12～4 月に，アデノウイルス，エンテロウイルスは夏季に多い．

乳幼児は年長児や成人に比べ風邪をひきやすい

- 一般的な上気道炎の頻度は，2 歳以下で平均 8 回/年，小児期で 6～8 回/年，思春期で 3～4 回/年である[2]．10～15 %の小児は 1 年に 12 回以上罹患するとされる．頻度は年齢とともに減少し，成人では 2～3 回/年となる[1]．

❶風邪に関連するウイルス

風邪との関連性	病原ウイルス	風邪の原因となる相対的な頻度
本来，風邪に関連するもの	ライノウイルス	多い
	コロナウイルス	時にある
本来は他の臨床的な症候群に関連するが，普通風邪も引き起こすもの	RS ウイルス	時にある
	ヒトメタニューモウイルス	時にある
	インフルエンザウイルス	少ない
	パラインフルエンザウイルス	少ない
	アデノウイルス	少ない
	エンテロウイルス	少ない
	ボカウイルス	少ない

（Turner RB, et al. Nelson Textbook of Pediatrics. 19th ed. Saunders；2011[1] より）

乳幼児の特性

乳幼児の診察

- 成人は，通常，症状を自覚して医療機関を受診する．しかし，乳幼児は多くの場合自分から症状を訴えず，希望もしないのに医療機関に連れてこられる．体調が悪い状態で長い待ち時間を経て診察室に入るころには，子どもも不機嫌であり，保護者も疲れと不安でいらだっていることも少なくない．
- 保護者から，必要な情報をいかに効率よく聞き出すかは重要である．問診票などを上手に活用する．また小児特有の徴候や症状を知っておき，具体的に質問することも大切である．
- 子どもの状態を観察することは診察の基本である．訴えが鼻汁や鼻閉であっても，耳鼻咽喉科医として必ず鼓膜所見や咽頭所見も観察し，頸部の触診も行う．「何となくいつもと違う」「元気がない」という印象も大切であり，そのためには保護者からの情報とともに，医師も健康な子どもの状態を知っておく必要がある．
- 受診に際して保護者が何を求めているか，何に困っているかを把握するよう努める．風邪そのものを治すような特効薬は存在しないが，子どもの苦痛を和らげるための対症療法には意義があろう．家庭における症状への対処方法や生活上の注意，他の疾患や合併症を疑うべき徴候などについての指導も重要である．保護者をねぎらい，その不安を軽減し疲労を解消させることは，子どもへのより良いケアにつながる．看護師など医療スタッフの協力が不可欠である．

患児の苦痛と保護者の不安や負担の軽減に努める

背景因子

- 集団保育や同胞の有無，受動喫煙の有無など，感染の危険因子となる個々の背景を把握しておく．生後1年未満の保育園児では，家庭保育の子どもに比べて1.5倍以上風邪をひきやすいという．成長するにつれて集団保育児と家庭保育児の罹患頻度の差は小さくなるが，3歳ころまではその差が続く[1)]．

解剖生理学的特性

- 低年齢児では気道径が狭く，粘膜下組織が疎性で血管に富み柔らかいため，成人と比べて容易に狭窄をきたす．酸素消費量は成人の2倍であり，呼吸数を増やすことでこれに対応しているため余裕が少なく，気道狭窄が生じると全身に及ぼす影響が大きい[3)]．また粘膜下の分泌腺が多い一方で，肺活量が少なく有効な排痰を意識的に行いにくいため，分泌物が問題となりやすい．
- 新生児は主に鼻呼吸であり，口呼吸を習得するまでには3～6週間を要するといわれる[4)]．乳児は喉頭の位置が高く，とくに新生児では軟口蓋と喉頭蓋が接しており，乳汁を吸啜し嚥下しつつ鼻で呼吸することができる．しかし，鼻閉が生じると呼吸困難に陥りやすい．とくに哺乳時に呼吸が十分にできないことは哺乳障害を引き起こし，乳児にとっても母親にとっても大きな

乳児では鼻閉により呼吸困難や哺乳障害をきたしやすい

苦痛となる.

乳幼児は免疫学的に未熟な状態である

免疫学的未熟性

- 補体系，好中球・単球などの食細胞，NK（natural killer）細胞などから成る自然免疫は，初めて出あう病原体に即応的に反応するように生体が備えている初期防御的な免疫機構である．自然免疫系は生後1年で急速に発達して学齢期までにほぼ成熟するが，完全に機能するのはティーンエイジ期以降である[5]．
- リンパ球や樹状細胞がかかわる獲得免疫は，抗原に遭遇することで成立し記憶される．反応速度は遅いが，抗原特異的に働いて生体の防御機構を担う．新生児は母体から移行したIgG抗体を備えているが，自己による抗体産生が徐々に始まる一方で，母体由来抗体は減少し，総IgG量は生後3〜5か月で最低のレベルとなる[6]．クラス，サブクラスにより異なるものの，免疫グロブリンが成人と同じレベルに達するには数年を要する．

症状と経過

- 典型的には，ウイルス感染後1〜3日で風邪症状が出現する．初発症状は咽頭痛ないし咽頭瘙痒感であり，まもなく鼻閉と鼻漏が出現して第2〜3病日には鼻症状が主体となる．咳嗽は，通常，鼻症状の出現後に約30％の患児で認められる．症状の持続期間は多くは約1週間だが，約10％では2週間続く[1]．
- インフルエンザウイルス，RSウイルス，アデノウイルスではライノウイルスやコロナウイルスに比べて発熱や他の症状をきたしやすい[1]．

診断

- 症状と理学所見を中心に，他の重症な疾患，あるいは治療すべき疾患を除外する．耳鼻咽喉科医が鑑別すべき主な疾患はアレルギー性鼻炎，鼻副鼻腔炎であり，これらについては❷にまとめた．
- しかし，アレルギー性鼻炎と風邪は初期には区別が難しく，経過を観察していくうえで明らかになることもある．そのほか，肺炎・気管支炎など，より重篤な感染症，鼻腔内異物などがある．

症状への対応

治療に関する留意点

風邪への特効薬はなく，治療は対症療法である

- 風邪はウイルス性疾患であり，根本的な治療薬はない．したがって，対応は生活管理と対症療法による．いわゆる風邪ではなくインフルエンザであれば，抗インフルエンザウイルス薬の適用を検討する．抗菌薬は無効であり，

❷風邪，アレルギー性鼻炎，鼻副鼻腔炎の特徴

	風邪	アレルギー性鼻炎	鼻副鼻腔炎
症状	咽頭痛→鼻閉 / 鼻漏→咳嗽，時に発熱	くしゃみ，水性鼻漏，鼻閉，目や鼻のかゆみ	膿性鼻漏，鼻閉，後鼻漏，湿性咳嗽，頬部痛，頭痛
経過	急に発症し，1〜2 週間で治癒	当該抗原に一致して持続，反復	2〜4 週間以上持続
鼻内所見	発赤，腫脹，水性〜粘性鼻汁	蒼白または発赤，水性〜粘性鼻汁，腫脹	膿性鼻汁，発赤，腫脹
咽頭所見	発赤		膿性後鼻漏
鼻汁検査	好中球優位のことが多い	好酸球優位	好中球優位 細菌
背景	家庭や園，地域での流行	アレルギー疾患の家族歴，既往歴 特異的 IgE 抗体陽性	先行する風邪

続発する細菌感染を予防する効果もない．

- 小児に対する対症療法の有効性は確立されたものではなく，使用の是非について依然議論されている段階である．風邪の多くは自然に治癒するものであり，安易な投薬は無益であるばかりか，副作用の原因となることもある．市販の感冒薬や鎮咳薬について，アメリカ食品医薬品局（FDA）は 2 歳以下の小児には使わないよう勧告している[1] ★1．
- しかし，子どもが苦しそうで，保護者もつらく不安だからこそ解決を求めて受診するのである．子どもの様子を観察し，保護者の訴えを丁寧に聞いたうえで，苦痛を軽減するために必要であれば薬剤を処方する．注意すべき症状や合併症についても情報を提供し，保護者の不安の軽減に努める．

★1
いわゆる総合感冒薬にはサリチルアミド，アセトアミノフェンなどが含まれている．2 歳未満児への投与により致死的な呼吸抑制が起こったとの報告があるプロメタジン製剤を含むものもあり，基本的に乳幼児には総合感冒薬は投与しない[7]．

鼻汁，鼻閉への対応

- 前述のように，とくに乳児では，鼻閉による苦痛が大きい．鼻粘膜の腫脹だけでなく，鼻汁も鼻閉の原因となる．
- 鼻を自分で擤めない子どもは，保護者に鼻汁を吸引することを勧める．吸引用の器具はさまざまなものが市販されているので使いやすいものを選ぶが，シンプルなもののほうがよいようである．
- 鼻を擤める子どもでは保護者が声かけをして促し，片方ずつ，無理な力を加えずゆっくり擤むよう練習させる．3 歳ころになれば鼻を擤めるようにしたい．鼻すすりは中耳炎の危険因子でもあるため，行わないように指導する．
- 第一世代の抗ヒスタミン薬は鼻汁を 25〜30 % 程度改善するとされる[1] が，副作用として眠気や痙攣の誘発，喘息患者で抗コリン作用による喀痰の粘稠化，去痰困難の危険性があり，投与は慎重に判断すべきである．点鼻用血管収縮薬は発汗，徐脈，昏睡などの全身症状が出やすいので小児には使用しない．とくに 2 歳未満の乳幼児では禁忌である．

吸引や鼻擤みで鼻汁を除去することが大切である

咳嗽

- 一般に小児では年齢が小さいほど咳嗽の頻度が高く，湿性咳嗽を呈する[8]．また咳による全身症状，すなわち食思不振や哺乳力低下，嘔吐，睡眠障害などが引き起こされやすい[9]．
- 風邪による咳嗽は，通常，自然に治癒する．また，咳嗽は生体防御反応の一つである．とくに湿性咳嗽は喀痰を排出する反応であり，安易に抑制すべきものではない．分泌物の排出を促すよう気道粘液修復薬（例：カルボシステイン〈ムコダイン®〉30 mg/kg/日を3分服）などで対応する．麻薬性鎮咳薬であるコデインなどは風邪の咳嗽には無効であり[1]，とくに呼吸抑制の感受性が高い新生児や乳児では慎重な投与が求められている．

発熱

発熱には冷却と水分補給を行い必要時に解熱薬を頓用する

- 発熱には，冷却，水分補給，解熱薬で対応する．厚着は避け，腋下や頸部などを冷やす．また発熱に伴い脱水になりやすいので，水分補給を心がける．38.5℃を超え，元気がないときには解熱薬を用いるが，その目的は平熱にすることではなく，発熱による患児の苦痛や不快感を緩和することである．
- 通常アセトアミノフェン★2（カロナール®，アンヒバ®坐剤など）10～15 mg/kg/回を頓用とし，服用間隔は4～6時間以上あけて1日3～4回までとする．坐剤よりも経口剤のほうが作用は早い．6か月未満の乳児には原則として用いない．
- 発熱があっても，機嫌が良く食欲もあれば，無理に解熱させる必要はない．ただし，熱性痙攣の既往がある場合はこの限りではなく，小児科の主治医の指示に従う．
- 生後3～4か月未満の乳児の発熱は，小児科医に紹介する．

★2
欧米ではアセトアミノフェンと並び，イブプロフェン3～6 mg/kg/回もよく用いられるが，日本ではそれほど頻用されていない．

生活上の注意

安静と十分な睡眠，水分補給，栄養補給が大切である

- 安静にし，十分に睡眠をとり，水分が多くて消化が良く温かい食事で水分補給と栄養補給を行う．とくに熱が高いときには水分補給に努める．

Advice 患者・家族への説明のポイント（鑑別を含め）

風邪は1～2週間以内に自然治癒するウイルス性疾患であり，特効薬はなく抗菌薬も無効である．まずは安静と睡眠，水分や栄養の補給を心がける．乳幼児は鼻閉や鼻汁，咳による苦痛も大きいので，鼻汁はなるべく擤ませるか吸引する．子どもの苦痛や不快感を和らげるために，個々の症状に対する薬物治療を行うこともある．

発熱が続き膿性鼻漏を認め，機嫌が悪いときは，急性中耳炎や鼻副鼻腔炎を合併している可能性があるので再診が必要である．ぐったりして元気がない，飲めない・食べられない，高熱や咳嗽が続く，下痢や嘔吐がひどい，などの症状がある場合は，より重篤な疾患の可能性もあるので早めに小児科専門医を受診すべきである．

子どもの病気は保護者，とくに母親には大きなストレスとなる．子どもについて「夜中から発熱し鼻も詰まってぐずっている」と訴えるとき，母親自身も寝不足で疲れている．共感し，不安の軽減に努めることも大切である．

- 37℃台程度の発熱でも元気があれば，とくに入浴を控える必要はない．ただし，体力の消耗を防ぐよう，あまり高温の湯に長時間入ることは避け，入浴後も冷えないようにする．

合併症への注意

中耳炎

- 最も頻度の高い合併症で，風邪をひいた子どもの5～30％にみられる[1]．とくに集団保育児や同胞がいる児，低年齢児など，ハイリスクとなる背景因子に留意し，診察の際には必ず鼓膜所見も確認する．
- 症状は耳痛，発熱，進行すれば耳漏などであるが，急性中耳炎で耳痛を訴えるのは60％程度とされる[11]．発熱が2～3日続き，膿性鼻漏が多く，機嫌が悪かったり夜泣きをしたりするようであれば中耳炎を疑う．いったん解熱した後の再発熱や，微熱が続く場合も要注意である．診断と治療はガイドライン[12]に詳述されている．

発熱の遷延，膿性鼻漏，不機嫌があれば中耳炎を疑う

鼻副鼻腔炎

- 5～13％の小児が，風邪に引き続いて細菌性の急性鼻副鼻腔炎を合併する[1]．膿性鼻漏や湿性咳嗽が持続するときは，鼻内所見や咽頭の後鼻漏の有無を確認する．詳細は他項に譲る．

▶第5章の「急性鼻副鼻腔炎」の項（p.92）を参照．

その他

- 急性喉頭気管気管支炎（クループ）や急性喉頭蓋炎など上気道の狭窄をきたす疾患や，気管支炎や肺炎の合併，喘息の悪化などには注意が必要である．しばしば消化器症状や発疹なども伴う．まれではあるが髄膜炎や川崎病など重篤な疾患も存在する．
- 全身状態に注意し，高熱が続く，ぐったりして活気がない，経口摂取ができない，などの場合は小児科専門医に紹介する（❸）．

Advice　どんな場合に専門医へ紹介すべきか？

「今度風邪をひいたら，耳鼻科に連れてきたほうがいいですか，小児科に行ったほうがいいですか？」とよく聞かれる．鼻漏や鼻閉，発熱程度で全身状態がさほど悪くなければ耳鼻科で対応できるし，膿性鼻漏など中耳炎や鼻副鼻腔炎の合併の徴候については，局所所見の観察と処置が可能である耳鼻科の意義は大きい．

しかし，全身状態が悪いとき，すなわち活気がない，高熱がある，胃腸症状が強い，といった場合は肺炎や髄膜炎などのより重篤な疾患も否定できないため，すみやかに小児科専門医に紹介すべきである．脱水や痙攣など二次的な症状の場合も同様である．コントロール不良の喘息や心疾患など基礎疾患がある場合や，新生児・乳児期早期の高熱なども小児科医に相談すべきである．

高頻度に風邪をひく，治りにくい，合併症を起こして重症化する，という子どもでは，免疫学的異常や基礎疾患の有無について，専門医での精査を依頼することも必要であろう．

❸小児科専門医に紹介すべき症状

- ぐったりして元気がない.
- 経口摂取が十分にできない.
- 高熱が続く.
- 生後 3～4 か月未満児で発熱がある.
- 喘鳴や重度の咳嗽がある.
- 咳嗽が持続する.
- 呼吸状態が悪い.
- 嘔吐，下痢などの消化器症状が強い.
- 傾眠傾向がある，項部硬直がある.

❹精査を要する徴候

風邪について
• 乳児期早期から繰り返す. • 頻度が高い. （背景因子も考慮） • 呼吸状態，全身状態が悪化しやすい.
合併症について
• 中耳炎，鼻副鼻腔炎，肺炎などを頻回に起こす. • 重症の中耳炎，肺炎で入院を要する. • 中耳炎や鼻副鼻腔炎を起こすと治りにくく，遷延化する.

精査を検討する場合（❹）

● まれではあるが，先天性免疫不全症候群や原発性線毛運動不全症★3 などの基礎疾患を有する児が存在する．風邪を引く頻度が高かったり，上気道以外の感染を併発して重症化したり，遷延化したりするような場合は，精査も必要である．疑わしい場合には，専門医に紹介する．

（増田佐和子）

★3
本症の患者は新生児期より鼻漏，鼻閉を呈することが多く，欧米では「風邪をひいて生まれてくる」と表現される[13].

引用文献

1）Turner RB, Hayden GF. The common cold. In：Kliegman RM, et al, editors. Nelson Textbook of Pediatrics. 19th ed. Saunders；2011. p.1434-6.
2）原　寿郎．反復感染と免疫不全．加藤裕久編．ベッドサイドの小児の診かた．第 2 版．東京：南山堂；2001．p.379.
3）市村恵一．小児喉頭疾患における気道確保―耳鼻咽喉科の立場から―．JOHNS 2003；19：1557-61
4）守本倫子．先天奇形：正中鼻瘻孔，鼻腔狭窄，後鼻孔閉鎖症．池田勝久編．耳鼻咽喉科診療プラクティス 9．小児の耳鼻咽喉科診療．東京：文光堂；2002．p.114-8.
5）Ygberg S, Nilsson A. The developing immune system — from foetus to toddler. Acta Paediatr 2012；101：120-7.
6）齋藤昭彦．小児の免疫機構．薬事 2012；54：219-22.
7）増田佐和子，臼井智子．耳鼻咽喉科外来における小児咳嗽の実態．耳鼻臨床 2011；104：61-6.
8）寺田由晃．小児の咳・痰の診かた．JOHNS 1994；10：1551-4.
9）中込一之，永田　真．咳嗽への対応．JOHNS 2008；24：1701-6.
10）鈴木雅明，飯野ゆき子．小児急性中耳炎―耳痛の特徴と治療．JOHNS 2004；20：803-5.
11）横田俊一郎．感冒に対していわゆる感冒薬は本当に必要ですか．小児内科 2001；43：388-90.
12）日本耳科学会・日本小児耳鼻咽喉科学会・日本耳鼻咽喉科感染症研究会．小児急性中耳炎診療ガイドライン 2013 年版．東京：金原出版；2013.
13）竹内万彦ほか．原発性線毛運動不全症の中耳病変の検討．耳鼻臨床 2012；105：521-6.

学童期

- 風邪症候群は，日常診療にて診察する疾患のなかで最も頻度が高い疾患の一つであり，成人においては平均 3〜4 回 / 年，幼小児では平均 6〜7 回 / 年発症するといわれており，その原因微生物は，ウイルス，細菌，マイコプラズマ，クラミジアなどであるが，約 9 割はウイルス感染と考えられている．
- 学童は小学校で学ぶ児童であり，学校などの集団生活に入るために，風邪症候群に罹患することが多いことが特徴である．
- 本項では，小児，とくに学童期を中心とした風邪症候群の病原診断，および治療について述べる．

風邪症候群の病態

- 風邪症候群の症状はくしゃみ，鼻汁，鼻閉，咽頭痛という上気道症状が中心であり，しばしば咳嗽や喀痰などの下気道症状を伴い，発熱，頭痛，全身倦怠感などの全身症状を伴う総称である．
- 日本呼吸器学会は 2003 年に 成人気道感染症診療の基本的考え方，呼吸器感染症に関するガイドラインを作成し，風邪症候群を鼻腔から喉頭までの急性上気道炎と位置づけているが，学童においては，下気道炎の症状を含めた複数の病態が出現することが多く認められる．風邪症候群はさまざまな病態が含まれている[1]．

普通感冒

- 上気道炎の症状のなかで，主として鼻症状を中心としたウイルス性疾患であり，くしゃみ，鼻汁，鼻閉が徐々に出現・増悪する．発熱がある場合においても軽度であり，おおむね 38.5℃未満が多い．

急性咽頭炎・扁桃炎

- 咽頭痛が主症状であり，しばしば発熱を伴い，鼻汁，咳嗽は軽度である．
- 咽頭粘膜の発赤，腫脹を認め，時に咽頭後壁や咽頭粘膜表面に白苔を認めることがあり，頸部リンパ節の腫脹や圧痛を認めることがある．

急性気管支炎

- 鼻汁，咽頭痛などの上気道症状で発症するが，次第に増悪する咳嗽，喀痰が中心であり，喀痰は粘性〜膿性までさまざまである．

●原因としてはウイルス性からマイコプラズマ，クラミジアなどの非細菌性，肺炎球菌，インフルエンザ桿菌などの細菌性感染によっても起こる．

小児～学童期における風邪症候群の病原体とその特徴

感冒ウイルス

●普通感冒は1年中患者発症があり，ウイルスにより惹起される．わが国での感冒ウイルスの分離数の多い時期を示す（❶）[2,3]．

ライノウイルス

●ピコルナウイルス科に属するRNAウイルスであり，普通感冒の代表的な原因ウイルスとして知られている．

コロナウイルス

●コロナウイルス科に属するRNAウイルスであり，普通感冒の代表的な原因ウイルスとして知られている．

パラインフルエンザウイルス

●パラミクソウイルス科に属するRNAウイルスで，1～4型に分類されている．

クループを発症する代表的なウイルス

●小児では発熱や鼻炎程度にとどまることが多いが，乳幼児に感染した場合は重症の肺炎や気管支炎を発症することがある．また，クループを発症する代表的なウイルスである．

RSウイルス

●パラミクソウイルス科に属するRNAウイルスであり，抗原性の異なった2

❶感冒ウイルスの分離数の多い時期

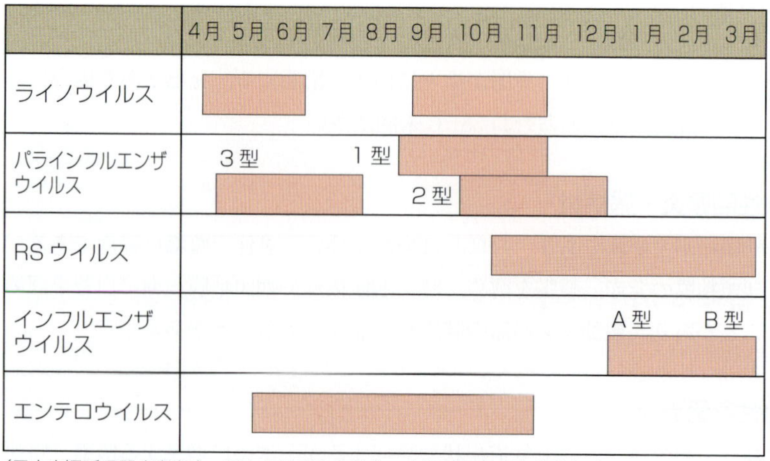

4月 5月 6月 7月 8月 9月 10月 11月 12月 1月 2月 3月
ライノウイルス
パラインフルエンザウイルス
3型
1型
2型
RSウイルス
インフルエンザウイルス
A型
B型
エンテロウイルス

（日本小児呼吸器疾患学会・日本小児感染症学会．小児呼吸器感染症診療ガイドライン2011.[2]より）

つのサブグループ（A，B）に分けられる．

- 発熱を伴う鼻炎や咽頭炎で終わることが多いが，乳幼児の細気管支炎や肺炎などの下気道炎を発症し，急性中耳炎との合併を高頻度に認める．

インフルエンザウイルス

- オルソミクソウイルス科に属するRNAウイルスであり，A，B，C型の3つのタイプが存在する．詳細はインフルエンザの項を参照．
- 学童期においては学級内での感染が重要視される．

▶第4章の「インフルエンザ感染症」の項(p.60)を参照.

エンテロウイルス

- エンテロウイルスはピコルナウイルス科に属するRNAウイルスであり，腸管内で増殖するウイルスの総称のため，腸管ウイルスともいう．ポリオウイルス，コクサッキーウイルス，エコーウイルスA，B，エンテロウイルス群に分類される．
- 一般的な風邪症状のほかに，非特異的発熱，発疹，ヘルパンギーナ，手足口病，無菌性髄膜炎，脳炎，心筋炎，胃腸炎など多彩な臨床像を呈する．ヘルパンギーナはコクサッキーウイルス2，4，10型などが多く，高熱とともに軟口蓋に水疱形成を認める．手足口病では初期症状として発熱と咽頭痛があり1～2日後には手掌や足底，膝裏，殿部などに有痛性水疱性丘疹が生じ，口内にも水疱形成を認める．

アデノウイルス

- アデノウイルス科に属するDNAウイルスであり，50種類以上の血清型が知られている．
- 咽頭扁桃炎，肺炎，咽頭結膜熱，流行性角結膜炎，胃腸炎，出血性膀胱炎など多彩な臨床像を呈する．耳鼻咽喉科領域では扁桃炎を起こすウイルスとしてよく知られている．口蓋扁桃の発赤と膿栓付着を認め，高熱を伴い，白血球増多，CRP高値を伴うことが多い．夏季の流行が多いが，ほぼ通年性に検出される．

ヒトメタニューモウイルス

- パラミクソウイルス科に属するRNAウイルスであり，2001年に発見された新しいウイルスである．RSウイルスに類似しており，臨床症状もRSウイルス疾患と類似している．10歳までにほぼ全員が感染する．

非ウイルス性病原微生物

- 非ウイルス性の病原微生物も学童期には重要な風邪症候群を惹起する．以下に学童期に風邪症候群を惹起する病原微生物を記す．

Mycoplasma pneumoniae

- ヒトから分離同定されるマイコプラズマには14種類が知られており，呼吸器感染症としては *M. pneumoniae* が臨床的に重要である．マイコプラズマは細胞壁を保有せず，3層から成る限界膜で覆われていることから多型性である．
- 5歳以上の学童期における異型肺炎の一般的な病原体であり，学校などの小集団で散発性流行を認める．以前は4年の周期性サイクルを反復するといわれていたが，現在では周期性が不明確になっている．
- 臨床症状が比較的軽度であるものの，胸部X線所見にて著明な陰影を認める[4]．

M. pneumoniae は学童期の異型肺炎の一般的な病原体である

百日咳菌

- グラム陰性桿菌であり，DPTワクチン★1 未接種の乳幼児に多く発症するが，学童にも発症を認めることがあり，近年では成人発症例に関心が集まっている．
- カタル期では鼻汁，咳嗽などの普通感冒症状を認めるが，痙咳期では，5～10回以上に連続した咳発作を認め，嘔吐，チアノーゼ，顔面紅潮，眼瞼浮腫などが認められ，その後，回復期に至る．全経過として6～8週間を要する[5]．

★1
ジフテリア・破傷風・百日咳混合ワクチン．

Chlamydia pneumoniae

- グラム陰性球菌であり，自らエネルギー産生ができないため，宿主細胞に感染増殖する偏性細胞寄生菌である．本菌感染の流行は小・中学校や老人施設などの集団に発症する．ヒトに感染するクラミジアでは，最も感染機会が多い．
- 臨床症状は比較的軽度であり，発熱，咳嗽が主症状であり，血液学的検査の炎症反応は，正常および軽度上昇する[6]．

A群β溶血性連鎖球菌

- グラム陽性球菌であり，菌の細胞壁多糖体抗原による血清型でA～Jに分類される．羊血液寒天培地の溶血性でα，β，γおよびα'に分類される．学童期を中心として冬季から初夏にかけて流行する．
- 咽頭炎，扁桃炎，猩紅熱をはじめとして蜂巣炎，丹毒，膿痂疹，急性心内膜炎，劇症型溶連菌感染症など種々の感染症を起こすこともある[7]．

風邪症候群の病原診断

ウイルス

- 風邪症候群の原因としてはウイルス感染が最も多く，ウイルス抗原または粒子を直接証明することは，感染症検査の基本であり，検体採取は発病早期が

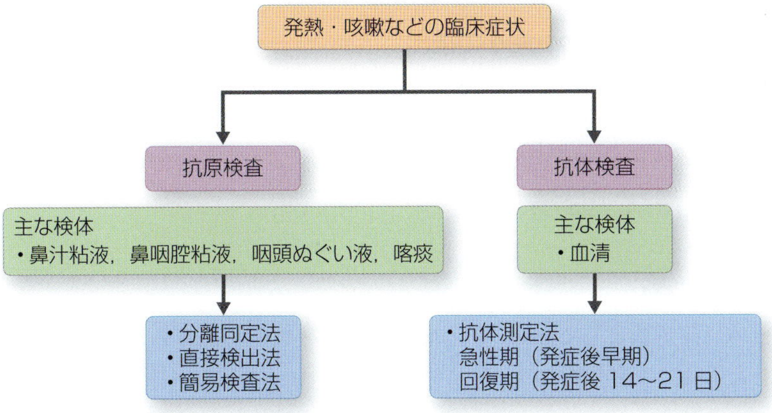

❷気道ウイルス感染症検査の流れ

（日本小児呼吸器疾患学会・日本小児感染症学会．小児呼吸器感染症診療ガイドライン 2011.[2] より）

望ましい．気道ウイルス感染症検査の流れについて記す（❷）[2]．

ウイルス検出法

- 検体は，鼻汁吸引液，鼻腔・咽頭ぬぐい液が多く，ウイルス検査法ではウイルス分離が基本であるが，日常臨床ではウイルス抗原の簡易迅速検出法が広く利用されており，RS ウイルス，アデノウイルス，インフルエンザウイルスなどの迅速診断キットが用いられる．

抗体検査

- 急性期および回復期のペア血清の抗体価が 4 倍以上上昇した場合に確定診断できる．呼吸器感染症では再感染が高度であり，ウイルスは多数の血清型・亜型がみられるため，抗体の推移からのみの診断には慎重さが必要になる．

肺炎マイコプラズマ

Mycoplasma pneumoniae の検出

- 鼻腔・咽頭ぬぐい液および喀痰が検体として用いられ，分離培養には，PPLO★2 液体培地など特殊な培地が必要であり，通常 7 日以上要する．しかし，最近では loop-mediated isothermal amplification（LAMP）法による検出キットが使用されており，保険収載されている．

★2 PPOL
pleuropneumonia-like organism（ウシ胸膜肺炎菌様微生物）．

血清学的診断

- 補体結合（CF）反応，受身赤血球凝集（PHA）反応，粒子凝集反応，ELISA 法が一般的であり，ペア血清の抗体価が 4 倍以上上昇した場合に診断可能である．
- また，単独血清においても CF で 128 倍以上，PHA で 640 倍以上でも同様である．

肺炎クラミジア

Chlamydia pneumoniae の検出

- 鼻腔・咽頭ぬぐい液および喀痰が検体として用いられ，細胞培養を用いた分離培養や PCR 法を用いる．
- PCR 法は感度および特異度ともに良好であるが，トラコーマ・クラミジアの PCR 法のみ保険収載されている．

血清学的診断

- 抗体価測定法として micro-IF 法があり，ペア血清の抗体価が 4 倍以上上昇した場合に確定診断とされ，ヒタザイム *C. pneumoniae*（日立化成製）などによる酵素免疫法（EIA 法）では吸光度から換算したインデックスの上昇を認めた場合に確定診断可能である．

百日咳

百日咳菌の検出

- 鼻腔・咽頭ぬぐい液および喀痰が検体として用いられ，選択培地にて培養する．
- また，PCR 法や LAMP 法による診断も行われる．

血清学的診断

- 凝集素価検査が広く活用されているが，DTaP（acellular pertussis）ワクチンの凝集原を含まないワクチン接種を行っていた場合はペア血清の凝集素価が 4 倍以上の上昇で診断される．
- 血清抗体価は EIA 法にて百日咳毒素（PT）と線維状赤血球凝集素（filamentous hemagglutinin：FHA）に対する IgG 抗体が測定されており，ペア血清の抗体価が 4 倍以上の上昇が診断の基本であるが，ワクチン接種自体で上昇を認める場合がある．

A 群 β 溶連菌

A 群 β 溶連菌の検出

- 咽頭・扁桃ぬぐい液からの培養により菌の証明をする．迅速診断キットもあり，5～10 分で結果が得られる．

血清学的診断

- 抗ストレプトリジン O 抗体（ASO）は感染後 2～4 週で上昇するが，C 群および G 群溶血性連鎖球菌でも上昇する．
- 抗ストレプトキナーゼ抗体（ASK）は感染後 10～14 日で上昇し，ASO や抗 DNase-B 抗体より早く低下する．
- 抗 DNase-B 抗体は A 群溶血性連鎖球菌に特異性があり，感染後 1～2 週で上昇し，3～4 週でピークとなる．

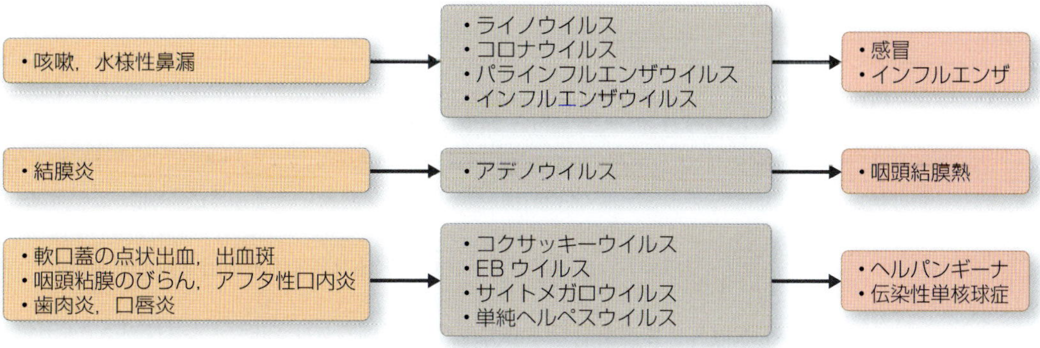

❸ウイルス性急性咽頭・扁桃炎を疑う所見と感染ウイルス，感染症

（山中　昇．咽頭・扁桃炎のマネジメント，医薬ジャーナル社；2009[8]より）

学童期における風邪症候群に対する治療

普通感冒

- 原則的にはウイルス由来の疾患であり，抗菌薬の適応はなく，対症療法のみである．しかし，ウイルス感染後の二次感染により，急性鼻副鼻腔炎や急性中耳炎など合併症を認める場合は抗菌薬投与の適応となる．
- インフルエンザウイルス感染においては，ノイラミニダーゼ阻害薬投与が一般的に行われるが，オセルタミビル（タミフル®）投与と異常行動発現との関連は不明ながら，厚生労働省は合併症，既往歴などからハイリスク患者と判断される場合を除いて10歳代での使用を差し控えるように警告しており，本剤を使用する場合は，服用2日間，保護者は小児・未成年者が一人にならないように配慮することを患者・家族に説明することが求められている[2]．

急性咽頭炎・扁桃炎

- 咽頭・扁桃炎の原因の多くはウイルス性であり，ウイルス性急性咽頭・扁桃炎を疑う所見のうち，咳嗽，水様性鼻漏を伴う場合はライノウイルスなどによる感冒やインフルエンザウイルス感染を，結膜炎を認める場合はアデノウイルス感染を，口腔咽頭粘膜のびらんやアフタ，出血斑などの粘膜病変を認める場合はコクサッキーウイルスやEBウイルス感染を疑う（❸）[8]．
- ウイルス性咽頭・扁桃炎であれば，対症療法が行われるが，A群 β 溶連菌などの細菌感染による扁桃炎であれば，基本的にペニシリン系抗菌薬が選択

Advice　どんな場合に耳鼻咽喉科か小児科に受診すべきか？

①通常の風邪症候群であれば，耳鼻咽喉科および小児科においても問題なく，かかりつけ医に受診することが勧められる．
②全身状態が良好な風邪症状であれば，咽頭扁桃の炎症が主体であると考えられ，耳鼻咽喉科受診が推奨されるが，咳嗽など下気道病変の症状が非常に強く，全身状態も不良な場合は小児科受診が推奨される．

Advice　患者・家族への説明のポイント

①風邪症候群は，小児では平均6～7回/年発症するといわれており，その原因微生物は，ウイルス，細菌，マイコプラズマ，クラミジアなどであるが，約9割はウイルス感染と考えられている．
②急性気道感染症で分泌物からのウイルス分離，ウイルス抗原検出，PCR法によるウイルス核酸検出，細菌培養，あるいはウイルスの血清診断，マイコプラズマ抗体価，クラミジア抗体価の確認などにより原因を同定できることがある．
③ウイルス性感染であれば対症療法が原則であり，非ウイルス性感染であれば，感染微生物に応じた適切な抗菌薬加療が有効である．
④学童においては学校における感染普及への配慮から学校保健法により出席停止期間が決められている．インフルエンザウイルス感染においては，学校への登校は発症後5日を経過し，解熱後2日を経過するまで登校を控える．百日咳においては特有の咳が消失するまで，または5日間の適正な抗菌薬療法が終了するまで，アデノウイルスによる咽頭結膜熱は主要症状が消退した後2日を経過するまで出席停止とされている．溶連菌感染症，ヘルパンギーナ，マイコプラズマなどは出席停止の指示をするかどうかは，学校における感染症の発生・流行の態様などを考慮のうえ判断される．

される．ペニシリンアレルギーにおいてはマクロライド系抗菌薬内服が第一選択となるが，マクロライド耐性菌の分離頻度が高いため選択に注意を要する．セフェム系抗菌薬も有効であり，ペニシリン系抗菌薬よりも優れた効果を認める．ニューキノロン系抗菌薬は難治症例や重症例に非常に効果を認めるが，小児適応薬剤も少なく，耐性菌の発生と増加防止のために安易な使用は避けるべきものと考えられる．

急性気管支炎

- 咳嗽を伴う普通感冒との鑑別が困難な場合があるが，ウイルス性であれば対症療法に準ずるが，非ウイルス性急性気管支炎についての治療について記す．
- 非ウイルス性急性気管支炎は小児科領域にもかかわる疾患であるため，小児科との連携において加療を行うことが肝要と思われる．

肺炎マイコプラズマ

- 細胞壁をもたないため，細胞壁合成阻害薬であるペニシリン，セフェム系抗菌薬は無効であり，マクロライド系，テトラサイクリン系抗菌薬が用いられる．8歳未満の小児では歯牙への副作用からテトラサイクリン系抗菌薬の投与を控える．ニューキノロン系抗菌薬も有効である．

百日咳

- 多くの抗菌薬が感受性をもつが，第一選択はマクロライド系抗菌薬である．

肺炎クラミジア

- マクロライド系，テトラサイクリン系抗菌薬が用いられる．

（平野　隆）

引用文献

1）田口　修．かぜ症候群とは？ JOHNS 2008；24：1659-62.
2）日本小児呼吸器疾患学会・日本小児感染症学会．小児呼吸器感染症診療ガイドライン 2011．小児呼吸器感染症診療ガイドライン作成委員会．東京：協和企画；2011．p.4-18.
3）矢野寿一ほか．かぜ総論　耳鼻咽喉科領域のかぜウイルス．JOHNS 2008；24：1667-70.
4）沼崎　啓．抗菌薬が有効なかぜ症候群　肺炎マイコプラズマ．小児科診療 2003；12：2201-8.
5）岡田賢司．抗菌薬が有効なかぜ症候群　百日咳．小児科診療 2003；12：2186-92.
6）尾内一信．抗菌薬が有効なかぜ症候群　クラミジア・ニューモニエ．小児科診療 2003；12：2193-200.
7）野々山勝人，砂川慶介．抗菌薬が有効なかぜ症候群　A 群 β 溶連菌．小児科診療 2003；12：2209-13.
8）山中　昇．咽頭・扁桃炎のマネジメント．大阪：医薬ジャーナル社；2009．p.69-92.

青年期，壮年期

- いわゆる「風邪症候群」は日常臨床で遭遇する最も多い病態で，その原因は多岐にわたるが，一般的に短期で治癒する予後良好な疾患である．
- そこで，日常一般診療における青年期および壮年期の風邪症候群の対応とマネージメントの観点から，その管理上のコツと落とし穴について概説する．

風邪症候群の病態

- 風邪症候群の多くはウイルス感染によって発症するが，一般細菌，マイコプラズマ，クラミジアなどの非定型病原体もその原因となる．
- 症状としては，くしゃみ，鼻漏，鼻閉，咽頭痛などの上気道症状が主であるが，咳・痰など下気道の症状を伴うことが多い．また，頭痛，発熱，関節痛，全身倦怠感などの全身症状を随伴するだけでなく，下痢，腹痛などの消化器症状を呈することもあり，症状は多岐にわたる．
- 風邪症候群の病型の主な分類について以下に示す（❶）．

非特異的上気道炎

- 1〜3 日の潜伏期の後に，徐々に鼻漏，くしゃみなどの鼻・副鼻腔症状で発症し，カタル期には鼻漏の性状は水様性，次に粘液性，そして粘膿性に変化し，高度な鼻閉も認められる．咽頭痛などの咽頭症状，咳・痰などの下気道症状などの複数の症状があり，どの症状もとくに際立って優位でないことが多い．発熱は 37.5 ℃程度で，頭痛，全身倦怠感などを認めることがあるが全身症状は軽度である．
- 病原体の多くはライノウイルスであるが，他にもコロナウイルスなどの種々

❶風邪症候群の 5 つの病型

病型	鼻症状	咽頭症状	下気道症状	結膜症状	抗菌薬の適応
非特異的上気道炎	▲	▲	▲	×	なし
急性鼻・副鼻腔炎	●	×	×	×	一部のみ
急性咽頭炎	×	●	×	×	GABHS 感染の場合
急性気管支炎	×	×	●	×	一部のみ
咽頭結膜炎	×	●	×	●	なし

●：特に際立っている症状，▲：認められることが多い，×：あまり認められない．
GABHS：Group A β-hemolytic streptococcus.

のウイルスが原因となりうる．細菌感染ではないため，抗菌薬の適応はない．

急性鼻・副鼻腔炎

- 鼻漏，くしゃみ，鼻閉が主症状である．原因は肺炎球菌やインフルエンザ菌であることが多い．①7日以上症状が持続し，片側性の頬部痛・圧痛，膿性鼻汁が持続する，あるいは②非常に強い片側性の頬部の痛み・圧痛，発熱がある場合には急性鼻･副鼻腔炎を疑ってすみやかに抗菌薬の投与を開始する．
- 鼻単純X線検査は必須ではないが，一側性の上顎洞を中心に陰影を認めることが多い．

急性咽頭炎

- 咽頭痛が主体であるが，咽頭の粘膜の発赤・腫脹，咽頭や扁桃の滲出物，頸部リンパ節腫脹を認める場合がある．しばしば38℃台の発熱を認めることがある．
- 病原体の多くは，小児ではコクサッキーウイルスA群であるのに対して，成人ではアデノウイルスであることが多い．また，A群β溶連菌による感染（Group A β-hemolytic streptococcus：GABHS）による場合が5〜15％あり，臨床的な特徴として①発熱，②口蓋扁桃の白苔を伴う腫脹，③咳嗽がないこと，④頸部リンパ節腫脹があり，このうち3項目以上を満たす場合にGABHS感染の可能性が高いと考えられる．咽頭ぬぐい液を用いた迅速診断試験があり，臨床上有用である．GABHS感染症と診断された場合は，抗菌薬の適応となる．

Advice　専門医への紹介

問診にて喀痰の量が多い場合や血液が混入する場合や慢性呼吸器基礎疾患や重喫煙者で治療への反応が不良な場合には，難治性の呼吸器疾患が潜在している可能性があるため，呼吸器専門医への紹介が必要となる．また，風邪症候群と症状は一部類似するが，致死的なこともある急性喉頭蓋炎があることを念頭において日常診療および救急外来に従事する必要がある．典型的なケースを❷に示す．また，咽頭痛を主訴とする疾患には扁桃周囲炎，咽後膿瘍，亜急性甲状腺炎，壮年期の急性心筋梗塞などもあり，専門医への紹介が必要となる．

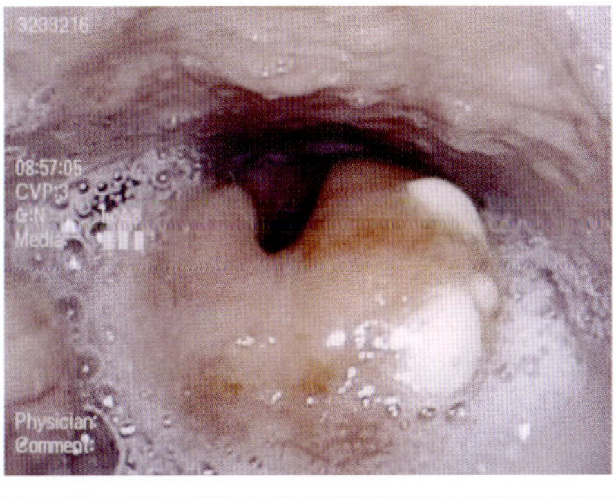

❷急性喉頭蓋炎（29歳，男性）

2日前から咽頭痛があり，嚥下時の痛みが急激に増悪したため来院．食事はほとんど摂取できない．発熱38℃．咽頭の発赤・腫脹なし．頸部リンパ節は触知せず．喉頭蓋の著明な発赤・腫脹と白苔を認め，急性喉頭蓋炎の診断にて入院加療となった．

急性気管支炎

- 喀痰・咳嗽などの下気道の症状が主体となる．喀痰の量は少量から中等量で，性状は粘性から粘膿性であることが多い．発熱は伴うことがあるが，高熱は少ない．
- アデノウイルス，マイコプラズマ，肺炎クラミジアなどが主な病原体である．ヒトメタニューモウイルスが下気道感染の重要な病原体であることが報告されている．

咽頭結膜炎

- 夏季にプールを介して学童・小児が罹患することが多い．咽頭痛などの咽頭症状，高熱，結膜炎を合併することが多い．
- アデノウイルス3型が病原体である．

風邪症候群の対応とマネージメント

診断のコツと落とし穴

- 風邪症候群の診断では，症状，臨床経過，時期，地域での流行に関する情報が重要な手掛かりとなる．風邪症候群の症状や流行時期は，病原体の種類，地域の人口動態や気象条件によって大きく異なり，個人の免疫状態および血中抗体保有の有無に大きく左右される．したがって，風邪症候群を可及的すみやかに的確に診断するためには，地域での流行状況，とくにどのような症状が多くみられるかを把握しておくことが重要である．
- また，風邪症候群と鑑別を要する疾患はきわめて多岐にわたり，多くの重篤な疾患が初期には感冒様症状を呈したり，風邪症候群を契機に発症する場合があるので注意を要する．ライノウイルスやアデノウイルスのように一般的な風邪症候群の病原体ウイルスによる症状が10日以上持続することは非常にまれであり，症状が遷延する場合には重大な疾患の可能性を念頭に入れて，血液検査（白血球，CRP，肝機能，腎機能，電解質など），および喀痰・咳嗽などの下気道症状がある場合には胸部X線，細菌培養検査，細胞診を行う必要がある．

Advice　患者・家族への説明のポイント

風邪症候群には，予防対策が重要となる．風邪症候群の病原体は咳やくしゃみによって上気道を経由して飛沫感染する経路と鼻を擤んだ手指に付着した病原体が，物体を介して伝播する経路の2つがある．そのため，患者本人は当然のことながら，患者の周囲の家人，職場・学校の同僚らもマスクの着用，うがいと手洗いが非常に重要な予防方法となる．さらに全身状態を良好に保つことが重要で，そのための十分な栄養と睡眠の確保，室内の保温と加湿を維持することが回復をすみやかに促すことにつながる．

治療のコツと落とし穴

- 風邪症候群の病原体ウイルスに対する抗ウイルス薬はないため，対症療法が主体となる．安静と栄養，気道の保湿，全身の保温は最も重要かつ基本的な対処方法である．
- 具体的な対症療法としては，鼻症状への抗ヒスタミン薬，下気道症状への鎮咳薬，去痰薬，発熱・疼痛に対する非ステロイド系の消炎鎮痛薬が中心となる．

（太田伸男）

参考文献

1. 日本呼吸器学会呼吸器感染症に関するガイドライン作成委員会．成人気道感染症診療の基本的考え方．東京：杏林書院；2003.
2. 久認定内科専門医会「医療標準化ワーキンググループ」松村栄久ほか．風邪症候群用語の統一と抗菌薬の適正使用のために．内科専門医誌 2003；15：217-21.
3. 高野義久．在宅・外来における呼吸器感染症　問題点と対策．化学療法の領域 2007；23：1429-36.

高齢者

- 風邪症候群は高齢者に最も多い呼吸器感染症であり，その原因の 90％がウイルス感染と考えられている．基本的には抗菌薬を使用せず治療を行うのが一般的であるが，高齢者では細菌による二次感染を生じやすいので注意が必要である．
- 高齢者は一般に基礎疾患を有することが多く，加齢とともに全身状態が低下するとさらに複数の基礎疾患をもつようになる．肺気腫などの慢性呼吸器疾患や糖尿病の合併率が高いことも知られている．このような高齢者が各種の感染症を発症すると，その感染症病態は非高齢者とは異なる場合があるので注意が必要である．高齢者における風邪症候群の診断においては，高齢者に特有な病態を十分理解したうえでの対応が求められる．

高齢者における風邪症候群の特徴

一般的な高齢者感染症の特徴

- 一般的な高齢者感染症の特徴として，以下の点が指摘されている[1]．

①複数疾患の存在．
②非定型的症状．
③愁訴を自覚しない，うまく伝えられない．
④個体差が大きい．
⑤医原的要因が多い．
⑥重症化しやすく，しばしば難治性である．

高齢者における風邪症候群の特徴

- 高齢者における風邪症候群の特徴として，以下の点があげられる[2]．

①高齢者では若年者に比べ，咽頭痛，鼻汁などの上気道症状が少なく，咳・痰などの下気道症状および食欲不振などの症状が多い．
②経過が遷延したり，細菌の二次感染による肺炎を合併する率が高い．
③基礎疾患を有する率が高く，臓器不全に陥る危険性もある．
④内部環境保持能力の低下により，発熱などによる脱水状態を起こしやすい．

風邪症候群に続発して生じる高齢者肺炎の特徴

- 高齢者では，食欲不振，全身の活動性の低下などの非定型的な症状が多く，

❶加齢による呼吸器系の変化

1）肺機能の低下	予備力の低下により，呼吸不全に陥りやすい. •肺弾性線維・肺胞（ガス交換の場）の減少 •胸郭の運動制限—•呼吸筋の筋力低下 •脊柱後彎による胸郭の変形 •肋軟骨の石灰化
2）感染防御機能の低下	i）解剖学的防御機能の低下 •咳・くしゃみ・喉頭反射の低下 •粘液線毛輸送の低下 （以上2項目）→病原の排除の低下 ii）免疫学的防御能の低下 •液性および細胞性免疫の低下 •低栄養状態による抵抗力の低下
3）睡眠呼吸障害の出現	•無呼吸 •浅呼吸 •呼吸リズムの異常

（水島　豊ほか．臨床と研究 1991[2] より）

咳・痰，呼吸困難などの呼吸器症状が強く出ない場合も多く認められる．

- また，慢性気管支炎や肺気腫などのある患者では，肺炎像が修飾されるため胸部X線像で肺炎像が見落とされることがある．そうした結果，肺炎の診断・治療が遅れる場合もあり注意が必要である．
- 二次性細菌性肺炎の起炎菌として，とくに高齢者に特有な病原菌はないが，再発しやすく，治療が繰り返し行われ，抗菌薬治療の長期化の結果，耐性菌の出現する頻度が高くなる．

加齢による身体的特徴の変化

- 加齢による呼吸器系の変化を❶[2]に示す．
- 加齢による退行性変化に伴い弾性収縮力の低下をきたし，機能的予備力が低下する．その結果，呼吸不全に陥りやすい状態となる．また痰の喀出力・咳反射の低下や免疫能の低下により，感染防御能が低下している．

加齢による免疫能の変化

- リンパ球を中心とした免疫能はピークに達した後，その高いレベルを維持することなく20歳を過ぎると低下し始める．40歳代でピークの50％となり，70歳代では10％前後にまで低下する人も多い（❷）[3]．高齢者において感染症が重症化しやすい理由の一つと考えられる．

注意すべき鑑別疾患

インフルエンザ

- インフルエンザでは，一般的に高熱，悪寒，頭痛，咽頭痛など全身症状と上気道症状に引き続き，咳などの下気道症状を伴うことが多い．これに対し，

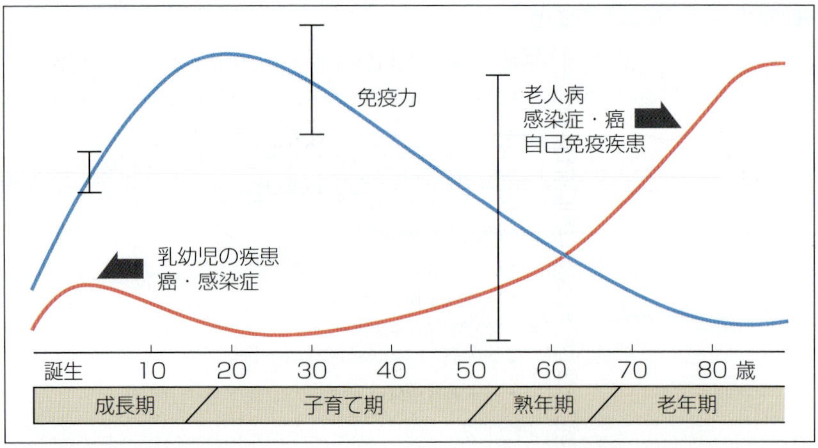

❷加齢による免疫能の変化

（廣川勝昱，宇津山正典．Biotherapy 2009[3] より）

高齢者では，高熱，悪寒，頭痛，咽頭痛は目立たず，むしろ，倦怠感，咳嗽・喀痰などの下気道症状，呼吸困難を呈する傾向があり，気管支炎や肺炎を合併しやすい．

インフルエンザ死亡のおよそ90％が65歳以上

- 季節性インフルエンザの流行期には，二次性細菌性肺炎が高齢者に多くみられている．肺炎合併率は，高齢者で8.7～28.6％と高率であり，インフルエンザ死亡のおよそ90％は65歳以上の高齢者が占める[4]．
- 高齢者のインフルエンザでは高熱を伴わない患者が3割以上も存在し，このような症例では迅速診断キットの使用なしでの診断は困難である．ただし，高齢者における迅速診断キットの感度は70％程度との報告もあり，診断キットの結果だけに頼っていると，診断を誤る危険性もあることを認識しておかなければならない．

誤嚥性肺炎

- 誤嚥性肺炎の症状としては発熱，喀痰増加，咳嗽，頻呼吸，頻脈など風邪症候群と類似した症状が一般的であるが，高齢者では意欲がない，食欲不振，日常活動低下，傾眠，意識障害などの非典型的所見で発症することもあるので注意を要する．

Advice　どんな場合に専門医へ紹介すべきか

慢性閉塞性肺疾患（COPD）の有病率が40歳代では3％，50歳代では5％であるのに対して，60歳代では12％，70歳以上に至っては17％に増加している[6]．COPDや肺気腫などの呼吸器基礎疾患を有する高齢者においては，専門医への紹介も念頭におかねばならない．

また，高齢者におけるインフルエンザは重篤な病態を示すものが多く，直接の死亡原因となることも多い．インフルエンザと診断されたり，強く疑った場合はインフルエンザ肺炎の合併も考え専門医への紹介を考慮する．

- 高齢者の場合は誤嚥を念頭におき，食事でむせることがないか，必ず確認すべきである．疑わしい場合は積極的に嚥下評価を検討すべきであろう．

肺結核

- 65 歳以上の高齢者における結核の特徴としては，若年層に比較して呼吸器症状が軽度で，全身症状を強く訴える頻度が高いことが報告されている．したがって，体重減少，食思不振などの全身症状を強く訴えた場合でも胸部 X 線検査を行い，異常陰影がみられた場合には細菌学的検査を行うべきである．

敗血症

- 熱発を主症状とする敗血症は重要な鑑別疾患の一つである．近年，抗菌薬の開発とその臨床応用により敗血症は救命可能な疾患となってきたが，その対応が遅れると依然として死亡率は高く，とくに高齢者では，基礎疾患や加齢に伴う臓器障害による感染防御能の低下を認め，局所感染症から敗血症に移行しやすいため注意が必要である．
- 敗血症を疑う場合は，積極的に血液培養検査を行い，また新しいマーカーであるプロカルシトニン（procalcitonin：PCT）検査を行うことも検討すべきである．

プロカルシトニン（PCT）：重症細菌感染症，敗血症の新しいマーカー

- PCT は重症の細菌，真菌，寄生虫感染症の診断のパラメーターで，感染に対する全身的な反応の過程でのみ生成される．局所に限局された細菌感染，ウイルス感染，慢性炎症性疾患，自己免疫疾患，アレルギー疾患では PCT は誘導生成されない．
- 理学所見に乏しい高齢者の敗血症のマーカーとしても有用と考えられる．

プロカルシトニンは理学所見に乏しい患者にも有用

高齢者の治療についての留意点

- 風邪症候群の治療は安静，保温・保湿，栄養・水分補給が基本であり，高齢者でとくに重要性が高い．
- 日本呼吸器学会のガイドライン[5]では，風邪症候群の治療指針として，臨床症状，患者背景より治療方針を検討しており，65 歳以上の高齢者では健康な身体状況が保たれている場合とそうでない場合を分けて検討している．また，慢性呼吸器疾患，心疾患，糖尿病などの基礎疾患保有者には医療機関診療を推奨している（❸）．
- 健常成人であれば医療機関を受診せず，対症療法などで 1 週間以内に自然治癒する場合が多いが，高齢者では，細菌性肺炎，中耳炎，副鼻腔炎を併発したり，気管支喘息や慢性閉塞性肺疾患（COPD）などの基礎疾患の増悪をきたすこともあり，画一的診療には注意が必要である．

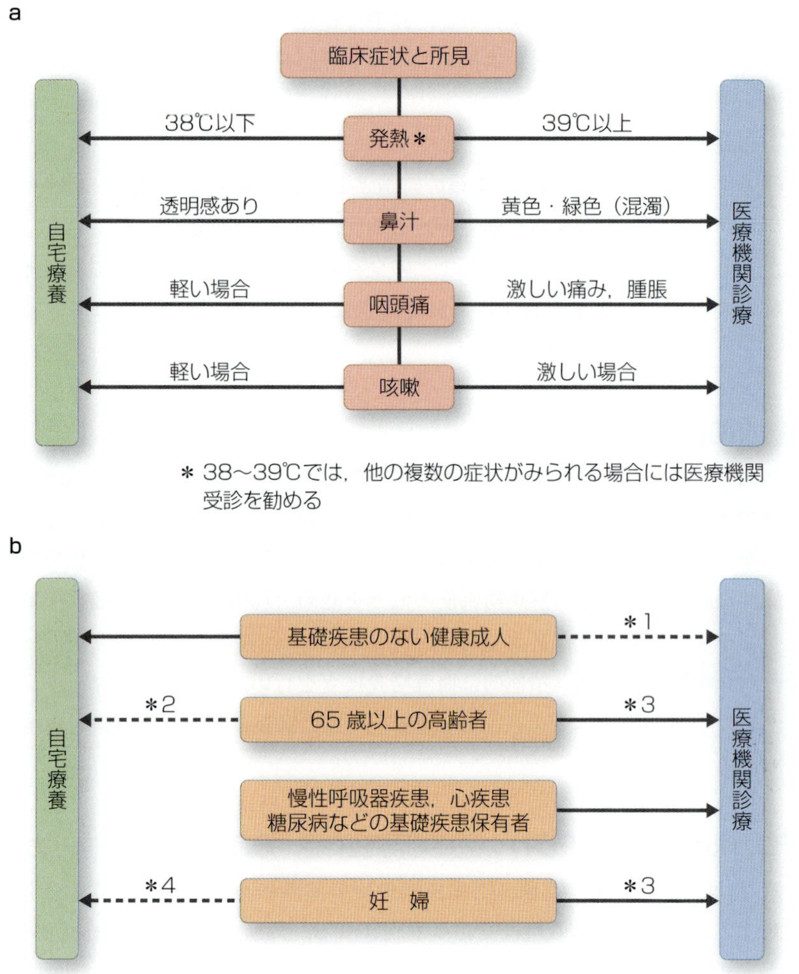

＊1　インフルエンザなどで重篤な症状の場合のみ
＊2　健康な身体状況が保たれている高齢者
＊3　インフルエンザの流行前のワクチン投与など
＊4　第 2 子以上の妊婦では自宅に呼吸器病原体のキャリアの子どもがいることに留意する

❸風邪症候群（急性上気道炎）の治療ガイドライン

a. 臨床診断からみた治療方針
b. 患者背景からみた治療方針
（日本呼吸器学会診療ガイドライン作成委員会．呼吸器感染症に関するガイドライン．日本呼吸器学会；2003[5] より）

- 風邪症候群の診療で重要なのは合併症を意識した診療で，抗菌薬の必要性，入院の是非の判断がポイントとなる．また，冬季には心疾患，慢性呼吸器疾患，慢性腎疾患，膠原病，悪性腫瘍などの基礎疾患の増悪をきたす．これが細菌性肺炎などの合併症の原因となり致死的な経過をとることもあり注意が必要である．
- 細菌性肺炎はとくに重要な合併症であり，高齢者で，発熱，咳嗽の改善が芳しくない場合は肺炎を考慮して胸部 X 線検査や採血を行う必要がある．そ

> **Advice** 患者・家族への説明ポイント（鑑別を含め）—不顕性誤嚥を念頭に
>
> 微熱と咳・喀痰を主訴に受診．家族は「風邪をひいたようです」と言う．高齢者の場合は誤嚥を念頭におき，食事でむせることがないか，必ず確認すべきである．
>
> また，食事中に激しくむせる，などといった明らかな誤嚥のエピソードがなくても誤嚥性肺炎は起こりうる．多くは睡眠中に起こるとされ，これを不顕性誤嚥という．とくに脳梗塞後の患者では，嚥下反射や咳反射の低下により睡眠中の不顕性誤嚥が生じやすくなり，繰り返す肺炎の原因となっている．実は健常人でも睡眠中 10％程度に不顕性誤嚥を認めるとされ，脳梗塞後では，その割合が 80％まで上昇するといわれている．また，睡眠薬，鎮静薬，向精神薬なども嚥下反射を抑制することから，不顕性誤嚥の悪化因子とされている．
>
> 明らかな誤嚥のエピソードがなくても，たまに発熱し自然に治るといった経過があるときは不顕性誤嚥を起こしていないかを疑うことが重要である．

の際，高齢者では，「元気がない」「食欲がない」のように咳嗽や発熱などの典型的な症状を欠く肺炎も散見され，免疫不全者や合併症をもつ患者とともに注意が必要である．

投薬について

- 発熱はウイルスの増殖を抑制する生体防御の一つである．ただし，患者の苦痛が強い場合には，頓用で解熱鎮痛薬を投与する．高齢者においてはアセトアミノフェンのような解熱作用が穏やかな薬物が推奨される．
- 症状に応じて蛋白分解酵素薬，鎮咳・去痰薬，抗ヒスタミン薬，点鼻薬，含嗽薬などを投与するが，膿性痰をみる場合には細菌性二次感染を疑い，抗菌薬を投与する．通常はβラクタム系を第一選択とするが，慢性呼吸器疾患例には組織移行性の高いレスピラトリーキノロン薬を使用する．ただし，使用前には必ず腎機能が低下していないことを確かめ，また使用中は低血糖など高齢者に発現しやすい副作用の発現に注意を払う必要がある．
- 高齢者の服薬上の注意点として，（服薬上の注意点）
  ①薬の飲み忘れが多い，
  ②逆に薬を飲んだことを忘れて，重複服用する，
  ③医師の指示どおりに飲まない，
  といった点に注意が必要である．
- 対策として，1 包化調剤などの工夫をしたり，医師が患者や家族によく説明することが大切である．また高齢者への処方のコツとして，（高齢者への処方のコツ）
  ①服薬しやすい剤形（錠剤）を選ぶ，
  ②薬剤数を少なく（5 種以内）する，
  ③服用方法を簡単にする，
  ④副作用の少ないものを選ぶ，
  などに配慮することも大切である．

施設・家庭での予防策

- 高齢者にとっては発症させないこと，また重症化させないことが必要で，とくに予防に心がけた生活習慣が重要である．一般的な手洗い，うがい，マスクの着用以外に，高齢者においては以下の点に注意を要する．
  ①うがい薬を用い，口腔内を清潔に保つ．
  ②体位ドレナージによる排痰を行う．
  ③入浴などにより，体を清潔に保つ．
  ④加湿器などを用い，咽頭・喉頭の乾燥を防ぐ．
  ⑤食事摂取後，1時間ほど座位を保つ．
  ⑥食事を介護する場合，誤嚥させないように気を配る．
  ⑦肺炎球菌ワクチン，インフルエンザワクチンの接種．
  ⑧快眠・快便に心がける．
  ⑨適度な運動・日光浴を行う．
  ⑩禁煙や受動喫煙を避ける．
- 施設入所者においては，インフルエンザ，肺結核も念頭に，発症の初期の段階で隔離を行うことも重要である．その際に，入所者の多くは，症状を自ら訴えない場合が多いため詳細な観察を行うことが必要とされる．

（佐野啓介）

引用文献

1）稲松孝思．よく診る高齢者の感染症の特徴と対策　臨床症状の特徴．臨床と微生物 2003；30：655-60.
2）水島　豊ほか．高齢者におけるかぜ症候群および肺炎の治療と予防．臨床と研究 1991；68(6)：1715-8.
3）廣川勝昱，宇津山正典．免疫能の評価判定とその回復について．Biotherapy 2009；23(1)：1-12.
4）鈴木幹三．高齢者感染症．舟田　久編．日常外来で遭遇する感染症診療ガイド．大阪：永井書店；2006. p.99-113.
5）日本呼吸器学会診療ガイドライン作成委員会．呼吸器感染症に関するガイドライン．成人気道感染症診療の基本的考え方．東京：日本呼吸器学会；2003.
6）Fukuchi Y, et al. COPD in Japan：the Nippon COPD Epidemiology study. Respirology 2004；9(4)：458-65.

風邪症候群のハイリスクグループ

- 風邪症候群は，主にウイルスによって発症する．通常は1～2週以内に自然治癒するが，乳幼児，高齢者，免疫不全患者，呼吸器疾患などの基礎疾患保有者，すなわちハイリスクグループでは，時に致死的な状態を招くなど重篤化しうる．
- 本項では，風邪症候群の主な原因ウイルスであるライノウイルス，RSウイルスおよびコロナウイルス感染について，ハイリスクグループの特徴や注意すべき点について概説する．

ライノウイルス

- ピコルナウイルス科に属するRNAウイルスであり，風邪症候群の代表的な原因ウイルスである．100種類以上の血清型がある．気道上皮のICAM-1や低比重リポ蛋白受容体に結合し感染する．
- 通常は1～2週以内に自然治癒するが，乳幼児，高齢者，喘息および免疫不全患者などでは重篤になりうる．

乳幼児

- ライノウイルスは，生後1年以内に発症する風邪症候群の原因として最も頻度が高い．生後約4～6か月で発症することが多く，RSウイルスなど他の病原体よりも早期に感染しやすい．5歳未満の乳幼児においては，呼吸器症状による入院の約30％がライノウイルスによる．とくにアトピー児ではリスクが高まる．さらに小児ではライノウイルス感染はRSウイルスなどとの複合ウイルス感染を生じやすいが，複合感染は呼吸器症状の重篤化に関与する[1]．

ライノウイルスは生後約4～6か月で発症することが多い

高齢者

- 乳幼児のみならず高齢者にもライノウイルスはリスクを与える．デイケアで養護されている高齢者に生じる急性呼吸器疾患の7％にライノウイルスが関与する．とくに一般成人と比較して，高齢者では鼻閉や咽頭痛の発現率は同等であるが，咳や痰を生じやすい．ライノウイルス感染により約1/5の患者で活動が制限され，43％で医療機関への受診が必要となる[2]．

喘息患者

- 喘息患者では，非喘息患者と比較して，ライノウイルスによる上気道感染の頻度や程度は同等であるが，下気道感染に関してはより重症となる．急性増悪した喘息患者の73％で気道粘膜内にライノウイルスが検出されるが，健常人では22％であり，呼吸機能とライノウイルスの検出に相関がある．ライノウイルス感染はムチン蛋白であるMUC5ACの発現を有意に増強する[3]．

- また，喘息と並び，近年増加傾向を認める慢性閉塞性肺疾患（chronic obstructive pulmonary disease：COPD）において，ライノウイルス感染は増悪因子となる[4]．

免疫不全患者

- 複合型免疫不全症などの原発性免疫不全症，およびAIDSなどの感染，悪性リンパ腫などの悪性腫瘍，臓器移植や癌治療に伴う薬物などに起因する続発性免疫不全症がライノウイルス感染を増悪させる．最近では，骨髄移植などの造血幹細胞移植や肝臓移植など固形臓器移植患者での感染が問題となっている[5]．とくに造血幹細胞移植患者ではライノウイルスによる上気道感染，すなわち風邪症候群を発症後1年以内の死亡率は33％を示す[6]．
- また最近の報告では，成人の免疫不全患者におけるライノウイルス感染では2009年に発生したH1N1インフルエンザと類似しており，約40％の患者は入院を要し，さらに11％の患者はICUでの加療がなされ，3％が死亡した[7]．

RS（respiratory syncytial）ウイルス

- パラミクソウイルス科に属するRNAウイルスであり，遺伝子型でA型とB型に大別できる．乳幼児期の発症が多く，風邪症候群を呈するが，細気管支炎や肺炎など下気道感染に移行することが少なくない．1歳未満（とくに6か月未満）の乳児，心肺疾患を有する小児，早産児では重篤化するリスクがある．免疫学的記憶が誘導されにくく，軽症化するものの生涯にわたり再感染がみられやすい．
- 一方，高齢者，心肺疾患を有する成人，あるいは免疫不全患者では，再感染でも重篤化しうる[8]．

乳幼児

- アメリカでは，RSウイルスに感染した乳児の1％前後が入院を要している．うち過半数が生後6か月未満であった．また気管支肺異形成症（bronchopulmonary dysplasia）を有する乳幼児（2歳未満）のRSウイルス感染に伴う入院率は18.4％であった．妊娠36週未満の早産児でも10％前後の入院率がみられる．その他，嚢胞性肺線維症，反復性嚥下性肺炎，気管食道瘻などを合併すると重篤化する．
- RSウイルス感染の重症化は，収入など社会経済的な因子も関与する[8]．さらに，乳幼児におけるRSウイルス感染は喘息の発症に関与する可能性が疫学的および実験的に指摘されている．すなわち，感染症状の消失後もRSウ

乳幼児のRSウイルス感染は喘息発症に関与する可能性も

イルスは気道内に持続感染し，IFN-γ 産生の抑制や気道過敏性の亢進，杯細胞化生，好酸球性炎症を誘導する[3]．

高齢者

- 介護付き老人ホームやデイケアセンターでは，RS ウイルス感染が急増することがある．急性心肺症状やインフルエンザ様症状で入院を要した 65 歳以上の患者を対象とした調査では，10％の患者で RS ウイルスが検出され，検出された患者の死亡率は 10％であり，インフルエンザウイルスが検出された患者の死亡率 6％と比較して高値であった[9]．
- また，小児の RS ウイルス感染の動向が高齢者の死亡率に関連することも知られている[8]．

免疫不全患者

- RS ウイルス感染は，造血幹細胞移植患者における風邪症候群に続発する下気道感染の原因として重要である．幹細胞移植後 1 か月以内に肺炎に移行する風邪症候群に罹患しやすい．肺炎に移行した場合，死亡率が増加する．また，幹細胞移植 100 日以内に RS ウイルスに感染した場合には，生存した場合でも後遺症として呼吸換気の低下が有意に発現する（オッズ比 3.6）[5]．
- 副腎皮質ステロイド薬の大量投与や固形臓器移植を受けた患者も，重篤な RS ウイルス感染が生じうる[5]．

副腎皮質ステロイドの大量投与で重篤な RS ウイルス感染が生じうる

コロナウイルス

- コロナウイルス科に属する一本鎖 RNA ウイルスである．主にヒトコロナウイルス 229E および OC43 などが風邪症候群の原因として知られている．重症急性呼吸器症候群（severe acute respiratory syndrome：SARS）の原因ウイルスもコロナウイルスであるが，種が異なる（SARS コロナウイルス）．成人の風邪症候群の 4〜15％程度はコロナウイルスによるが，流行期には 35％程度にまで達する．全年齢相で罹患しうる．
- 通常は自然治癒するが，他の呼吸器ウイルスと同様に乳幼児，高齢者，免疫不全患者，呼吸器疾患患者では重症化しやすい[10]．

乳幼児

- 急性呼吸器症状で入院を要した 5 歳未満の乳児では，1.8％にコロナウイルスが鼻腔あるいは咽頭に検出される．ライノウイルス（15.8％）や RS ウイルス（15.5％）に比べると検出率は低い[11]．しかしながら，新生児室での院内感染を引き起こすことがあり，注意が必要である．

高齢者

- ライノウイルスと同様に，高齢者におけるコロナウイルス感染は入院の誘因となる．とくにCOPD患者ではコロナウイルス感染は症状を悪化させる．

免疫不全患者

- イタリアでの疫学調査で，呼吸器症状で入院した患者におけるコロナウイルスの検出率は免疫不全のない患者（4.5％）に比べ，免疫不全患者で高率（8.8％）であることが報告されている．また急性呼吸器症状で入院し，気管支肺胞洗浄液からコロナウイルスが検出された患者の約半数（48％）が固形臓器移植患者で，14％が担癌患者，10％がHIV感染者であった．さらにコロナウイルス検出者の69％は単独感染を示したことから，免疫不全患者におけるコロナウイルス感染のリスクが示された[12]．
- またコロナウイルス感染は移植患者において長期的な呼吸器合併症にかかわる可能性も示されている．

（岡野光博）

引用文献

1）Kieninger E, et al. Rhinovirus infections in infancy and early childhood. Eur Respir J 2013；41：443-52.
2）Treanor J, Falsey A. Respiratory viral infections in the elderly. Antiviral Res 1999；44：79-102.
3）James KM, et al. Response to infections in patients with asthma and atopic disease：An epiphenomenon or reflection of host susceptibility? J Allergy Clin Immunol 2012；130：343-51.
4）Mackay AJ, Hurst JR. COPD exacerbations：Causes, prevention, and treatment. Immunol Allergy Clin North Am 2013；33：95-115.
5）Kim Y-J, et al. Community respiratory virus infections in immunocompromized patients：Hematopoietic stem cell and solid organ transplant recipients, and individuals with human immunodeficiency virus infection. Semin Respir Crit Care Med 2007；28：222-42.
6）Jacobs SE, et al. Human rhinovirus infections of the lower respiratory tract in hematopoietic stem cell transplant recipients. Transpl Infect Dis 2013（doi：10.1111/tid.12111）
7）Kraft CS, et al. Severity of human rhinovirus infection in immunocompromised adults is similar to that of 2009 H1N1 infection. J Clin Microbiol 2012；50：1061-3.
8）Black CP. Systematic review of the biology and medical management of respiratory syncytial virus infection. Respir Care 2003；48：209-33.
9）Falsey AR, et al. Respiratory syncytial virus and influenza A infections in the hospitalized elderly. J Infect Dis 1995；172：389-94.
10）Geller C, et al Human coronaviruses：Insights into environmental resistance and its influence on the development of new antiseptic strategies. Viruses 2012；4：3044-68.
11）Talbot HKB, et al. Coronavirus infection and hospitalization for acute respiratory illness in young children. J Med Virol 2009；81：853-6.
12）Garbino J, et al. A prospective hospital-based study of the clinical impact of non-severe acute respiratory syndrome（Non-SARS）-related human coronavirus infection. Clin Infect Dis 2006；43：1009-15.

索引

和文索引

あ

アレルギー性結膜炎の治療 146
亜鉛 236
亜鉛摂取 199
亜急性硬化性全脳炎 156
悪性腫瘍 175
悪性リンパ腫 176
アストミン® 231
アスピリン 231
アスピリン喘息 198, 231
アスピリン不耐症 198
アスベリン® 231
アセトアミノフェン 197, 199, 231, 250, 271
アデノイド・扁桃の炎症 214
アデノウイルス 7, 20, 42, 51, 110, 255
アデノウイルス感染症 152
アトピー性咳嗽 186
アトピー性角結膜炎 144
アポロ病 112
アマンタジン 61, 203, 206
アモキシシリン水和物 130
アリール酢酸系 230
アリシン 237
アルコール消費量 237
アレルギー性結膜炎 143
アレルギー性鼻炎 94, 135, 165
　——との鑑別 3, 168
アントラニル酸系 230
アンヒバ®坐剤 250
アンブロキソール塩酸塩 199

い

異常行動 63, 259
胃食道逆流症 186
イソジンガーグル ® 234
イナビル® 64, 207
イブプロフェン 197, 230
イムノカード®マイコプラズマ抗体 191
咽後膿瘍 214
インターフェロン 29
インダシン® 230
咽頭結膜炎 264
咽頭結膜熱 110
咽頭痛 176, 197
インドメタシン 198, 230
インフルエンザ 60, 159, 223, 267
インフルエンザ A（H1N1）2009 60
インフルエンザウイルス 41, 51, 60, 255
　肺炎球菌感染との関係 129
インフルエンザウイルス感染症
　疫学 60
　感染の特徴 34
　迅速診断 62
　迅速診断キット 4, 162
　治療 203
　ワクチン 64, 106
インフルエンザ関連死亡 64
インフルエンザ菌 43, 90, 102, 104
インフルエンザ菌 b 型 83
インフルエンザ菌結膜炎 112
インフルエンザ中耳炎 118
インフルエンザ脳炎 5
インフルエンザ脳症 5, 123
　解熱薬の影響 6
インフルエンザワクチン接種 61
インペアード・パフォーマンス 232

う

ウイルス
　検出法 257
　種類 16
　増殖過程 20
　——と細菌の相互関係 101, 127
　——と細菌の複合感染 126
　——に対する獲得免疫の誘導 31
　——に対する自然免疫応答 29
　——に対する防御機構 28
　年間の流行状況 2
ウイルス感染症の診断 150
ウイルス感染の細菌感染への影響 45
ウイルス自体による炎症 41
ウイルス性結膜炎 109
ウイルス性髄膜炎 121
うがい 239
　予防効果に関するエビデンス 243

え

エキナセア 237
エコーウイルス 7
エピネフリンのネブライザー 83
エフェドリン 226
エリスロウイルス B19 157
エンテロウイルス 52, 255
エンテロウイルス感染症 153
エンベロープ 16, 22

お

黄耆 227
黄色ブドウ球菌 90
オゼックス® 132
オセルタミビル 63
オセルタミビル 259, 206
オパイリン® 230
オラペネム® 132
オルソミクソウイルス科 20

か

咳嗽 181, 250
　対応 199
下気道感染症 193
学童期 253
学童集団接種 64
獲得免疫応答 30
仮性クループ 215
風邪ウイルスの分離月 3
風邪症候群 5
　学童期における治療 259
　鑑別を要する疾患 218
　漢方医学における病態分類 224
　急性咽頭・扁桃炎型 58
　急性気管支炎型 58
　原因 41
　高齢者における特徴 266
　症状 2
　診断 2

治療 4
定義 2
鼻炎型 58
非特異性上気道炎型 56
病因ウイルスとその症状 57
病型 56
米国内科学会（ACP）ポジショ
ンペーパーによる分類 217
予防対策 236
画像診断 192
葛根湯 225
カルボシステイン 199, 250
加齢による身体的特徴の変化 267
加齢による免疫能の変化 267
カロナール® 230, 250
簡易全身スクリーニング 9
換気チューブ挿入 105
肝細胞癌 176
眼症状 168
感染性心内膜炎 178
感染対策 241
甘草 233
漢方医学 223
風邪症候群の病期分類 226
漢方方剤の服用量 227
感冒薬 199

き

偽アルドステロン症 233
気管・気管支炎 86
気管支喘息 135
気候 239
季節性インフルエンザ 160
喫煙 238
気道ウイルス感染症検査の流れ 257
気道感染 135
気道内異物 187
逆流性喉頭炎 10
嗅覚障害 212
急性（口蓋）扁桃炎 170
急性（びまん性）化膿性内耳炎
115, 117
急性咽喉頭炎 75
急性咽頭炎 253, 263
治療 259
急性咽頭側索炎 213
急性ウイルス性鼻炎 68
急性ウイルス性鼻副鼻腔炎 92
急性下気道感染症 43
急性化膿性頸部リンパ節炎 215
急性気管・気管支炎 215
急性気管支炎 253, 264
治療 260
急性気道感染症
米国内科学会（ACP）ポジショ
ンペーパーによる分類 217
急性結膜炎 143
急性喉頭炎 213
急性喉頭蓋炎 83, 171, 214
急性喉頭気管気管支炎 12, 81
急性細菌性鼻副鼻腔炎 167
急性散在性脳脊髄炎 122, 156
急性出血性結膜炎 112
急性上気道炎 43
抗菌薬の適正使用 218
急性上気道感染症の重篤化 78
急性声門下喉頭炎 10, 215
急性中耳炎 42, 99, 114, 126, 210
ウイルスと細菌の検出頻度と臨
床経過 127
難治化の要因 131
病原微生物 100
リスク・ファクター 131
急性乳突洞炎 106
急性脳症 122
急性鼻副鼻腔炎 92, 126, 263
起炎ウイルスと起炎菌 93
診断 96
治療 96, 132
難治化の要因と対策 134
急性副鼻腔炎 212
急性扁桃炎 84, 213
狭心症 177
杏仁 227
虚血性心疾患 177
虚証 224
巨大乳頭性結膜炎 144

く

クオンティフェロン検査 183
くしゃみ 198
くも膜下出血 177
クラバモックス® 130
クラブラン酸アモキシシリン水和物
1:14 製剤 130
クラミジア 256
クラミジア感染症 179
クラミジア上咽頭炎 72
クラミドフィラ肺炎 183
クループ 254
クループ症候群 81
クレブシエラ 90
クレマスチンフマル酸塩 232
クロモグリク酸ナトリウム 146
クロルフェニラミンマレイン酸塩 199

け

血液検査 189
結核 178, 187
血管炎 176
結膜炎 108, 142
結膜炎 - 中耳炎症候群 106
結膜下出血 109
解熱鎮痛薬 197, 230
嫌気性菌 91
限局性内耳炎 116

こ

抗アレルギー点眼薬 146
抗インフルエンザ薬 62, 203
使用法 206, 208
抗菌薬 42, 199, 218
抗菌薬選択 104
膠原病 176
喉頭異物 11
喉頭炎 8
喉頭横隔膜症 11
喉頭軟弱症 11
抗ヒスタミン薬 232
後鼻漏 186
高齢者 266, 273, 275
インフルエンザ 268
漢方薬 228
結核 269
治療 269
服薬上の注意点 271
誤嚥性肺炎 268
コールタイジン® 198
コクサッキーウイルス 7, 52
コデインリン酸塩 231
鼓膜換気チューブ挿入術 132
鼓膜切開術 104
コロナウイルス 7, 19, 49, 254, 275
コロナウイルス感染 24

さ

再感染後のウイルス増殖 35
細菌感染 42
細菌性結膜炎 112
細菌性髄膜炎 120
細菌性中耳炎
　起炎菌 102
細菌性肺炎 270
　非定型肺炎の鑑別 89
細菌性肺炎疑い 88
在郷軍人病 179
紫朴湯 227
ザナミビル 62, 206
サリチルアミド 199
サリチル酸系薬剤 231

し

ジクロフェナク 6, 198, 230
歯性上顎洞炎 167
耳性頭蓋内合併症 211
自然免疫応答 29
実証 224
ジヒドロコデインリン酸塩 231
ジフェンヒドラミン塩酸塩 232
ジフテリア毒素産生 *Corynebacterium ulcerans* 73
シプロヘプタジン塩酸塩水和物 232
ジメモルファンリン酸塩 231
重症急性呼吸器症候群 275
重症肺炎 221
十全大補湯 227
樹状細胞 30
春季カタル 144
上咽頭炎 68
上咽頭結核 72
漿液性内耳炎 115
上気道炎を起こす主なウイルス 48
上気道咳嗽症候群 186
上気道感染症 192
上気道粘膜 34
小青竜湯 225
小児
　漢方方剤の服用量 227
　急性中耳炎診療ガイドライン 2013 104
　対症療法 249
　薬物療法の注意 200
食事 236
新型インフルエンザ 45, 60, 159, 208
腎癌 176
心筋梗塞 177
深頸部膿瘍 215
真珠腫性中耳炎 114
滲出性中耳炎 211
迅速診断キット 162
シンメトレル® 203, 206

す

膵臓癌 176
髄膜炎 114, 119
髄膜刺激症状 119
睡眠 238
水様性鼻漏 168
スギ花粉症 166
ステロイド 83
ステロイド点眼薬 146
スペイン風邪 45, 159

せ

精査を要する徴候 252
成人 Still 病 176
成人市中肺炎初期治療の基本フローチャート 88
生体防御機構 28
世界的大流行 159
咳喘息 185
接触性皮膚炎 144
セフカペン ピボキシル 133
セフジトレン ピボキシル 130
セフテラム ピボキシル 133
全身性炎症反応症候群 178
喘息患者 273
喘息死 140

そ

総合感冒薬 200
側頭動脈炎 176
ソランタール® 198, 230

た

胎児水腫 157
対症療法 196
大腸癌 176
大動脈炎症候群 176
大動脈解離 177
高安動脈炎 176
タベジール® 232
タミフル® 63, 206, 259
単純ヘルペス脳炎 122

ち

チアラミド 198, 230
チペピジンヒベンズ酸塩 231
中耳炎 251
　合併症 106
　起炎菌 43
　重症度の判定 102
　ワクチンの予防効果 105
中枢気道の肺腫瘍 187
朝鮮人参 237
鎮咳・去痰薬 231
沈降 7 価肺炎球菌結合型ワクチン 105

つ

通年性アレルギー性結膜炎 144
通年性アレルギー性鼻炎 94, 165

て

手足口病 52, 153, 255
手洗い 239, 241
低年齢児 247
デキストロメトルファン臭化水素酸塩水和物 231
テビペネム ピボキシル 132
伝染性紅斑 157
伝染性単核（球）症 13, 71, 154
伝播様式 23
点鼻血管収縮薬 198

と

トスフロキサシン 132
トミロン® 133
トランスポゾン 25
鳥インフルエンザ 160

な

内耳炎 113, 211
　分類 114
　髄膜炎による— 117
　風邪症候群を引き起こすウイルスによる— 118
内耳障害 106
長井長義 226
ナシビン® 198

に

二次感染 43
二次的上咽頭炎 69
日本脳炎 123
乳癌の骨転移 176
ニューモバックス NP® 105
乳幼児 246, 273, 274, 275
乳幼児急性中耳炎 99
乳幼児の診察 247
乳様突起炎 211
人参 227
妊娠中または妊娠（漢方薬） 228
ニンニク 237
妊婦への対応 200

の

ノイラミニダーゼ 60
ノイラミニダーゼ阻害薬 61, 128
脳炎 122, 156
脳症 122

は

バイアスピリン® 230
肺炎 86, 215
　重症度分類 89, 220
　診断 220
肺炎球菌 43, 90, 102, 104, 128
肺炎球菌性結膜炎 112
肺炎球菌ワクチン 105
肺炎クラミジア 180
　診断 258
　治療 261
肺炎クラミドフィラ 191
肺炎マイコプラズマ
　診断 257
　治療 260
肺結核 183, 269
敗血症 269
ハイリスクグループ 219, 273
　予後 5
麦門冬湯 227
初感染後のウイルス増殖 35
初感染後の免疫応答 37
白血病の急性転化 176
発熱 174, 250
　3 大原因 174
　対応 197
鼻うがい 242
パラインフルエンザウイルス
　42, 50, 254, 20
反回神経麻痺 214
汎用漢方方剤 225

ひ

鼻アレルギー 212
鼻咽腔常在菌叢 43
鼻咽頭関連リンパ組織 38
鼻腔所見 169
ピコルナウイルス 18
鼻汁，鼻閉への対応 249
鼻汁細胞診検査 169
鼻症状への対応 198
非ステロイド性抗炎症薬 230
鼻性眼窩内合併症 212
鼻性頭蓋内合併症 212
非喘息性好酸球性気管支炎 186
ビソルボン® 199
ビタミン C 199, 236, 243
非定型肺炎 89
ヒト・メタニューモウイルス 51
非特異的上気道炎 262
ヒト呼吸器コロナウイルス 19
ヒトパルボウイルス B19 157
ヒトボカウイルス 126
ヒトメタニューモウイルス 20, 255
ヒトライノウイルス 18
鼻副鼻腔炎 251
鼻噴霧用ステロイド薬 97
鼻閉 198
ピペラシリン 207
飛沫感染 23
百日咳 184
　血清診断 192
　診断 258
　治療 260
百日咳菌 256
鼻漏 198

ふ

ファビピラビル 205
プール熱 52, 110
副鼻腔気管支症候群 186
プソイドエフェドリン塩酸塩 198
普通感冒 7, 253
　治療 259
不明熱 177
プリビナ®
フルフェナム酸 230
ブルフェン® 230
ブルムヘキシン塩酸塩 199
プレベナー® 105
プロカルシトニン 190, 269
プロスタグランジン 146, 197
プロバイオティクス 237
プロピオン酸系 230
プロメタジンメチレンジサリチル酸
　塩 199
フロモックス® 133
噴霧用ステロイド薬 139

へ

ペニシリンアレルギー 260
ペラミビル 64, 207
ペリアクチン® 232
ヘルパーT 細胞のサブセット 31
ヘルパンギーナ 153, 255
ペレックス® 199
扁桃炎 253
　治療 259
扁桃周囲炎 213
扁桃周囲膿瘍 84, 171, 213
扁桃周囲炎 171
ペントシリン® 207

ほ

補中益気湯 227
ポビドンヨード 234
ポララミン® 232
ポリイノシンポリシチジン酸 145
ポリフェノール 237
ボルタレン® 230
ポンタール® 230
ポンティアック熱 179

ま

マイコプラズマ感染症 191
マイコプラズマ上咽頭炎 72
マイコプラズマ肺炎 181
麻黄 234
麻黄湯 225
麻黄附子細辛湯 225
麻杏甘石湯 227
マクロファージ 30
麻疹 156

麻疹ウイルス 156
麻疹後脳脊髄炎 156
麻疹封入体脳炎 156
マスク 239, 241
慢性下気道感染症 43
慢性活動性 EB ウイルス感染症 154
慢性喉頭炎 10
慢性中耳炎 211
慢性副鼻腔炎 212
慢性閉塞性肺疾患 274

む

無形成発作 157
ムコズス中耳炎 106
ムコソルバン® 199
ムコダイン® 199, 250
ムンプス髄膜炎 121

め

メイアクト® 130
メジコン® 231
メフェナム酸 6, 230
免疫応答 37
免疫学的未熟性 248
免疫不全患者 274, 275, 276

も

モラクセラ・カタラーリス 90, 93

や

薬剤耐性菌 91, 132
薬物療法での注意点 230

よ

幼児・学童での服薬のコンプライアンス 228
溶連菌感染症 12
溶連菌喉頭炎 12
ヨード系含嗽薬 234
予防対策 236

ら

ライ症候群 124
ライノウイルス 7, 18, 42, 48, 137, 239, 254, 273
　臨床症状と持続時間 127
ライノウイルス感染 24
ラニナミビル 64, 207
ラピアクタ® 64, 207

り

リウマチ性多発筋痛症 176
リケッチア感染症 179
六君子湯 227
流行性角結膜炎 111
両側声帯麻痺 11
緑膿菌 90
リレンザ® 62, 206
りんご病 157

れ

レーザー鼓膜開窓術 105
レジオネラ 91
レジオネラ感染症 179
レスタミンコーワ® 232
レスピラトリーキノロン薬 271
レトロトランスポゾン 25
レボカバスチン 146
レミエール症候群 173

ろ

ロキソニン® 230
ロキソプロフェン 230

わ

ワイドシリン® 130
ワクチンの indirect protection 64

欧文索引

数字

2009 年 pandemic インフルエンザ A（新型インフルエンザ） 159, 208

A

ACP ポジションペーパー 219
acute disseminated encephalomyelitis（ADEM） 156, 122
acute hemorrhagic conjunctivitis（AHC） 112
adenovirus 7
amantadine 61
aplastic crisis 157
A 群 β 溶血性連鎖球菌 58, 70, 256

B

Bordetella pertussis 184
b 型インフルエンザ菌ワクチン 105

C

carnitine palmitoyltransferase II（CPT II） 61
Chlamydia pneumoniae 256
Chlamydia trachomatis 72
Chlamydophila pneumoniae 180, 183
chronic active EBV infection（CAEBV） 154
chronic obstructive pulmonary disease（COPD） 274
coronavirus 7
Corynebacterium ulcerans 感染症 73
Coxiella burnetii 感染症 179
Coxsackie virus 7
Croup score 82
CVA/AMPC 96
C 反応性蛋白 189

D

dendritic cell（DC） 30
d-クロルフェニラミンマレイン酸塩 232

E

echovirus 7
EID50（50% egg-infective dose） 36
endemic 159
ephedrine 226
epidemic keratoconjunctivitis（EKC） 111
Epstein-Barr（EB）ウイルス 42, 154
　――感染症 154
　――関連血球貪食症候群 155

F

Fusobacterium necrophorum 173

G

gastroesophageal reflux disease（GERD） 181, 186
group A streptococcus（GAS） 70
group A β-hemolytic streptococcus（GABHS） 58, 263

H

Haemophilus influenzae 43
Haemophilus influenzae type b（Hib） 83
hemagglutinin（HA） 60
herpes simplex encephalitis 122
HITAZYME 法 192
human bocavirus（hBoV） 126
human respiratory coronavirus（HRCV） 19
human rhinovirus（HRV） 18

I

ICAM（intercellular adhesion molecule）-1 21, 137
ICU 治療肺炎 91
IFN 29
impaired performance 232
infectious mononucleosis（IM） 71, 154
influenza encephalopathy 123

J

Japanese encephalitis 123

K

Kampo medicine 223
Koplik 斑 156

L

LD50（50% lethal dose） 36
Legionella pneumophila 179
Lemierre 症候群 173
loop-mediated isothermal amplification（LAMP 法） 182

M

M2 阻害薬 203
memory T 細胞 32
Moraxella catarrhalis 93, 104
Mycobacterium tuberculosis 183
Mycoplasma pneumoniae 181, 256

N

N95 マスク 242
nasopharyngeal-associated lymphoid tissue（NALT） 38
neuraminidase inhibitor（NAI） 61
neuraminidase（NA） 60
——阻害薬 205
NK（natural killer）細胞 30
non-envelope ウイルス 17
NSAIDs 197, 230

P

PAMPs（pathogen-associated molecular patterns） 136
pandemic 159
PCR 法 150
pharyngoconjunctival fever（PCF） 110
picorna virus 18
platelet activationg factor receptor（PAF-R） 127
PL® 199
polyinosinic-polycytidylic acid（polyI：C） 145
procalcitonin（PCT） 190, 269
PT（pertussis toxin）-IgG 抗体価測定 192

Q

QuantiFERON TB（QFT） 183
Q 熱 179

R

Reye 症候群 124
rhinovirus 7
RNA 複製阻害薬 207, 205
RS（respiratory syncytial）ウイルス 19, 41, 50, 100, 151, 239, 254, 274
——感染症 151
——迅速診断キット 4
——中耳炎 100

S

safety net antibiotic prescription（SNAP） 130
severe acute respiratory syndrome（SARS） 49, 50, 275
SLE 176
Streptococcus pneumoniae 43
subacute sclerosing panencephalitis（SSPE） 156
systemic inflammatory response syndrome（SIRS） 178

T

TCID50（50% tissue-infective dose） 35
thymic stromal lymphoprotein（TSLP） 139, 145
Toll-like receptors（TLRs） 136, 144

W

wait and see prescription（SNAP） 130

中山書店の出版物に関する情報は，小社サポートページを御覧ください.
http://www.nakayamashoten.co.jp/bookss/define/support/support.html

ENT臨床フロンティア
"Frontier" Clinical Series of the Ear, Nose and Throat

風邪症候群と関連疾患—そのすべてを知ろう

2013年12月25日　初版第1刷発行 ©〔検印省略〕

専門編集……………川内秀之

発行者………………平田　直

発行所………………株式会社　中山書店
〒113-8666　東京都文京区白山1-25-14
TEL 03-3813-1100（代表）　振替 00130-5-196565
http://www.nakayamashoten.co.jp/

装丁…………………花本浩一（麒麟三隻館）

DTP・本文デザイン……株式会社明昌堂

印刷・製本…………三松堂株式会社

ISBN978-4-521-73466-8
Published by Nakayama Shoten Co., Ltd.　　Printed in Japan
落丁・乱丁の場合はお取り替えいたします